老いをみつめる脳科学

［著］
森　望
福岡国際医療福祉大学 教授
長崎大学 名誉教授

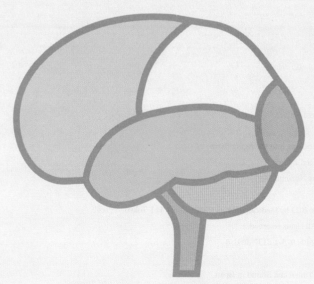

メディカル・サイエンス・インターナショナル

Looking into the Aging Brain
First Edition
by Nozomu Mori

© 2023 by Medical Sciences International, Ltd. Tokyo
All rights reserved.
ISBN 978-4-8157-3091-8

Printed and Bound in Japan

目次

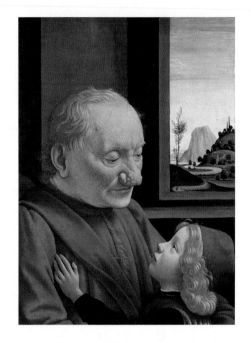

図0.1 「老人と少年の肖像」
ドメニコ・ギルランダイオ（1449 〜 1494）。ルーブル美術館所蔵。
Wikimedia Commonsより。

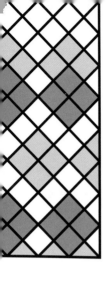

0

はじめに

老化脳を考える

　幼子が老人をみつめている。その老人がまた，若い命をみすえている。

「ねえ，おじいちゃん，どうしてお鼻，おおきいの？　髪の毛，ぼくとちがうね。おでこ，痛い？」

「いいや，いとおないよ。大丈夫じゃよ」

　ルーブル美術館にあるこの絵画，タイトルには「老人と少年の肖像」とある（**図0.1**）。この幼い子の素直なまなざしと，人生を達観したような老人のおだやかなやさしいまなざしが，深く心に響く。老いをみつめる，また新たな生をみつめる，静かなときが止まっている。時は15世紀末。フィレンツェの貴族階級にいた，ある老人の死後，遺族の依頼によって画家ドメニコ・ギルランダイオが描いたものと解説されている。

　この少年も60年も経てば，今みつめているような老人になる。世代をつづった命の営みが人間の社会をつくる。フィレンツェであれ，パリであれ，そしてまた江戸でも東京でも。どこの場所でも，どのような時代でも，人間に生と死があり，その間に成長があり，

またたおやかな老いがある。

　この絵にみるような，おだやかな老いが，今の社会に，あるいは家庭にどれだけあるだろうか？

　いま，日本は世界に冠たる長寿国家である。平均寿命は世界一。2014年の統計では，100歳以上の老人が6万人を超えた。今では，それがもう9万人を超えている（2023年秋）。それはありがたいことだ。しかし，一方で，どれだけの老人が健やかにその生を生きているかというと，さまざまな懸念がある。百寿者が6万人いても，そのうちどれだけの人が，ベッドの上ばかりでなく，ソファや畳の上で，あるいは縁側の日差しの中で，静かな時間を過ごしていられるのだろう？　クオリティー・オブ・ライフ（QOL），「生命の質」「人生の質」が求められる。

　このところ世間では，アンチエイジングへの期待が高い。書店にはその関係の本が山積みされている。スーパーでは，カラフルなサプリメントのボトルが商品棚を埋め尽くしている。テレビでは健康番組が大はやりだ。健康長寿を目指すこと，それはいいだろう。老いてなお健やかにいられること，だれもがそれを望んでいる。だが，しかし，その先に何があるというのだろう？　現実は，さらなる超高齢化社会が待ち構えることになるだけだ。

　私は，若いころから老化の研究をしてきた。つまり「老化研究者」だった。もう還暦をすぎ古希も近いが，いまなお老化の研究をしている。別の意味で，あるいは本当の意味で「老化研究者」になった。長い研究人生で，脳の老化を，神経系の老化現象をずっと研究してきた。いろいろなことを調べ，考えてきた。

　「脳の老化」というと，多くの人は「アルツハイマー病」を思い出すだろう。しかし，私はその病気の研究はしていない。むしろ自然な老化に興味があった。「生理的な老化」というものだ。アルツハイマー病は「病的な老化」である。

アルツハイマー病やパーキンソン病など，脳の老化の病気は多い。しかし，そうした病気にならなくても，人は自然に老いる。老化は生命の必然であって，けっして忌み嫌うべきものではない。自然に受け止め，それとともに生きたい。そして逝きたい。

「脳の老化」を論ずれば，人はまたアンチエイジングを期待するかと思う。はじめにお断りしておくが，この本は脳のアンチエイジングのハウツー本ではない。こうすれば老いが防げるということは，（ごく一部を除いて）書いていない。どうして脳が老いるのか，老いる脳の中でいったい何が起こっているのか，それを調節するようなものがあるのか。私のこれまでの研究をベースにして，周辺のこともふまえながら，『老いをみつめる脳科学』を論じてみようと思う。

ギルランダイオの絵の中の老人のように，静かに老いたいと誰もが思っているにちがいない。そのためのヒントは本書の中に少し散りばめられている。しかし，それをみつけられるかどうかは，読者のみなさんの受け取りかた次第である。自分が読んだ情報は脳内にとどまる。しかし，自分が読んだ内容から，自分の脳で改めて考えてみることで，何かが開ける。何かが変わる。その少しの想像が芽生えれば，あなたの脳は「老いない」とも，「若返る」ともここには書かないが，少しだけ元気になるだろう。ただ読んで知識を得る，というのではなく，読みながら，自分で改めて考えてみる。そうすることが，老いてなお健やかな脳をもつためのヒントなのだ。

*　　　　　*　　　　　*

本書の構成は以下の通り。

第1章ではまず，脳全体の構造をおさらいしておく。この先，老化脳におけるさまざまな変化や制御分子について説明をしていくが，海馬や扁桃体，小脳や中脳など，相互の位置関係と機能性についても確認しておこう。脳解剖をとおして人間の脳の中をのぞきみるというのは，医学生や解剖学者以外には，まずありえない世界で

あろう。しかし、人間であれば誰しも脳に関心があるのではないだろうか。なぜなら、そこは精神の宿る場所、自分自身がいる場所なのだから。自分が自分として長く生きている意識、「自己」意識も「一生」の感覚も、すべてこの脳の中に収められているのである。

解剖といえば、イタリア、ルネッサンス期の画家レオナルド・ダ・ヴィンチが人体解剖のスケッチを多く残したことはよく知られている。オランダのレンブラントにもまた、解剖の場面を描いた絵がある。そのひとつは、彼が50歳のときに、アムステルダムの外科組合の依頼を受けて描いたものである。その物語を起点に、脳の中をのぞいていくとしよう。

第2章では、脳の主要な構成要素である神経細胞「ニューロン」について説明していく。とくにニューロンの老化についてみるのだが、その特徴は非分裂性、つまり細胞分裂できないということだ。通常の細胞は分裂して増え、そのたびに若返る。しかし、ニューロンにはそれができない。老化学の分野ではよく知られたことだが、普通の細胞には、染色体の末端に「テロメア」という部分があって細胞の老化を制御している。だが、細胞分裂をしないニューロンでは、テロメアによる老化制御はない。ニューロンの寿命は人間の寿命とほぼ同じで、脳の中で人の一生とともに生きる。本章ではその特殊性についてみておく。第1章と第2章でみる脳とニューロンのすがた、これが、老化脳の中で起こるさまざまなイベントを理解する上での基礎になる。

ついで、第3章から第10章までが、脳の老化研究についての各論である。「生理的な老化」の観点から重要な項目についてたどっていく。最近話題のオートファジーとよばれる細胞の浄化機構も含めて、老いるニューロンの中でのゴミ処理や、ニューロンの活動を支える骨組みの異常や、それを制御するしくみについてみていこう。脳の活動性やニューロンの微妙なはたらきを調節する分子につい

て，また，寿命遺伝子と脳のかかわりについてもみることになる。老化と寿命は密接に関係する。そのつながりを，脳の中にみることができる。こうしたさまざまな研究について，その研究結果だけでなく，研究の現場でのプロセスを紹介しながら，脳の生理的な老化の本質をみてゆこう。

　話はニューロンの分化・成長を促進する「神経成長因子」（NGF）を発見したイタリアの女史，リタ・レヴィ・モンタルチーニ（1909 ～ 2012）のエピソードから始める。その生没年からわかるとおり，彼女は103歳まで生きたスーパーウーマンである。そんな彼女の研究から，脳由来の「神経栄養因子」（老化脳の神経に栄養を与えるような保護因子）がみつかるのだが，私は，そのいわば老化脳の「守護神」のまわりではたらくいろいろな分子や遺伝子を研究してきた。そこで，私自身の研究成果も紹介しながら，脳の老化の実態に迫っていく。

　この第3章から第10章にいたる各章は，章ごとに視点を変えて，脳の老化について考えていく。脳内の老廃物処理システムが機能低下すれば脳は老化するし，脳の活動に応じて変化する神経ネットワークの柔軟性が下がれば，老化のサインとなる。また，ニューロンにも神経骨格という骨組みがあるのだが，この骨格がなければ脳はとても100年の長命を保てないであろう。

　これらの章は互いに関連しており，もっとも適切と思われる順番に構成しているが，それぞれ独立した内容でもある。したがって，途中難しいところがもしあれば，多少読み飛ばしたり，興味のあるところから読んでいただいてかまわない。ただし，この流れで読むと，最後の意外な展開をより楽しめるはずだ。それを通じて，科学研究の面白さや意外さを感じてもらえればと思う。とにかく，今まさに深まりつつある老化脳研究の現状を解説したい。脳の老化の本質を理解し，その根本のところを制御できれば，本当の意味での健

康長寿が手の届くものとなってくるはずだ。

　第11章では，「百寿者の脳」を取り上げよう。現在すでに9万人を超える百寿者の中には，100歳を超えても素晴らしい知性と活動性を維持しつづける人たちがいる。その一例を紹介しながら，百寿者脳の秘密を探っていこう。それをふまえて，最後の第12章では，多くの人にとって関心の高いアンチエイジングについて考える。身体の制御塔である脳こそがアンチエイジング戦略の基本となる。本書の中で展開してきた老化脳研究の成果にもとづいて考察していく。

＊　　　　　＊　　　　　＊

　老化学（老年学）のことを，英語でジェロントロジー（gerontology）という。米国で最初にこの分野の研究の重要性を指摘し，大学院を整備し，全米で最初に「老年学」の学位を出し，世界の老化学を主導する拠点のひとつとなってきたのは，ロサンゼルスにある南カリフォルニア大学である。その大学の広報誌に面白い絵が載ったことがあった。老化研究の中核となったのはアンドラス老年学研究所。そこでの研究，とくに脳の老化研究の進展を紹介した特集号だった。特集のテーマは，「老化脳」（The Aging Brain）。老人があごに手をあてて考え込んでいる（**図0.2**）。老いる脳の中でいったい何が起こっているのか？　老化脳で老化脳を考える。本書では，まさにこの絵のような世界が広がる。

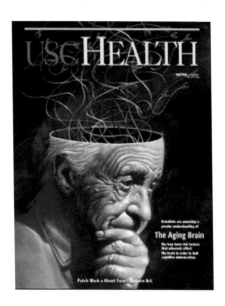

図0.2 南カリフォルニア大学の機関誌「USC Health」の表紙
2001年4月号より。

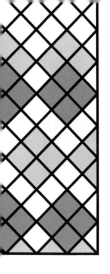

1

ニューロアナトミー

脳の中をのぞく

❖ デ・ワーグ　2014年3月18日

　「3月18日でいい。夕方6時半に会おう。場所はニューマルクトの広場，カフェレストラン，デ・ワーグ。アムステルダムの中央駅から歩いて15分くらいのところにある」

　小雨のそぼ降る3月の半ば，薄暗い中の小径を私は中央駅から北東方向へ歩いて，そのデ・ワーグへ向かった。日本で読んだ，ある論文が気になっていた。著者はアムステルダム大学の外科の教授。メールで何度かやりとりしていたのだが，ライデン大学への別の用事の合間を縫って，この日ついに会うことになった。

　デ・ワーグ，といわれても何のことかわからない。メールの中で彼は少し補足してくれていた。「de Waag（weighing house）」デ・ワーグ（計量所）。「計量所？」と私は思った。ネットで調べてみて，すぐにわかった。計量とは重さを量ることだが，これは中世から商取引をする場所で，今日流にいうなら「公正取引所」だ。ものの重さを正確に量ること，それは物々交換から貨幣取引に移行しても，商取引の基本であることは間違いない。かつてはそんな役割

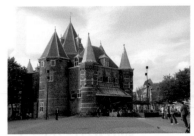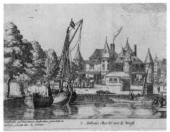

図1.1　現在のデ・ワーグとレンブラントの時代のデ・ワーグ
これはもともと5世紀ごろ，アムステルダムの旧市街にあった建物
だが，街に入るための門のひとつ（聖アントニウス門）だった。
17世紀ごろには1階は商人の商取引の場，2階の一部がアムステル
ダムの外科職人（シルルゲイン）の組合室となり，そこに解剖ホー
ルが備えられた。左の写真はWikimedia Commonsより。Kmhofmann /
CC-BY-SA-3.0。右の絵はhttps://waag.org/en/de-waag-building/よ
り。

をした場所だったのだろう。今はカフェレストランである。日本で
も古い史跡の一角に，しゃれたレストランがあったりもする。

　少し途中，迷いながらも，私は何とかニューマルクトの広場にた
どり着いた。古城の入口のようなデ・ワーグの建物はそれとなくす
ぐにわかった（**図1.1**）。

　少し薄暗い中を進んでいくと，左手のテーブルに人がいるのがわ
かった。雰囲気からすぐに大学の人間と直感した。「ファン・ヒュー
リック博士？」　目が合って，もうそれだけでたどたどしい自己紹
介など必要もなかった。これまでのメールのやりとりでもう自然に，
旧知の友のように，すぐに打ち解けた。

　彼のファースト・ネームはトーマスといった。私が日本で気になっ
ていた論文の話をしはじめると，「ちょっと，その前に…」と言っ
て，1冊の本を私の前に差し出した。ビールのグラスからの黄色い

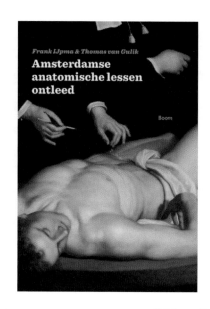

図1.2　トマス・ファン・ヒューリック教授らの著書の表紙
本のタイトルは"Amsterdamse anatomische lessen ontleed"
（アムステルダムの「解剖学講義」のアナトミー）。その表紙にはフ
レデリク・レウィス教授による鼡径部リンパ節を剖出する姿が描
かれている。

光が，本の表紙の人体をあやしく照らし出した（**図1.2**）。人物では
なく，人体。だが，そこには美しい死体が横たわり，黒い衣装から
出た2本の腕が，その死体の股間から何かを剖出し，繊細につまみ
あげている。右手にはメス，左手には剖出されたリンパ節が真珠の
ネックレスのように光ってみえた。
「これは，ここの2階のホールで解剖されたんだよ」
トーマスの右手，その人差し指がかすかに上に動いていった。解剖
をしている2本の手，それは17世紀の後半，1670年に，この場所，

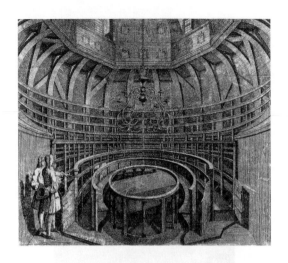

図1.3　デ・ワーグ2階にあるアナトミーホール
17世紀後半にイタリアのボローニャ大学のアナトミーホールを模して造られた。中央の円形のテーブルが解剖台。その周囲に観客席が階段状に配置されている。部屋は丸屋根から吊るされたシャンデリアによって照らされていた。

　デ・ワーグの2階のホールにいた，アムステルダム大学医学部の解剖学の教授，フレデリク・レウィス（ルイシともいう。1638～1731）の腕だった。
　デ・ワーグのアナトミーホール（**図1.3**），そこは17世紀以来，いやそれ以前からかもしれないが，無数の人体の解剖が，学術的にも，また公開の形でも，延々と行われてきた場所だったのである。
　それは魅惑的な本だった。ページをめくっていくと，美しい絵画がいくつもある。だが，それはすべて人体の，死体の解剖図だ。本文はオランダ語なので，私には皆目わからない。しかし，それらの絵画と，横文字の中の人物名と年号を拾い読みすることで，そこに

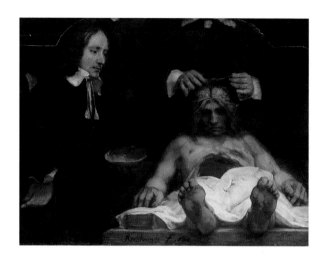

図1.4　レンブラント作「ヨアン・デイマン教授の解剖学講義」
1656年，レンブラント50歳のときの作品。アムステルダムの外科組合からの依頼によって描かれた。アムステルダム博物館所蔵。
Wikimedia Commonsより。

描かれていることの意味はおおかた予想がついた。

❖ デ・ワーグ　1656年1月28日

　この本の中に，脳の解剖図がある（図1.4）。少し残酷にみえるかもしれないけれど，これは医学的見地からの脳解剖の様子である。ここ，デ・ワーグのアナトミーホールでの解剖の一場面だ。先のレウィス教授の1世代前，17世半ばである。「デイマン博士の解剖図」。描いた画家は，レンブラント。「黄金の17世紀」，オランダ人はよくこういうが，その17世紀のオランダ絵画の巨匠，レンブラント・ファン・レイン（Rembrandt Harmenszoon van Rijn，1606 ～

1669) によるものだ。彼が50歳のときに描いている。

　今はカフェレストランになっているが，当時，ここはアムステルダムのギルドの商取引の中心だった。そこの2階で，この解剖が実際に行われたのである。描かれているのは死刑囚。名前はヨリス・フォンティーン（1633 ～ 1656），通称ブラック・ジャックだった。絞首刑で，記録には1656年の1月28日とある。その日すぐに，裁判所の処刑場からアムステルダムの外科組合へと引き渡された。このアナトミーホールは1階がアムステルダムの商人の組合事務所であったように，2階のホールはアムステルダムの外科組合の幹部事務所であった。ホールの天井には，当時の有力な外科医の家紋が美しく掲げられている。その家々の伝統が，真下の中央の円形の解剖台を見下ろしている。

　アムステルダムの外科の教授，ヨアン・デイマン博士（1619 ～ 1666）が執刀している。これはたった今，頭蓋を取り去ったあとで，脳のクモ膜と静脈系を剥がしているところだ。左側では，助手のガイスベルト・カルクーン（1621 ～ 1664）が頭蓋を左手にもって解剖を神妙に見守っている。

　だが，肝心のヨアン・デイマン博士の顔がないではないか。レンブラントは描かなかったのか？　いや，そうではない。実は，レンブラントはそれもしっかりと描いていたのだが，今はそのオリジナルはない。1723年の秋の火事で，絵の周囲は燃えてしまったのである。だが幸い，レンブラント本人による絵の構想のスケッチが残っていたという。それをもとにこうであったろうと，レンブラントの絵を再現したものがある（図1.5）。こうしてみると，今から400年も前の，ここでの出来事が，ひしひしと伝わってくる。これは，物語としても面白いが，その解剖の詳細をみることで，当時の医学が求めていたことを読みとれるようでもあり，解剖学者にとっても大切な1枚の絵となる。

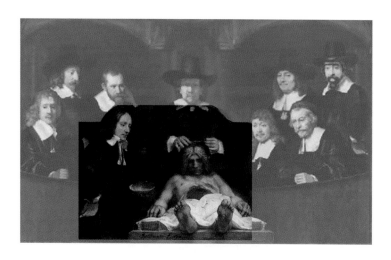

図1.5 「ヨアン・デイマン教授の解剖学講義」の復元画像
レンブラントによる原画は1656年に描かれたが1723年の火災で
その大半が焼失した。これはレンブラント自身による下絵のスケッ
チをもとにコンピュータグラフィックスで復元を試みた試作品。
Thijis WokkzakとNorbert Middelkoopによる。https://renevanm
aarsseveen.nl/13921/de-verloren-rembrandt-een-schilderijより。

❖ 脳の解剖図

　実は，解剖学の世界では，この「デイマン博士の解剖図」はほと
んど知られていない。脳の解剖図としては，こちらを知らなくては
ならない。これはアンドレアス・ヴェサリウス（Andreas
Vesalius，1514 ～ 1564）による『ファブリカ』という，解剖の業
界ではバイブルとも称される本の中の1枚である（**図1.6**）。左右の
大脳半球の間のくぼみ，大脳縦裂を大きく開いて，大脳の奥に脳梁
という左右の脳を連絡する組織をのぞき込んでいる。この周囲の大
脳辺縁系には，記憶の定着に重要な役割を果たすといわれる海馬か
らつながっている脳の奥の帯状の回，帯状回がみえている。脳の膨

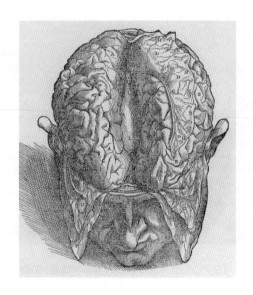

図1.6　ヴェサリウスの『ファブリカ』から，脳の解剖図
1555年，解剖学の祖ともいわれるアンドレアス・ヴェサリウスの
人体構造図譜（通称：ファブリカ）にある脳の解剖図。

らみ，一つひとつの皺のことを「回（かい）」という。左右前面に剥がされ
ているのは，先のレンブラントの絵にあった「クモ膜」で，まだ一
部は脳の上面に残っている。この中に血管系，ここではとくに静脈
系も入り込んでいる。

　これは精密なスケッチで，ヴェサリウスの解剖図全体にこのよう
な緻密で美しい図が並んでいるが，肉眼解剖のレベルではこの時代
のものが今日でも十分に通用する。ヴェサリウスは，のちにイタリ
アのパドヴァ大学で教授になるのだが，この『ファブリカ』の解剖
図を出版したのはまだ若く30歳，スイスのバーゼルの大学にいた
ときだった。1543年だから，先のレンブラントの「デイマン博士

の解剖図」のほぼ100年前ということになる。

　ちなみに，この解剖図の作製のために供された遺体も罪人のもので，その名をヤーコプ・カラー・フォン・ゲープヴァイラーといった。その骨格標本は，いまでもバーゼル大学の解剖学博物館に丁寧に保存されてある。「バーゼルスケルトン」，それはヴェサリウスによるまさに歴史的な人体骨格の標本である。

❖ 老化脳における脳の萎縮と神経の変性

　脳の解剖をしていて老化脳に特徴的なものは何か？というと，それは脳の「萎縮」である。萎縮はアルツハイマー病の脳では非常に顕著となるのだが，そのような病気でなくとも高齢者の脳であれば，脳回の萎縮はみられる。先のヴェサリウスの解剖図でみえた回，つまりは脳の皺の隆起部分の厚みが年齢とともに少なくなる。すると回と回のあいだ，これを溝というが，その「隙間」が広がっていく。いわば，山が崩れ，谷が広がるような感じだ（図1.7）。これは，より微細なレベルでいえば，脳の中でニューロン，すなわち神経細胞が萎縮し，変性し，その一部の神経細胞が死にゆくことに起因する。

　老化脳におけるニューロンの細胞死，それは昔思われたほどには多くはないのだが，それでも，ニューロンの萎縮はある。成熟後，ニューロン数の低下はあまりないとはいっても，脳の皮質のボリュームとしてみれば，それは明らかに減少している。脳の領域ごとに多少傾向が異なるが，皮質層の厚みは低下していく。南カリフォルニア大学のアーサー・トガらがまとめた図が非常にわかりやすい。彼らはそれぞれの年齢層のヒト脳の領域全体にわたって，各領域での灰白質密度を計測，集計した。そして，その経時的な変化の様子を年齢軸に沿って脳の各領域にプロットした（図1.8）。

　それによると，頭頂葉の萎縮がもっとも早くから起こり，ついで側頭葉の萎縮が進む。それに比べて，後頭葉の萎縮は比較的緩く，

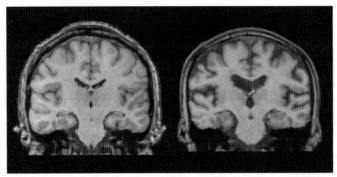

25歳　　　　　　　　　　　78歳

図1.7　若齢者の脳と高齢者の脳の違い
左が若齢者の脳，右が高齢者の脳のMRI画像。脳の前額断で海馬
のある辺りをみているもの。右の脳では大脳新皮質の周辺部で脳
回の萎縮が進み，中央の黒い部分，脳室が広がっているのがわかる。
公益財団法人長寿科学振興財団，健康長寿ネット，「脳の形態の変化」より。

前頭葉のとくに前頭前野では灰白質密度は生涯を通じて比較的一定
に保たれる。

　これは，やや意外な結果だったと思われる。前頭前野はヒトの高
次の意識活動に関わる。うつ病で障害されるのはまさにここだ。発
生学上もまた進化的にも，もっとも後になって発達してきたところ
である。そういう新しいところが脆弱で，進化的に古い部分はしっ
かりと残るだろう。おおかたは，そう思っていた。アルツハイマー
病でも，また病気にはまだならずとも孤独な老人ではうつは深刻で
ある。しかし，意外にも，脳の実質としてはその領域のニューロン
はまだ保たれている。そうであるならば，まだ対処すべき方策は何
かしらあるのだろう。

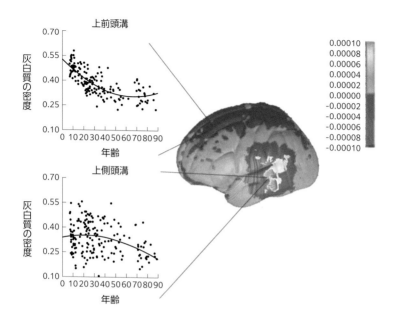

図1.8　大脳新皮質のボリューム（灰白質密度）の脳領域ごとの経時的変化

7歳から87歳までの脳，176検体において，脳の22領域を比較した。左は幼若期に急激な減少を示す前頭葉と，比較的緩やかな減少となる側頭葉の違いを表す。右は脳の領域ごとの変化を表示している。Toga AW et al. (2006) *Trends Neurosci.* 29(3):148-59より。

❖ 老年性神経変性疾患の「病巣」

　高齢者の脳の話をすると，誰もがアルツハイマー病（Alzheimer disease：AD）やパーキンソン病（Parkinson disease：PD）を思い描くだろう。それは現代社会において，とくに平均寿命の延びた先進国では，その割合が急増してたいへん深刻な問題になっている。現在の日本では85歳以上では30％近くがADの範疇に入るといわ

れることもある。ADもPDもともに年齢依存性の神経変性疾患 (age-related neurodegenerative disease) といわれる。要は，老年性の神経変性疾患だ。欧米ではAD，PDに加えて，ハンチントン病 (Huntington disease：HD) の割合も高くなる。しかし，幸い日本では少ない。ADとPDが問題，と考えればよい (図1.9)。

ADとPDはともに神経変性疾患，つまり脳の中のニューロンが変性する病気だが，その原因も病巣も異なる。もちろん病名が違うように症状も全く違う。

ADは「認知症」(以前は「痴呆」といわれた) であって，記憶障害を伴う。脳の海馬から大脳辺縁系へ変性が広がる疾患で，最終的には側頭葉から大脳新皮質全体へ広がる。俗にいう「ボケ」は，まだ病気の状態ではない。正常な老化の中で脳の機能は多少衰えていくので，「最近，ボケがひどくなったよ」とかいいはするが，その段階ではまだ予備群である。それがもう少し進行すると軽度認知障害 (mild cognitive impairment：MCI) になる。ボケからMCI，そしてADへと進んでいく (第4章参照)。このようになるのは悲しいことではあるが，これはある種，寿命が延びた人間の宿命と考えてもいい。とにかく，ADは「海馬」に派生する「認知性」の障害である。

一方，PDというと，これは運動障害である。手足の震えが生じ，これを「振戦」という。また，筋肉がこわばる症状も出て，これを「固縮」というが，とにかく行動障害，運動障害の病気である。動作の開始が困難になり，歩き出そうとしても最初の1歩が出ない。そのため，動きがない (無動)，あるいは動作が緩慢 (寡動) になり，全体として歩きづらくなる。徐々に進行し，10年ほどで寝たきりになる場合もある。原因は脳の奥深くにある中脳の一部，黒質とよばれる領域のドーパミンニューロンの変性，退縮による病気だ。この中脳黒質のドーパミンニューロンはその指令を線条体という部分へ送る。ここは動きの微調整に重要なはたらきをする領域で，いわ

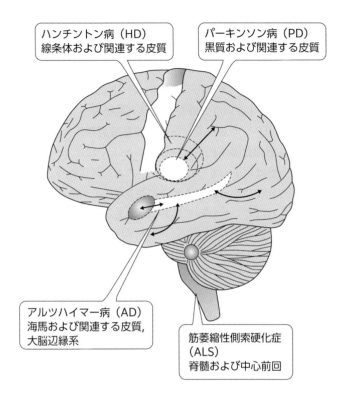

ハンチントン病（HD）
線条体および関連する皮質

パーキンソン病（PD）
黒質および関連する皮質

アルツハイマー病（AD）
海馬および関連する皮質，
大脳辺縁系

筋萎縮性側索硬化症
（ALS）
脊髄および中心前回

図1.9　加齢性神経変性疾患の病巣

アルツハイマー病（AD），パーキンソン病（PD），ハンチントン病
（HD），筋萎縮性側索硬化症（ALS）など，神経変性が生じる部位
はそれぞれ異なる。また発症時期も病気ごとに違う。Mattson MP
and Magnus T. (2006) *Nat Rev Neurosci.* 7(4):278-94より。

ゆる錐体外路系の運動制御システムの一部である。

❖ 錐体路と錐体外路

　身体の動きの調節は「錐体路」という，大脳新皮質の頭頂部に近い領域から脊髄へズバッと指令を出すルートと，PDで障害されるような「錐体外路」という大脳から脊髄へ至る途中で，この線条体や視床，小脳辺りをぐるぐると巡る複雑な微調整ルートとがある。動こうとする意識は基本的に錐体路のルートで決まるので，PDでは運動の方向性は定まっているのだが，スムーズに行うことができない，という状況になる。思うように最初の1歩が踏み出せないとか，震えやこわばり，となってしまうのである。何とも，はがゆさを覚える状況である。

　ついでにいうと，欧米の中高年にみられるハンチントン病（HD）は，PDで問題となる中脳黒質のドーパミンニューロンの投射先の線条体といわれる領域にある中型の有棘ニューロン（medium spiny neuron：MSN）が障害される病気である。これも年齢依存性の神経変性疾患だ。

　ここでいう有棘とは，神経の樹状突起という枝にブツブツのような棘がある，ということなのだが，これは「スパイン（棘）」が多くある，ということである。「棘」は「スパイン」。神経と神経の接着点で，情報が行き交うところになるのだが，その意味ではここを「シナプス」という。そこで別のニューロンからの指令が，このMSNの棘に入ってくる。スパインについては，またあとで詳しく述べることにする（第2，6章）。

❖ 進行性の変性疾患

　ADもPDもHDも，いずれも年齢とともに症状が重くなっていく進行性の病気といわれる。いったん発症したら後戻りしない疾患なのである。だから，癌や他の病気のように完治することはない。元

に戻すことはできない。進行を遅らせる対策をとることしかできない病気なのである。ある程度は，もう「年なのだから」とあきらめるわけではなくとも，受け入れる気持ちをもつことも大切と思われる。

ヒトは予想以上に進化してしまった。東京大学の池谷裕二の名著の書名を借りれば，『進化しすぎた寿命』なのである。さらなる進化による補正，ダーウィンのいう自然選択がまだまだ追いつかない状況と考えてもいい。あまりにも寿命が延びてしまった結果生まれた，ある種の文明病ともいえる。

これらはいずれも神経変性疾患なのだが，その派生する場所は全く違うし，その場所に存在するニューロンのタイプも異なる。それぞれのニューロンの神経化学的な性質も異なるから，何が障害されるかという機能性はもちろん，どういうところが障害されるかという分子的な原因，メカニズムもそれぞれ全く異なったものなのである。それについてはまたあとで触れることにしよう（第4章参照）。

❖ 脳の矢状断面

脳解剖に少し話を戻そう。老化に伴ういろいろな神経変性疾患，AD，PD，HDの話をしながら，脳のいろいろな部位の名前が出てきた。これを脳の「地図」の上で確認しておこう。この章の冒頭でみたレンブラントの絵やヴェサリウスの図のときには，脳を前からみた状態だった。病気の話をするときはどちらかというと脳を横からみた図のほうが理解しやすい。

こちらに脳を横からみた図がある（図1.10）。これは矢状断面での切り口ということになる。弓矢を正面から放った方向での切り口，ということだ。脳の内部を真横からみている。左が脳の前の方で前頭葉，右が後ろの方で後頭葉。これらは大脳の一部である。その下に小脳がついている。実は，この図は掛け軸である。以前私が所属

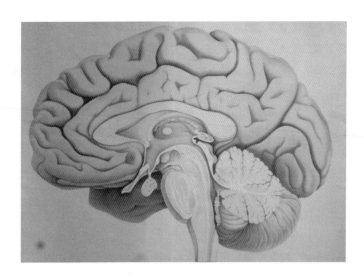

図1.10　掛け軸に描かれた脳
脳の矢状断面で，脳の内部をみている。左が前頭葉，中央上が頭頂葉，右側が後頭葉，その下に小脳がある。左下奥に薄暗くみえているのは右脳の側頭葉。いわゆる大脳はこのように四つの葉（lobe）に分けられ，それぞれ機能性が異なる。中央部に少し色濃く描かれている部分は視床と視床下部，その上に左右に大きく広がる白い部分が脳梁。視床下部の下には脳幹部がある。これは中脳という狭い領域と，その下に丸く膨らんだ橋と，さらに下に細くつながる延髄から構成される。ここまでが脳でその下には背骨の中に入る脊髄がある。長崎大学医学部解剖学第一教室所蔵。

していた教室に長く保管されている貴重な掛け軸だが，まだパソコンで画像投影が簡単にはできなかった時代に，学生の教育にも利用されたのかと思う。

　今，小脳が「ついている」といったが，実は小脳は大脳と直接にはつながっていない。発生学上は，つまりは胎児のとき，脳がどんどん発達してくる時期，大脳と小脳は由来が異なる。大脳は終脳胞

という膨らみからできるが，小脳は後脳胞という別の膨らみのとくに菱形の部分，菱脳という部分から生まれ出る。そのなかでも，小脳が膨らみはじめるところは菱脳唇という。解剖すれば，ちょうど唇のようにみえるところだ。

　胎児のときの脳はまだ原始的なボールというか風船，バルーンのような感じで，大きく三つ，それから五つの膨らみに分かれていく。こういう発生のしかたは進化上保存されていて，脊椎動物であればどのような生物種であってもおおかた同じである。つまり，人間の脳も，サルの脳も，イヌの脳も，ネズミの脳も，さらにはニワトリでもトカゲでも，カエルでもサカナでもみな同じ。三脳胞から五脳胞，そんな膨らみから複雑なニューロンのネットワークを張り巡らせた大きな成体の脳に成長していく。

❖ ブロードマンの脳地図

　ヒトの大人の脳を横からみた図で，もっとも有名なものは「ブロードマンの脳地図」だろう（**図1.11**）。コービニアン・ブロードマン（Korbinian Brodmann，1868 ～ 1918）は20世紀初頭のドイツの脳科学者で，大脳の皮質の細胞の並びかたを顕微鏡下でつぶさに観察して，エリア（野）ごとに特徴が異なることにもとづいて，番号をつけ区別した。脳の領域ごとに多少違いがありそうだという概念は19世紀の後半にドイツの医学者，ベッツやマイネルトらによってすでに指摘されていたのだが，ブロードマンはそれをつぶさに精確に調べあげて，1909年，大脳全体の「番地づけ」を完成させた。いわば，日本地図のうえに郵便番号をつけたようなものである。

　これは脳地図だが，大脳だけの地図であることに注意しておこう。脳を横からみて，外側からみたもの（図1.11左）と，中央で割って内側面をのぞいているもの（図1.11右）とがある。それを先の掛け軸の図（図1.10）と比べてみると，小脳と脳幹部がないことに気づ

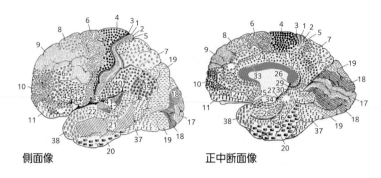

側面像

正中断面像

図1.11　ブロードマンの脳地図

ヒトの脳の大脳新皮質を顕微鏡下で観察して，皮質の層構造の微妙な違いにもとづいて52の領域に分類した。ただし，12 〜 17野と48 〜 51野は欠番となっている。左図が脳を左からみた表層の地図。右図が左右脳を中央で二分した内部の地図。左が前，右が後ろ。右図の中央の黒い部分は左右の脳をつなぐ脳梁。その下の中央部，白抜きの部分は間脳と大脳基底核領域のある部分だが，この皮質部分の脳地図では除外されている。宮下保司監訳. カンデル神経科学 第2版. 東京：メディカル・サイエンス・インターナショナル，2022より。

くだろう。また，注意してみると，右の図では，中央の部分が白く抜けている。そこは「間脳」の領域である。ブロードマンはあくまで大脳新皮質を比較して，1番から52番までの「番地づけ」をした。のちにコンスタンティン・フォン・エコノモ（1876 〜 1931）が多少の改変を加えたが，基本的にはこれが100年後の今でもそのまま使われている。

　たとえば，前頭葉の先端部分は10野，うつ状態で障害されるところだ。逆にいうと，意欲を生み出す場でもある。17野は後頭葉の一番後ろにある。ここは目から入った視覚情報を最初に処理する場所だ。聴覚の情報は41野に入る。身体全体の皮膚感覚は脳の中

央部を上から斜め下に流れる大きな川のような1，2，3野で処理される。

　実は，ブロードマン自身は，まだこのような機能的対応を知らずに番号をつけていったのだが，のちの科学者たちの研究の結果，彼のつけた番地は今日でいう脳の「機能野」にほぼ対応することがわかっている。「かたち」で区別していったのだが，結局それは「はたらき」の違いに対応していたのだ。先見の明というか，これは素晴らしいブロードマンの洞察力だと思う。

❖ 大脳新皮質の6層構造

　脳は発生上，三つや五つの膨らみからできる，と述べたが，英語ではこれを俗にバルーニング（風船のようになる）という。そして，そのころ，つまりは胎児のまだ初期段階で，脳の外側の皮質（肉眼解剖的に目にみえるレベルでものをいうと，脳の皺，つまり回だが，その中の皮のような外側の部分）では神経細胞が層構造をつくるように懸命に新たな神経細胞を生み出し，そして移動し，最終的にはしかるべき場所に積層されていく。ヒトでもネズミでも，大脳新皮質は6層構造といわれ，おおまかに六つの層に分かれている。

　今ここで，大脳「新皮質」といったが，大脳には他に「古皮質」と「旧皮質」が区別される。原始的な嗅覚に関わる部分は古皮質で，学習記憶に関わる海馬は旧皮質といわれる。こちらはおおまかには3層構造をしている。少しだけ進化的に古い脳ということになる。

　新皮質の層構造に戻ろう。そこには小さめのニューロン（これを「顆粒細胞」という）と大きめのニューロン（これを「錐体細胞」という）が2回重複した形で収まっている。つまり，**図1.12**のように，最外層の第Ⅰ層は分子層で，ここにはあまりニューロンはなく，第Ⅱ層と第Ⅳ層に顆粒細胞，第Ⅲ層と第Ⅴ層に錐体細胞，そして底辺部の第Ⅵ層はまたそれ以外の部分，多形細胞層となる。

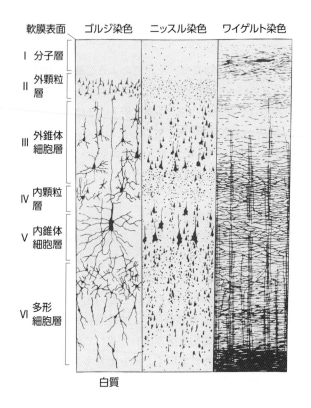

図1.12　大脳新皮質の層構造

脳の表層に近い上部が第Ⅰ層の分子層，その下に外顆粒細胞と外錐体細胞の層が続く。ついで内顆粒細胞と内錐体細胞の層があり，その下に第Ⅵ層となる多形細胞層がくる。この図は脳組織を3種類の異なる染め分けをした結果を示している。左が，神経突起が染まるようにしたゴルジ染色（鍍銀染色），中央はごく普通に細胞を染めるときに用いるニッスル染色，そして右が神経線維を取り巻く髄鞘を染めたもの。神経細胞（ニューロン）にも大小さまざまなものがあり，神経突起も大小あって，脳の中を縦にも横にも走るファイバーケーブルがある様子がわかる。宮下保司監訳．カンデル神経科学 第2版．東京：メディカル・サイエンス・インターナショナル，2022より。

脳の発達期にはこの全体の層の中で「エレベーター運動」という細胞が上がったり下がったり，面白い動きをする。細かくいえば，上下の動きだけでなく，接線方向という横軸方向への移動もある。いろいろ複雑だが，ヒトの赤ん坊が生まれ出るまでには大脳はしっかりとした6層の構造としてほぼできあがってくる。

❖ 小脳皮質の3層構造

　小脳のほうは，これに比べるとややシンプルで3層構造だ。外側が細胞の少ない分子層，つぎに非常に大きなニューロンが1列に並ぶプルキンエ細胞層，そして内側が小さなニューロン，顆粒細胞が密集する顆粒細胞層となる（図1.13）。

　先の大脳のときには，大きな細胞は錐体細胞といったが，小脳ではこれが「プルキンエ細胞」になっている。この名前は，チェコの解剖学者ヤン・エヴァンゲリスタ・プルキンエ（1787 ～ 1869）に由来する。このプルキンエ細胞も錐体細胞の類いなのだが，それよりもはるかに大きく，また大きいのは細胞体という中心部分だけでなく，それから伸びた枝，これを「樹状突起」というのだが，それが非常に大きく美しい。細胞染色をして顕微鏡下で観察すれば，おそらく，脳内で一番の美人ニューロンだろう。この大きなプルキンエ細胞は非常に豪華な扇のような樹状突起を張り巡らす。これは小脳の第2層の外側，つまりプルキンエ細胞層の上の分子層にその扇がずらっと整列するように配置される。そして，その扇の面を貫通するように，無数の「平行線維」という電線が張り巡らされる（図1.13）。その様子は非常に緻密な機械装置のようだ。生物の進化の産物とはいえ，信じがたいほど美しい形だと思う。

　この平行線維はプルキンエ細胞の下に密集する顆粒細胞から出たものである。顆粒細胞の，軸索という細い線維だ。それが内側の第3層の密な顆粒細胞の一つひとつからプルキンエ細胞層を突っ切っ

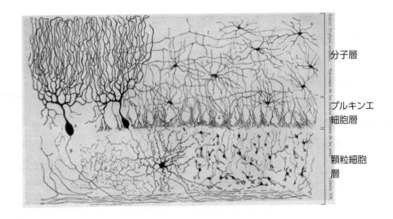

分子層

プルキンエ
細胞層

顆粒細胞
層

図1.13　小脳皮質の層構造
左側中央に黒く丸い細胞体がある。そこから上に扇のような樹状
突起が広がっている。細胞体から下には細い1本の軸索が伸びる。
これ全体がひとつの「プルキンエ細胞」である。このような細胞が
図の右側へも整然と並ぶ。その中央の層がプルキンエ細胞層，上
が「分子層」，下が「顆粒細胞層」。ここには小さな顆粒細胞がぎっ
しり詰まる。顆粒細胞層に時折みられる大型の細胞はゴルジ細胞。
上の分子層には下の顆粒細胞からの軸索が縦横に伸びているが，
中には籠細胞（バスケットセル）もある。それらは調節性の介在
ニューロンといわれる。カハールによる図。Wikimedia Commons
より。

て無数の糸を上方向に伸ばし，外側の分子層にたどりついたら，そ
こから真横に二分して平行線維をレーザービームのように飛ばす。
その先端がどこかの扇に突き刺さる。正確にいうと，どこかのプル
キンエ細胞の樹状突起の扇の一点に接着して，それがシナプスとな
る。つまり，顆粒細胞からの情報がプルキンエ細胞へ伝えられるこ
とになる。

❖ 小脳と運動制御

　いま，ここで小脳の話をしたが，これは老化とどういう関係があるのかと疑問に思うかもしれない。アルツハイマー病もパーキンソン病も，小脳とは関係がないではないか？

　確かに，小脳はこれらの老年病と直接は関係ないが，生涯にわたる身体の制御，運動の記憶はすべてここに蓄えられている。そして，老年期にあっても，日々の動きの制御はこの小脳に依存する。姿勢の制御もそうだ。だから，日常感じるようなふらつきや転倒の原因の一部は小脳にある。

　正確には大脳基底核といわれる大脳の深部，しかし，中脳よりも少し上の領域とこの小脳との連携部分，すなわち錐体外路系で行われ，この部分の障害が高齢期のふらつきや転倒の原因となる。いわゆる「寝たきり」になる原因の10%は，転倒による骨折だ。だから老年期での小脳の機能性も大事なのである。

　小脳は運動制御のほかに姿勢の制御において，重力に対して自分が真っすぐに立っているかどうか，どのくらい傾いているか，それを無意識下に感知する。もし顔が斜めに傾いている場合，眼の位置を自動的に調節する。目の前の景色が斜めにならないようにするのだ。これはある種の反射であって無意識下に自動的に行われる。身体の骨，筋肉，関節の緊張度の情報が脊髄から小脳に直接入り，眼の位置の情報は中脳を介してここ小脳に入ってくる。姿勢の制御中枢は小脳なのだ。

　いま，このような「反射」は「無意識」下に行われると述べた。その理由は，この情報処理に関わる神経回路が大脳新皮質を介していないからだ。逆にいうと，「意識」を伴う行為は必ず大脳新皮質を介する。現在の脳科学では，意識の現象のメカニズムはまだ解明されてはいない。しかし，意識は大脳新皮質に宿ることだけは確かな

のだ。

　小脳にも皮質がある。そして，ここにも進化的に新しい皮質と古い皮質とがある。小脳の新皮質（小脳全体の左右に大きく広がる領域の皮質部分）は意識には関わらないが，運動の記憶には重要な役割をもつ。子どものころからの無意識の運動の記憶，たとえば，自転車にバランスよく乗れるようになった，フラフープができた，逆上がりができた，あるいはトランポリンを上手にこなすなど，これら幼少時からの協調的な運動の記憶は，いわゆる「身体が覚えている」というもので，脳の意識下にはないのだ。だから，大脳新皮質を介していない。これに対して，左右に広がる小脳の中央の軸のような領域は古い皮質で，おもに脊髄とつながっていて姿勢制御に関わる。

　とにかく，小脳には老年性の特徴的な病気はないが，きちんと姿勢を保つ，ただ真っすぐに歩く，つまずかずに階段を登るなど，日常の身体の行動にはたいへん重要なはたらきをしている。

❖ 海馬と認知症
　海馬（かいば）という脳の領域が，記憶学習に重要な役割をしていることはいうまでもない。ただ，誤解されやすいのは，海馬は記憶の形成をつかさどるが，記憶の保持には必ずしも関与しない，ということだ。だから，学習のプロセスには大事だが，昔のことを「覚えている」「記憶している」のは海馬ではなく大脳新皮質と考えられている。ただし，今の脳科学ではその「記憶の引き出し」がどこにあるのか，どこの皮質なのか，あるいはどこかの皮質とそれ以外のどういう回路に蓄えられるのかはわかっていない。

　海馬は英語とラテン語で「ヒポキャンパス（hippocampus）」という。これはタツノオトシゴと同じだ。ここには20世紀初頭のスペインの脳科学者，サンチアゴ・ラモン・イ・カハール（Santiago

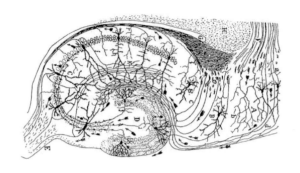

図1.14　海馬の模式図

左側のCの文字のように並ぶ細胞層が錐体細胞層。その右下にCの
文字を逆にした顆粒細胞層がある。図の右側の海馬傍回からの情
報が顆粒細胞に入り，ついで錐体細胞に移り，その後，図の上方
向にある神経線維の層，海馬采から脳弓へ至る。まだ電気生理学
が発達していない時代に，カハールはこの情報の流れを直感的に
つかんで，図に矢印を記している。カハールによる図。Wikimedia
Commonsより。

Ramón y Cajal, 1852 ～ 1934）によるスケッチを掲げておこう
（**図1.14**）。ヒトの海馬の顆粒細胞と錐体細胞という大きく2種類の
ニューロンのつながりを美しく描き出している。驚くことに，まだ
電気生理学が発達していない時期に，カハールはこの中での情報の
流れる方向性を「矢印」として明確に記入している。ニューロンの
「かたち」から，彼はニューロンの生み出す情報の流れにも確信を
もった。素晴らしい洞察力である。

　老化で起こる典型的な病気であるアルツハイマー病（AD），認知
症，その病巣は海馬に始まり，大脳新皮質に広がっていく。より厳
密にいうと，海馬本体よりもその前に，海馬への情報の入り口とな
る嗅内皮質（entorhinal cortex）に障害が起こりはじめるという。
要は，ADの病理の基本となるアミロイドβの蓄積がここから始ま

るということだ。嗅内皮質から海馬へ，そして大脳新皮質へと病気が広がっていく。新皮質がやられはじめると記憶障害が起こると考えていい。海馬は大脳全体の中で側頭葉とよばれる脳の両サイドの下方部分の奥にあるので，病気の進行は側頭葉から始まって後頭葉や前頭葉へと広がっていく。

　上に述べたようにAD病理の基礎はアミロイドβの蓄積だが，これはある種のニューロンの軸索の終末部分，シナプスの「プレ」の先端部が崩れて，そこにアミロイドの凝集体が溜まる，ということだ（シナプスの構造については第2章で述べる）。そうなると，このシナプスは情報伝達ができない。老化という時間の進行とともに，このアミロイドの蓄積の頻度が上がる，あるいはそれが伝播していくということが問題になる。ADの問題については，のちに第4章で詳しく述べることとしよう。

❖ 情動の巣としての扁桃体

　海馬は側頭葉の内側に大きく横たわる構造体で，側頭葉の前方から後方，やや上のほうへ円弧を描くように広がっていく。いわゆる大脳辺縁系という「つ」の字，あるいは英語では「C」の字の形をした脳の中程に広がる大きな構造体の一部をなす（図1.15）。その海馬の少し前のほうに「扁桃体」という神経核がある。こちらは海馬より原始的で，層構造をとらずにいくつかの神経核の塊として存在する。ここは嗅覚系とつながり，また視床下部や前頭葉ともつながる。

　この扁桃体，英語では「アミグダラ（amygdala）」というが，その機能は端的にいって「情動の巣」である。感情を生み出す。怒りを発し，情愛を担う。その一方で，生死に影響するような環境の変化にいち早く対応するのだが，そのようなときに恐怖の記憶の形成にも関わる。恐怖を覚える，恐怖を学習するのは海馬ではなく扁桃

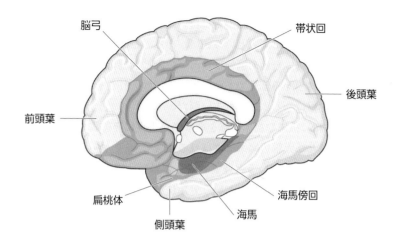

図1.15　大脳辺縁系
脳を内側からみて前頭前辺縁皮質と辺縁葉を示している。辺縁葉は脳幹上部を取り囲む原始的皮質組織（灰色）とその下の皮質構造（海馬および扁桃体）からなる。宮下保司監訳. カンデル神経科学 第2版. 東京：メディカル・サイエンス・インターナショナル, 2022より。

体なのだ。この話はまたあとで出てくるので覚えておこう（第8章）。

❖ 脳に大中小あり，新旧あり

　結局，脳には大，中，小がある。それらが皆，老化で変化していく。その退行性の変化が脳の機能低下の原因となる。これら大中小の脳は，それぞれ別々の場所にあり，ユニークな形をし，それぞれ違うはたらきをしている。しかし，それらは単独で存在するのではなく，互いに連絡しあい，複合的な有機的な連携を維持している。

　また，脳には進化的に古い部分と新しい部分がある。古い部分というのは，いわゆるボディコントロールセンターとしての脳で，脳幹部が相当する。ここに，脊髄からつながる延髄と橋，中脳が含ま

れる。これに加えて，中脳の上に覆いかぶさる，ちょうど脳の内部の芯のような部分に間脳という領域がある。これは視床とか視床下部という領域で，脊髄や脳幹部など下位脳と大脳新皮質などの上位脳との連絡に当たる部分である。視床下部はそれこそボディコントロールの中枢になる。ここも古い脳だ。

それに対し，視床や視床下部を取り巻くように発達してきたのが，大脳基底核とか大脳辺縁系とよばれる領域で，ここが中程度に古い。基底核はどちらかというと運動制御，辺縁系は情動と知性の制御，どちらかというと感覚系，という分類になる。前出の海馬と扁桃体がこれに相当する。この中で，神経核とよばれる，同種のニューロンの細胞体が集落を形成する領域は比較的古く，ニューロンの細胞体が層状の構造をとる領域は比較的新しい。前者を古皮質，後者を原皮質という。扁桃体や嗅覚に関わる嗅皮質は古く，海馬はそれよりも少し新しい，ということだ。

さらに，神経発生上も，進化上もそのあとに発達してぐっと大きくなった部分が大脳新皮質であって，これは意識の形成にも，心の派生にも関わる。ここが進化上もっとも新しい部分ということになる。

このように，脳には大脳，中脳，小脳があり，また古皮質，原皮質，新皮質，というように，大小，新旧，さまざまな領域があるが，それらがうまく統合連携して，脳の醸し出す複雑な機能が維持される。ヒトの一生のあいだ，その統合連携はほぼ途切れることなく平均で80年，ときに100年を超えてもうまくはたらきつづけるのだ。

❖ 脳の中のファイバーケーブル

脳の中のさまざまな領域は互いに連絡がある。そのつながりかたは今，拡散テンソルイメージング（diffusion tensor imaging：DTI）という技術でみることができる（**図1.16**）。生きた脳の中での

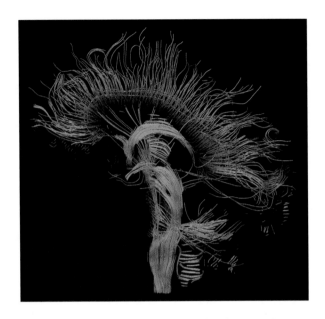

図1.16 拡散テンソルイメージング（DTI）による脳内の神経回路のイメージング
生きた脳の中の神経回路を疑似カラー化されたネットワークとしてみることができる。これは大人の脳を左側から透視したイメージ。上に大きく広がる大脳，中央部に脳梁の傘をかぶったような間脳/視床がある。その下に脳幹部が続き，途中，橋の部分から右に小脳へつながるルートもみえる。Wikimedia Commonsより。Thomas Schultz / CC-BY-SA-3.0。

ニューロンのつながりを可視化する。DTIに限らず，磁気共鳴画像法（magnetic resonance imaging：MRI）や機能的MRI（functional MRI：fMRI），さらに陽電子（ポジトロン）断層撮影法（positron emission tommography：PET）などの特殊なイメージング技術によって，生きた脳の中をのぞくことができる時代になった。大中

小の脳の中を縦横にめぐるニューロンのファイバーケーブルがはっきりと可視化できるのである。

それは非常に複雑な，しかし精緻なネットワークになっている。その複雑さが，今日まで進化した人間，ホモ・サピエンスの知性を維持している。老化脳では，その知性の崩れもある。すると，脳の中のニューロンのさまざまなレベルで老年性変化がみられるだろう。これから，その一つひとつを考えながらみていくことにしよう。

よく，脳はコンピュータだといわれる。将棋でも囲碁でもヒトの脳とコンピュータが対局する時代である。脳内の電気信号を送るケーブルのネットワーク，それがずいぶんと美しく見てとれるようになった。今の時代にレンブラントが生きていたら，そんな脳内のケーブルをも美しく描き出していたかもしれない。

とにかく，脳科学，あるいは脳解剖学の歴史は，ヴェサリウス，ラモン・イ・カハール，ブロードマン，そのあとにもさまざまな脳科学者の貢献が連綿と続いてきたのだが，その結果，今の私たちは老化脳の中を，老いていく脳の中を画像的にも，またこれから述べるようにさまざまな分子のレベルでの言葉によっても，みていくことができる時代に生きている。

脳は神経細胞の集合体，つまりはニューロンの塊である。より正確には，ニューロンとグリアという細胞群からなる塊である。単なる物質にすぎない。しかし，そこから，知性が生まれ，感情が湧き出て，また心が育まれる。育ちながら，それが豊かになる。

しかし，老いとともに，それが崩れる。その現実をこれからみていきながら，どうしたら少しでも良い方向へ向かうことができるのか，考えてみよう。まずは，脳内の情報のネットワークをつくりあげるニューロンというものから考えることにしよう。これまではマクロ，これからはミクロの話である。

日本への西洋医学の導入が江戸時代の長崎出島を通じたオランダの書物に由来することは周知の事実である。江戸時代中期，杉田玄白と前野良沢らによって生み出された翻訳本『解体新書』（1774）が日本の蘭学の発展に果たした役割はとてつもなく大きい。しかし，その本によって当時のオランダ医学がわかったのかというと，そのような事実は全くない。本章で紹介したライデン大学やアムステルダムの解剖学ホール（外科職人，シルルゲイン）の教育や資格認定試験がどのようになされていたかについては『解体新書』をみても何もわからない。そこにあるのは人体の臓器や骨格の名称や関係性だけであって，しかも原著はもともとドイツで出版された本だった。それをオランダ語に翻訳したのはライデン大学の著名な解剖学教授ベルンハルト・アルビヌス（1697 ～ 1770）の学生だった外科職人，ヘラルトス・ディクテン（1696 ～ 1770）である。長崎の出島から日本に移入されたそのオランダ語版に，玄白や良沢らが飛びついたのだった。アルビヌスやディクテンの時代は江戸時代中期だが，レンブラント（1606 ～ 1669）が描いた脳解剖を指導したのは，アルビヌスより数世代前のヨアン・デイマン教授（1619 ～ 1666）だ。その助手はアムステルダムの外科職人，ガイスベルト・カルクーン（1621 ～ 1664）。その当時，オランダでの学術の中心となっていたライデン大学の解剖学の教授はフランシスクス・シルヴィウス（1614 ～ 1672）である。彼の名は，大脳の「シルヴィウス溝」（外側溝）や「シルヴィウス水道」（中脳水道）に残されている。欧州全体の医学者の中でも高名で，晩年はライデン大学の副学長も務めた。本章の冒頭で紹介したアムステルダム大学の外科の教授トーマス・ファン・ヒューリックとその大学院生だったフランク・イペマの本 "Amsterdamse anatomische lessen ontleed"〔直訳すると「アムステルダムの解剖学を解剖する」。邦訳は『オランダ絵画にみる解剖学：阿蘭陀外科医

の源流をたどる』（東京大学出版会，2021）〕には，江戸時代初期から中期にかけて，17，18世紀のオランダ医学のありようが絵画の謎解きを通じて鮮明に描き出されている。いわゆる『解体新書』では伝わらなかった当時のオランダ医学の舞台裏がまざまざと蘇ってくる。当時の医学会では医者とは内科医であって，外科医はワンランク下の外科職人（シルルゲイン）だった。16〜17世期の「床屋外科」〔バーバーサージャン（英），シルルゲイン（蘭）〕である。床屋のシンボルである赤と青のラインが回る看板など，あれは何を意味するかというと，まさに動脈と静脈。外科医の世界である。そこに床屋外科の原点があった。

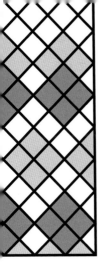

2

ニューロンの一生

テロメアの短縮がない

❖ ニューロンは人の一生とともに生きる

　脳の中の神経細胞，ニューロンは，そのほとんどが生涯をその人とともに過ごす。つまり，ニューロンの一生は，その人の一生と同じである。人が80歳生きていれば，その脳内のニューロンも80年生きつづけているのであり，その人が100歳で亡くなれば，ニューロンもその時に百寿を迎え，その一生を終える。つまり，ニューロンはその人の一生とともに生きる。その人の人生とともにある。

　ただし，ニューロンという細胞を構成するさまざまな分子は常時，入れ替わる。いわゆる物質代謝というもので，ほぼすべての構成分子が日々入れ替わっている。細胞膜内の脂質や細胞内のさまざまなタンパク質は，それぞれの分子の寿命の長短はあるにせよ，日々食べている栄養分によって分子的には入れ替わっている。福岡伸一のいう「動的平衡」がここでも成り立つ。

　だが，細胞の核内の遺伝子を構成するDNAは，ごくわずかの修復部分を除けば，それは生まれたときのままのDNAである。つまり，80歳のお爺さんでも100歳のお婆さんでも，その脳内のニューロ

ンの遺伝子のDNAはその人が生まれたとき，母親の体内でもらった栄養分からつくられたデオキシリボ核酸という分子のままで一生を過ごす。これが非常に特殊なこととなる。

❖ 1,000億個のニューロンのネットワーク

　脳内にはニューロンはいったいどのくらいあるのだろう？　その数は大脳で400億とも600億ともいわれ，小脳では1,000億個といわれる。大脳は小脳に比べて10倍ほども大きいのに，ニューロンの数では小脳が勝る。それは，小脳皮質に小さな顆粒細胞がびっしりと詰まっているからだ。1,000億個といってもなかなか実感がわかない。

　もし，この脳の中の1,000億個の細胞を1秒間に1個ずつ勘定していったら，どのくらいの時間がかかるだろうか？　そう思って，電卓で計算してみて，驚いた。3,171年もかかってしまう結果になった。何ともすさまじい数字である。これだけでも脳がいかにすごいかがわかる気がするだろう。

❖ ニューロンの細胞死と変性

　脳の老化の世界では，老化脳の中でのニューロンの実態として，「シャイベルの図」が長いこと信じられてきた。ひと頃はどの老化の教科書にも必ず出てきていた（図2.1）。

　高齢のヒトの脳では大脳新皮質のニューロン，とくに興奮性の大きな，専門用語では錐体細胞というが，新皮質からの出力性のニューロンがとくに変性して萎縮する，そのようなニューロンが毎日10万個ずつ死んでいく，と信じられていた。米国でのベストセラー「カンデルの神経科学の教科書」（Principles of Neural Science, 3rd edition）にもかつてその図が採用されていて，神経科学を学ぶ学生は，誰もがそう思い込んだものと思う。

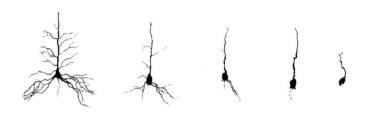

図2.1　シャイベルによる老化脳でのニューロンの変性の典型例
上段左が若齢脳の大脳新皮質にみられる錐体細胞。脳から脊髄まで長く投射する大きな神経細胞で，運動指令を出すニューロンがその典型。上段の右側4例は老齢の脳にみられたという変性したニューロン。Scheibel ME et al. Progressive dendritic changes in aging human cortex. *Exp Neurol.* 1975;47:392-403より。

　しかし，最近は，それはときに「神経神話（neuronal myth）」と揶揄されるほどで，今では毎日10万個のニューロンが死滅するとは考えられていない。今日，考えられている現実的な姿は，図2.2にあるようなものである。

　正常な老化の過程では，ニューロンの樹状突起上のスパインの退縮は進むが，神経細胞死は昔考えられたほどには起こらない。ニューロンとニューロンのあいだの情報伝達の効率は下がるが，大きな変性や細胞死は起こっていない。それが起こるのはアルツハイマー病などの神経変性疾患に陥った場合である。だから，そのような「病的な老化」では神経変性や神経細胞死が起こって認知症になったりもするが，正常な脳の老化の過程ではそこまで顕著な構造的な変化は起こってこない。今ではそのように考えられるようになった。

❖ ニューロンを支えるグリア
　脳内には，ニューロンとは別にグリア細胞という分裂する細胞も

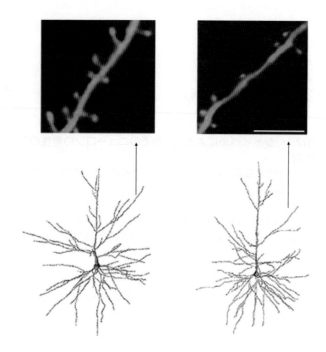

図2.2　若齢脳と老化脳のニューロンの現代的な見方
左が若齢の脳のニューロン，右が高齢者の脳のニューロン。上は
樹状突起の一部の顕微鏡拡大像。突起上のつぶつぶ，すなわちス
パインの形と数に違いがある。老化脳ではニューロンのスパイン
が退縮している。ここが神経と神経の連絡の「接点」となるのだが，
その不具合が老化脳での機能性の低下につながる。Duan H, et al.
Age-related dendritic and spine changes in corticocortically
projecting neurons in macaque monkeys. *Cereb Cortex.*
2003;13:950-961より。

ある。ニューロンは電気信号を発して脳内での情報処理に関わるが，
グリア細胞はその手助けをする助っ人である。こちらは生後も分裂
を繰り返し，細胞としては若返っている。

脳内のグリア細胞にはアストロサイト，オリゴデンドロサイト，ミクログリアという3種類のはたらきを異にする細胞がある。アストロサイトは多機能性の補助細胞，オリゴデンドロサイトはニューロンのケーブルの絶縁体となり，伝達効率を上げたり，ニューロンの電線がショートしたりするのを防ぐ。ミクログリアは脳内を移動しながら，異物排除のはたらきをする，脳内の監視役，免疫性の細胞と考えられている。アストロサイトはニューロンのまわりに近接していて，常時ニューロンの機能を助ける。時に，ニューロンのネットワークが破壊されそうになると，それを保護し，修復しようとする「炎症反応」が起こるが，アストロサイトがその主役となる。その助けなしには，ニューロンはその生涯を全うすることはできない。

　脳内のグリア細胞は分裂細胞である。アストロサイトは頻繁に活性化し，また静止状態にも戻る。それを繰り返しながら，分裂もし，死滅，再生もしている。総体的には，脳内のグリア細胞の数は年齢とともに増加する。つまり，脳の老化とともに増えていく。おそらくは，ニューロンの萎縮した分，周囲の処理や埋め合わせのためにそうなっているようにも思われるが，本当のところはまだわかっていない。

❖ シナプスでの神経伝達

　ヒトの脳は1,000億個のニューロンとそれ以上の数のグリア細胞からなる塊である。老化とともに部分的には萎縮もし，ニューロンの数は減りながらも，おおかたのネットワークは一生のあいだ，維持されつづける。自分という意識，それが生まれ維持されるのは，かくも不思議なニューロンのネットワークのなせる技なのだが，毎日，寝て起きて，意識ある状態と無意識の状態を延々と繰り返しながらも，その意識は崩れることはない。まさに，頑強な脳なのだが，そのしくみの根源には「シナプス」という神経と神経の接点，連絡

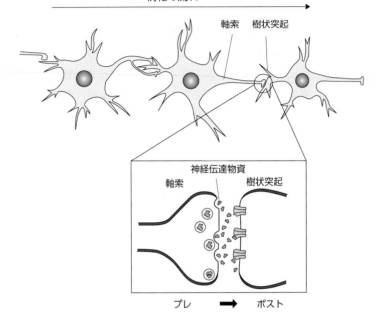

図2.3　シナプスを介したニューロン間の情報伝達
ニューロンからニューロンへ情報が伝わる。それはシナプスという隙間を介して行われ，そこでは神経伝達物質が放出され，受け取られる。つまり，ニューロン間の情報伝達には方向性がある。

点が重要だ。

　シナプスというのはニューロンとニューロンの接点である。一つのニューロンの軸索の先端が，もう一つのニューロンの樹状突起のどこかにくっつく。いま，「接点」とか「くっつく」と書いているが，厳密にいうと，ここは物理的に完全には結合してはいない。ごく薄い「隙間」がある（**図2.3**）。この薄い隙間があることが大事で，こ

こであるとき神経活動に応じて「神経伝達」が起こる。神経細胞（ニューロン）は脳の中で「情報」を流しているのだが、その情報伝達をする重要な場所がこの隙間、シナプスなのである。

このシナプスには方向性がある。一つのニューロンの軸索という出力ユニットの末端がここにあるのだが、その軸索の先端部分、軸索終末を「プレ」という。そして、それに対する隙間の先にあるのが「ポスト」である。通常、そこにはもうひとつ別のニューロンの樹状突起という枝の膨らみがある。この膨らみが「棘」のようになっている。この「棘」をスパインということはすでに述べた（第1章）。この「ポスト」の膨らみのスパインに「プレ」がくっついて、「シナプス」というユニットとなる。ちょうど電線と電線の間の「プラグ」と「コンセント」のようなものであり、両方をあわせてシナプスというのだ。そのプラグとコンセントの間のごくわずかな隙間部分に神経活動依存性に「プレ」側から、ある種の化学物質が放出される。これが神経伝達物質、ニューロトランスミッター（neurotransmitter）とよばれる神経の情報伝達分子である。

❖ 神経伝達物質

神経伝達物質、それはグルタミン酸だったり、GABA（γ-アミノ酪酸）だったり、アセチルコリンだったり、ドーパミンだったりする。セロトニンやアドレナリン（これはエピネフリンともいう）もこの類いだ。たとえば小脳の顆粒細胞からプルキンエ細胞へのシナプスではグルタミン酸が使われる。その先のプルキンエ細胞から次のニューロンへ伝えられるのはGABAである。

最近はGABAが含まれたチョコレートやドリンクが売られている。これは気分を静める、おだやかにする、あるいは癒しの効果を喧伝しているらしいが、GABAを神経伝達物質に使うニューロンは「抑制性」、つまり、つぎのニューロンの活動性を静めるはた

きをする。いずれにせよ，何らかの神経伝達物質が放出され，それが「ポスト」側で受容される。ポストシナプスの膜にはたくさんの神経伝達物質受容体（レセプター）が存在する。情報となる物質をこの受容体が受け止めてはじめて意味のある神経伝達がなされるのだ。

　以前ニューロンを「かたち」で分けて，錐体細胞やら顆粒細胞やら説明したが（第1章），「はたらき」で分類すると興奮性か抑制性に区分できる。要は，相手を興奮させるか，相手を抑えつけるかだ。脳の中のニューロンのシステムは，結局，コンピュータと全く同じで，デジタルの世界なのである。「0」か「1」か，「オン」か「オフ」かだ。まだ脳内での情報処理の基本原理は解明されていないのだが，少なくとも1個1個のニューロンのレベルではデジタル信号と理解されている。

❖ ニューロンのネットワークの維持と破綻

　大人の，つまり成体の脳内ではニューロンは，このシナプスを介して「ネットワーク」を維持しつづける。ネットワーク，これは複数のニューロンからなる「神経回路」のことだ。ただ，神経回路だと，ニューロサーキットと解釈する場合がある。サーキットとは，行って戻ってくる，つまり閉じられたループなのだが，ネットワークというと，これはウェブ，すなわちクモの巣のような網状構造を意味する言葉で，より複雑な回路のニュアンスがある。しかし，ここでは神経のネットワークと神経回路は同じことと考えておく。

　ネットワークが壊れれば，当然，脳に障害が起こる。たとえば，脳への血液供給が十数分でも途絶えるようなことがあれば，その血管系で支配される脳領域のニューロンは死滅する。ニューロンは外部からの栄養補給に非常に敏感な細胞なのだ。高齢期でなくとも，中高年で脳梗塞を患うことがあるが，これは脳へ栄養補給をする

血管の枝のどこかで管が詰まってしまう状況だ。いわゆる「虚血」という酸素供給が制限される状況になって，周辺の神経細胞（ニューロン）が壊死する。このようなときに，アストロサイトやミクログリアが活性化されて，ネットワークの修復，老廃物の除去を一生懸命に行うことになる。血管が詰まる，血栓ができる，その原因は動脈硬化で，これは年齢とともに増加する。だから，脳の老化の病気である。いわゆる「脳卒中」は，高齢期の死因の1割を占めている。

❖ ネットワークの再編

　人が長く生きているあいだにはいろいろなことが起こりうる。交通事故や転倒などでの脳の外傷による障害でも，先の脳卒中のような，脳の中から起こる障害でも，いずれも脳内の神経回路，ネットワークの崩れとなる。これはいち早く修復しなければならない。幸い，脳はある程度の修復システムを維持している。アストロサイトやミクログリアがはたらいて，炎症を抑え，それに元気づけられて，障害を受けながらも何とか生き残ったニューロンがまた，自分のつながっていた相手先との連結を回復させようとする。これが，「ネットワークの再編」であり，微細なレベルでいうとシナプスの修復ということになる。元と全く同じ回路を建て直すのは無理でも，それに近い形で別のルートを開拓したりもする。

　たとえば，目が見えないなど，視覚系に障害のある人は，通常の人（健常者）よりも聴覚系が研ぎすまされ，また手指の感覚を鋭敏にして点字を読むようになる。五感のどこかが障害されると，人間は自分の外界の変化を感知するため，また周囲の人とのコミュニケーションを可能とするために，個人的にも多大な努力をするが，それを可能とするようある程度の機能修復のしくみが脳内に備わっている。脳卒中のあとのリハビリなども，歩く刺激，腕を動かそう

とする刺激を入れて，障害の起こった脳内の神経ネットワークの再構築を少しでも早く促そうとする努力なのである。

このように，成体脳においても「神経回路の再編」は，部分的にではあれ可能である。しかし，損傷によって一部のニューロンが死滅したからといって，その分のニューロンを埋め合わせるようなニューロンの分裂や新規産生は，ある限られた領域だけで起こる神経幹細胞（neural stem cell）からの「ニューロン新生」を除いてほとんど不可能である。この神経幹細胞からのニューロン新生に関しては，またのちに語るとしよう（第9章）。

❖ 非分裂細胞としてのニューロン

ニューロンは基本的に非分裂細胞である。身体の中の多くの細胞はある程度の頻度で生まれ変わる。一部が死滅すれば他がまた分裂して，細胞としての入れ代わりがある。たとえば，肝臓は4分の1ほどを切除しても肝細胞（hepatocyte）の産生が促されて，肝臓は再生する。こうしてできた肝臓を再生肝という。血液中の赤血球は平均寿命が120日といわれる。すると4カ月もすれば半分の赤血球は身体の中で入れ替わっているということになる。見た目はおなじでも，中身はどんどん変わっていく。これも「動的平衡」の範疇に入る。

しかし，脳と脊髄のニューロンは，どんな刺激を与えようとも分裂できない。胎児期の，まだ発達期の脳では分裂もし，また過剰に産生された不要なニューロンは死んでもいくが，大人の，成体の脳ではニューロンの分裂や再生は起こらない。

❖ テロメアの短縮がない

このことはニューロンの老化が他の身体中の組織の細胞と違って，非常に特殊な状況にあることを意味する。細胞老化の指標とし

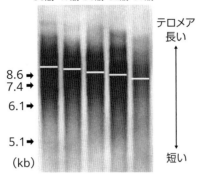

36歳 47歳 56歳 62歳 67歳

テロメア
長い

8.6 ➡
7.4 ➡

6.1 ➡

5.1 ➡
(kb)

短い

図2.4　細胞老化におけるテロメアの短縮

分裂細胞の場合，老化に伴い細胞の核の中にある染色体の末端の
テロメアという反復配列が短くなっていく。その様子はサザンブ
ロットという方法でみることができる。しかし，ニューロンの場
合は分裂しないので，老化してもテロメアが短くなることはない。
株式会社コーセー ニュースリリース2014.10.15 ; http://news.kose.
co.jp/pdf/news/20141015.pdfより。

て知られる細胞の核の中の染色体，すべての遺伝子のセットをず
らっと含んだクロマチンという染色体の末端にある「テロメア」
(telomere) という部分の短縮が起こらないのである。他の分裂細
胞の老化の考えかたでは，細胞分裂ごとにテロメアが短くなる（**図
2.4**）。それが細胞の老化が進む証拠になる。そして，細胞分裂が
50 〜 60回ほども進めば，いずれテロメアがそれ以上短くなれない
状況になって細胞分裂ができなくなる。すると細胞は扁平になって，
細胞質も大きくなって，分裂停止。分裂可能な第2ステージ（フェー
ズ2）から第3ステージ（フェーズ3）に入ったとされ，この第3ス
テージをしばらく我慢した末に細胞は死滅する。これが分裂細胞の
「寿命」である。そして，この第3ステージが「老化」のステージと

いわれる。ちなみに、第2ステージは安定した増殖期であって、ヒトでいえば子どもの時代から青年期、壮年期に相当する。非常に長い時間の成長期であり、活動期でもある。それ以前は第1ステージ（フェーズ1）とよばれ、まだ分裂がたどたどしく進む幼児期のようなものだ。

このような細胞老化のしくみは、皮膚上の線維芽細胞（fibroblast）から樹立したWI-38細胞株のような正常二倍体細胞の培養実験から明らかになったのだが、米国サンフランシスコ大学のレナード・ヘイフリック（Leonard Hayflick, 1928～）が1962年に発見した現象だった。彼は、分裂の第2ステージから第3ステージへの移行をもって「細胞老化」が起こったと定義した。実は、その時代にはまだ、染色体末端のテロメアの短縮の事実は全くわかっていなかった。それはだいぶあとになって、1980年代から90年代に明らかになった現象である。

このテロメア短縮による細胞老化、それは普遍的な現象のように理解されているけれど、脳の中では、とくに非分裂性の神経細胞、ニューロンについては全くあてはまらないのである。

❖ それでもニューロンは老化する

ニューロンは分裂しない、テロメアの短縮が起こらない。そうであるならば、ニューロンは永久不滅なのか？　ずっと若い細胞のまま存在している、ということなのだろうか？　いや、実際はそうではない。脳の中の分裂しないニューロンも確実に老化している。それはどうしてわかるのだろう。

実は、テロメアとは別の老化マーカーがある。「テロメア短縮」は細胞の核の中でみられる現象だが、あと二つ普遍的に知られた老化マーカーがある。細胞質に油滴のようにたまる「リポフスチン（lipofuscin）」、それと糖分解酵素である「β-ガラクトシダーゼ（β

-galactosidase：β-Gal)」だ。β-Galはラクトースという基本ユニットの六炭糖が二つ連結した糖分（これを二単糖という）をグルコースとガラクトースに加水分解する酵素である。これはなぜか，細胞や組織の老化とともに細胞質内で増えていくので，老化関連β-ガラクトシダーゼ（senescence-associated β-galactosidase：SA-β-Gal）とよばれる。先の正常二倍体細胞の老化でも肝細胞の老化でも増える。脳内のニューロンでも老化とともにこのSA-β-Galもリポフスチンも増えつづけることがわかっている。だから，ニューロンはテロメア短縮なしに老化している。

❖ G_0 への停留

　ニューロンは分裂せずに老化する。すると，その老化には通常の分裂細胞の老化と比べて，何か特殊な状況があるだろうか？　この疑問に対する明快な答えはまだない。しかし，予想されることはいくつかある。

　細胞分裂する細胞でもしない細胞でも，通常の細胞は G_0 というステージにいる。ニューロンもそうである。分裂することなく，いわば安心して日常業務に励むことができるような状態，と考えてもいい。分裂性の細胞が分裂ステージに入るとき，それは G_0 から G_1 へ移行する。そして，S期，M期というDNAの複製や細胞の分裂の，「細胞周期（cell cycle）」をまわることになる（**図2.5**）。分裂する，増える，ということは生殖活動をするようにエネルギーも要するし，いつもしていることを一時的に休止せざるをえないことにもなる。

　ニューロンのようにいつ他のニューロンからの刺激や指令が入ってくるかわからない，いつも待機状態にあるような細胞にとっては，なかなかできることではない。それと，まだ基本原理やメカニズムはわかっていないが，ニューロンは脳内で記憶や情動，その他もろもろの情報処理活動に専念している。その回路の一部でも急に他の

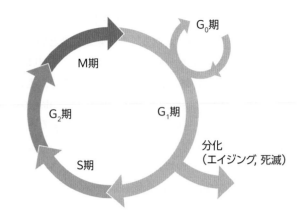

図2.5　細胞周期
分裂細胞は遺伝子の複製をするS期と細胞分裂をするM期を繰り返
す。途中，G_1期やG_2期を経るが，分裂をしない休止期にはG_0期へ
移行する。分裂をしない筋肉細胞や神経細胞（ニューロン）は常に
G_0期に停留し，サイクルからはずれた休止期にある。

ことをやりだしたら，統制がとれなくなるだろう。本当の理由はま
だわからないが，とにかく，脳内のすべてのニューロンはG_0のス
テージに留まり，そこから逸脱することはない。

　いま，「逸脱」といったが，G_0からいったん外へ出ると，細胞周
期が急にまわり出す。これに入ることで分裂へのスイッチが入る。
ここでは非分裂細胞のニューロンの話を主体にしているので，細胞
周期の進行のプロセスの詳細は省略するが，ただひとつ注意すべき
ことがある。分裂過程が動き出すと必ず「チェックポイント」とい
う細胞の内部状況をチェックする段階がある，ということだ。そこ
で「不健全」と判断されると，その細胞は分裂へ移らずに死滅する。
健康状態のいいものだけが，ある意味「選別」されて，その命が伝
わるように仕組まれているのだ。すなわち，分裂細胞はこの細胞周

期の中のチェックポイントによって，集団としては見かけ上「若返る」ことになる。健康不適格の規格外の細胞はつぶされ，その結果，健康優良細胞だけが残るシステムとなっているのだ。

❖ ニューロンには「定期検診」がない

　だから，分裂細胞は，分裂のたびに「健康診断」を受けている。ところが，ニューロンにはそのような「定期検診」がない。すると，どうなるか？　時間とともに，生存とともに，あまりよろしくない健康状態がそのまま維持される。別の言いかたをすると，細胞内の老廃物や危険物が，そのまま持ち越しになっている状況だ。

　また，老廃物や危険物ばかりでなく，通常の細胞の構造物，つまりニューロンを形づくっているタンパク質やさまざまな複合体，細胞小器官 (organelle)，新たなタンパク質を合成するリボソーム (ribosome) や，エネルギーを生み出すミトコンドリア (mitochondria)，分解装置であるリソソームなど，それらもろもろのものの「定期検診」がないのである。すると，どうしても機能性の低い装置が残ってしまうことにもなる。

❖ ニューロンの中での清掃システム

　生物進化は，ヒトの脳のような格段に高度化した複雑精緻な構造物をつくりあげたのに，ニューロンに何か特別なマジックを付与しなかったのだろうか？

　この章の冒頭で述べたように，脳の中のニューロンは人の一生につきあう。それと生死をともにする。ヒトの場合，寿命は長い。ニューロンは80年でも100年でも脳の中で生きる。やはり，何か特別なトリックがあるのではないか？　そうでなければ，他の分裂細胞のように手短かな生きかたしかできないものに比べて，平然と延々と長生きし，忠実に職務遂行する細胞は存在しえないだろう。その点

について，重要と思われるのが，細胞内での老廃物代謝だ。オートファジー（autophagy，細胞自食）とか，ユビキチン・プロテアソーム系（ubiquitin proteasome system：UPS）とか，リソソームのようなタンパク質分解系のはたらきである。総じて，細胞内のタンパク質を良質に維持しつづけるためのシステム，「タンパク質の品質管理（プロテオスタシス）」が高度に発達しているように思われるのである。これについてはまたあとで議論することにしよう（第5章）。

❖ ニューロンの寿命

　この章の冒頭に「ニューロンは人の一生とともに生きる」と述べた。では，ニューロンの寿命はその人の寿命と同じなのだろうか？現実的にはそのとおりで，人が死ねばその脳内のニューロンはすべて死後十数分以内に死んでしまう。

　そもそも，現在の人の死亡の定義は「脳死」にある。脳が死ねば，それは人間の死なのだ。では，脳死はどこの死なのだろう？　それは脳の根元のような「脳幹部」の下方，とくに「延髄」という部分に人間の生死を分ける中枢がある。呼吸中枢があり循環中枢がある。息をする，血が巡る，これがなくなれば生きていることはできない。脳幹はすべての肝であり，幹である。大きな樹木も幹なしには折れて倒れてしまう。

　「脳死」の判定には大きく六つの検査項目がある。簡単には，息をしていない，深い昏睡状態にある。たとえば顔を針で刺しても反応しない。瞳孔に光をあてても反応がない。そういう無反応状況なのだが，ニューロンの自発的な電気信号がない。つまり，脳波が平たんなままで何の電気的信号も観察されない。そういう状況が脳死状態だ。すでにニューロンは死んでいるのである。

　だから，脳内のニューロンの死は脳死，すなわちその人の死であ

る。

　しかし，脳内のすべてのニューロンが生死に関して同調している
わけではない。おそらくは脳幹部の呼吸，循環に関わる中枢の神経，
脳幹網様体のニューロンが機能しなくなると，当然，呼吸が止まり，
血液循環が止まる。すると，脳内の血液供給，酸素供給が滞って，
すぐに脳全体の死となる。逆にいえば，その脳幹部の中枢のニュー
ロンが死ななければ，大脳の他のニューロンはまだ生きつづけたか
もしれない。そちらのニューロンはまだ寿命がつきてはいなかった
のだ。ニューロンの生死は周囲の環境に依存する。すでに述べたよ
うに，グリア細胞がなければだめだし，血液からの酸素，栄養供給
がなければだめなのである。

　これに関して，ひとつ面白い実験結果がある。私たち研究者はよ
くネズミを使うが，ネズミにはマウスとラットがある。マウスは小
さくて体重は40 g程度，手のひらに簡単にのる。ラットはいわゆ
るドブネズミの大きさで，300 gほど，両手で抱えるくらいだ。動
物の寿命は身体の大きさに関係しているので，同じネズミとはいっ
ても，マウスとラットでは寿命が異なる。マウスは2〜3年，ラッ
トは3〜4年だ。細かくいうとそれぞれの系統ごとにさらに寿命は
違う。C57BLという黒いマウスは3年生きるが，AKRという白い
マウスは1年ほどで，白血病で死ぬ。

　では，短命のマウスのニューロンを長命のラットの脳に移植して
みたらどうなるだろう？　マウスのニューロンはラットの脳内でも
早く死んでしまうだろうか？　そんなことを考えて，イタリアのパ
ヴィア大学のマグラッシらは，マウスの小脳のニューロン前駆細胞
をウィスター系のラットの小脳に移植して追跡調査した。すると
36カ月，すなわち3年を過ぎても，マウスのニューロンはラットの
脳内で生きつづけた (Magrassi L et al. 2013. 巻末の参考文献を参
照)。したがって，ニューロンの寿命はそれ自身で決まるのではなく，

環境の影響を多分に受ける。そう理解される。

　実験結果としてみると安心もするものだが，考えてみればあたりまえでもある。先に脳死のことを考えてみたが，脳幹は脳死に至っても，その時点で大脳皮質全体のニューロンはまだ生きつづける可能性をもった状態にあったはずだ。だから，ニューロンの生死や寿命を考えるには内因と外因を区別して考える必要がある。ニューロンの一生を支える要因としてはグリア細胞をはじめとしてさまざまなものがある。だが，その中でもこれまでの神経科学の研究で非常に鮮烈な印象を放った神経を支える要素，神経成長因子と神経栄養因子について，つぎにみてみよう。細胞レベルのミクロよりもさらに小さく，これからは分子である。

コラム2　細胞老化・個体老化と寿命遺伝子

　生命現象を語る上で「細胞周期」の考え方はとても重要である。細胞の静止期（活動期）と分裂期，その間にギャップ期（G期）があるが，それが「チェックポイント」として細胞の異常チェックに欠かせない。神経細胞や筋肉細胞のように，最終分化を遂げた特殊な形態をした細胞は，いわば定常期と見てとれる「G_0」に停留し，発生初期のように分裂ステージに回ることはない。ところが，皮膚や他の分裂系の臓器細胞は，生きている間に何度も細胞分裂を繰り返して，その間に「細胞老化」が進む。DNAの構造や遺伝子発現，タンパク質への翻訳の原理など，いわゆる「セントラルドグマ」が明らかになってきた1960年代，サンフランシスコのカリフォルニア大学（UCSF）にいたレナード・ヘイフリックの発見による「細胞レベルでの老化現象」の発見なのだが，このいわゆる「細胞老化」が「フェーズ3」，「ヘイフリック限界」として知られるようになった。なぜそのようなことが起こるのか？　1980年代になって，その背景に細胞核内の染色体末端での「テロメア短縮」や，癌細胞でそれを延長させる酵素「テロメラーゼ」の存在などが明らかになってきた。細胞老化の進行度とテロメア長の逆相関が明らかになったのは1990年代だった。細胞老化研究にはUCSFからウィスター研究所（Wistar Institute）へ移籍したヘイフリックが樹立したWI-38細胞株以外に，欧米ではMRC-5，IMR-90，日本では当時の東京都老人総合研究所（現在の東京都健康長寿医療センター研究所）のTIG-1などが使われた。老化研究者とともに，これらの細胞も老化研究の重要な立役者だった。1980年代から90年代にかけては，この細胞老化研究の動きとは全く別の，線虫やショウジョウバエ，酵母など，世代時間の短いモデル生物が「寿命」研究に使われた。遺伝子変異によって大きく寿命が変わる。そんな「変異株」の遺伝子を探ることで寿命制御遺伝子が見つかってゆく。細胞老化研究はどちらかというと細胞の癌化の制御につながるのだが，モデル生物

の寿命制御の研究が「個体老化」の制御へと新たな道を切り開いた。これらの研究から明らかになってきた「細胞老化」と「個体老化」の制御遺伝子を眺めてみると，意外というか残念というか，細胞老化と個体老化に共通のマスター遺伝子は今のところみえてこない。同じ「老化」とはいえ，全く別物をみているのか？　今後の研究にも期待しよう。

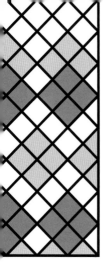

3

成長因子と栄養因子
ニューロトロフィンの女神たち

❖ 大晦日の訃報から

　ある年の正月明けの週末，米国から届いた科学雑誌をパラパラと
めくっていて，ふと目に留まった記事があった。「ノーベル賞受賞
者リタ・レヴィ・モンタルチーニ，103歳で死す」。年の瀬の30日
のできごと，それが大晦日のニュースになっていた (**図3.1**)。小さ
な横文字を追いながら，「巨星落つ」の報に重い感傷がよぎって
いった。

　リ タ・レ ヴィ・モ ン タ ル チ ー ニ (Rita Levi-Montalcini,
1909.4.22 ~ 2012.12.30)，それは偉大なる科学者だった。神経
発生学や脳の老化の研究をしている人であれば，知らない人はいな
い。神経成長因子 (nerve growth factor：NGF) の発見者である。
その研究は米国のセントルイスの大学でなされた，ということに
なっているが，実はそれまでの道のりが複雑で長い。

　まだ第二次世界大戦が勃発する前，1930年代に彼女はイタリア
のトリノ大学の医学部に入学した。驚くべきことだが，入学した同
じクラスにサルバドール・ルリア (Salvador Edward Luria,

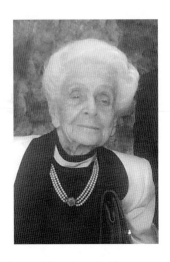

図3.1　ミセスNGF：リタ・レヴィ・モンタルチーニ
Wikimedia Commonsより。Jollyroger / CC-BY-SA-3.0。

1912 ～ 1991）とレナート・ダルベッコ（Renato Dulbecco, 1914 ～ 2012）がいたという。いずれも分子遺伝学，分子生物学の分野の巨匠で，のちにノーベル賞をとることになる俊才たちだった。リタは臨床医学よりも解剖学に感化されて，その大学で高名だったジュゼッペ・レヴィ（Giuseppe Levi, 1872 ～ 1965）教授に師事した。当時はまだ手さぐりでもあった組織培養，細胞培養を手がけた。

　ムッソリーニ指揮下のイタリアでは，すべての医学部卒業生は臨床に進むよう誓約書にサインを強要される時代になりつつあった。負傷兵の治療と看護が最重要の任務となっていたのである。そんな中で，リタはレヴィ教授とともにベルギーのブリュッセルの神経科学研究所へ移ることを決めた。研究を続けるには国外へ脱出するしかなかったのだろう。ドイツと英仏の戦争が勃発する直前だった。

しかしながら，そのブリュッセルにも戦争の影響が出るようになって，彼女は再びイタリアへ戻る。米国へ逃れるか，悩みはしたが，彼女は家族と一緒にイタリアに残る道を選んだ。

　自宅に小さな研究室をつくった。ミクロトーム（組織切片を切る道具）と顕微鏡と培養器，それがすべてだった。ニワトリの受精卵を使って，トリ胚での神経発生の研究をした。戦火の中でつましくも研究を続けて，1942年，1943年，1944年と論文を書いて出した。リタの自宅のこの小さな研究室はレヴィ教授の仲間たちの落ち合う場所になっていたという。過酷な状況下にあって，リタはここにささやかな科学の自由を死守していた。1942年にはトリノも戦火に崩れ，この場所を追われた。リタは家族とともにフィレンツェ郊外に逃れた。その後1943年にはナチスが侵攻して，ムッソリーニ指揮下のイタリアは1943年にドイツと同盟を結ぶ。レヴィの名前からわかるように，ユダヤ人だったリタとその家族は避難民となって隠れていた。苦難の中で，連合軍優勢となって，1945年の春に終戦となった。

　そんな過酷な戦争の中で，リタが書いた論文のひとつが，米国の研究者の目にとまった。1946年，彼女は1通の手紙を受け取った。「1年間だけ，こちらに来て研究をしてみないか？」セントルイスのワシントン大学にいたヴィクター・ハンブルガー（Viktor Hamburger, 1900 〜 2001）教授からの誘いだった。翌1947年にリタは米国へ旅立った。1年間の約束で渡った米国だったが，そのまま26年間そこに滞在し研究を続けることになるとは思ってもいなかった。

　1974年にリタはイタリアに戻った。ローマの細胞生物学研究所に職を得たのだ。しかしその後も，ハンブルガー教授との遠距離での共同研究が続いた。これが，神経生物学史上，もっとも興奮する発見の日々となった。ニューロン，神経細胞をもっとも神経らしく

する因子，NGF(nerve growth factor)を発見したのである。その研究で彼女は1986年にノーベル賞を受賞している。上皮性細胞の増殖因子EGF (epidermal growth factor) を発見したスタンリー・コーエン (Stanley Cohen, 1922 ～ 2020) との同時受賞となった。

❖ リタ，ミセスNGF

　リタ・レヴィ・モンタルチーニ，彼女は「ミセスNGF」である。彼女の人生そのものが，NGFの発見のためにあった。そして，その後の人生も常にNGFの加護が彼女を支えた。100歳を超えた人々を私たちは百寿者，センテナリアンとよぶが，彼女はノーベル賞受賞者での最高齢である。103歳の科学者人生。100歳を過ぎても数々の学会の重要な場面で登壇し，イタリアの科学界に長く君臨した。しかも，高齢となっても凛とした佇まいであった。彼女の脳内はさぞかしたくさんのNGFで満たされていたのだろう。これは非科学的な思いだが，そう思わずにはいられない。

　老化脳を考える上でNGFは大きなカギになる。リタ・レヴィ・モンタルチーニがNGFを発見した当初，これは神経分化を主導する主要な因子であると考えられていた。まだ老化脳での役割など誰も想定できない，そんな状況だった。NGFの「類縁分子」も何もわかっていなかった。NGFの作用を受け止める「受容体」の実態も，完全に闇の中だった。ただ，ノーベル賞が決まった1986年の秋には，NGFを受容するタンパク質「p75」がみつかっていた。このp75という膜タンパク質はNGFへの親和性 (結合性) の低いもので，のちに全く別の受容体がみつかることになる。しかし，この1986年の時点でこの低親和性の受容体 (高結合性の「Trk」受容体) がとらえられたことが，リタのNGFを生物学的に意味のある神経分化誘導因子として決定づけることになった。それは間違いない。ノーベル賞の選考委員会のメンバーも，このp75の発見でNGFの生物学的

意義に確信をもったのだろう。

❖ NGFマジック

　NGFはマジック因子である。その実体は118個のアミノ酸が1列につながったタンパク質なのだが，細胞の塊にこの因子をふりかけると，丸っこかった細胞の塊から，太陽のコロナの光のような無数の糸が四方八方に広がる。これは「ハレー現象」とよばれる（図3.2）。細胞がニューロン化して，たくさんの突起が伸びてくるのだ。

　すでにみてきたように，ニューロンは身体中の細胞の中でもっとも特殊な形態をとる細胞である（第2章）。非常にたくさんの，また長い突起をもつ。その突起は実は均一ではなく，少なくとも2種類の機能的に異なる突起を含む。「樹状突起（dendrite）」と「軸索（axon）」である。このような突起の獲得ではなくても，とにかく1個の丸い細胞が上下あるいは左右で性質の異なる二極性の分化を遂げることを「極性」をもつようになるというが，それが神経分化のごく初期に起こる。はじめは，ほとんど区別のつかないニューライト（neurite）とよばれる突起が何本か出てくるのだが，それがしだいに性質の異なる軸索と樹状突起に分化する。樹状突起が情報の受け皿，軸索が情報の出力ユニットとなる。二つの突起は全く異なるはたらきをするのだ。

　さらに，ニューロンは形が特殊というだけではなく，ドーパミンなりアセチルコリンなり何かひとつの「神経伝達物質」を利用するようになる。そして，周囲からの刺激に応じて，その物質を外へ放出する。これが神経の活性化，ニューロンの「発火現象」ともいう。まさに興奮して真っ赤になるような状況で，軸索の先端から神経伝達物質を放り出すのである。形の変化だけでなく，こういう機能的な変化をふまえて，未熟な細胞がしっかりとしたニューロンへと生まれ変わっていく。その大元の火付け役がNGFなのである。

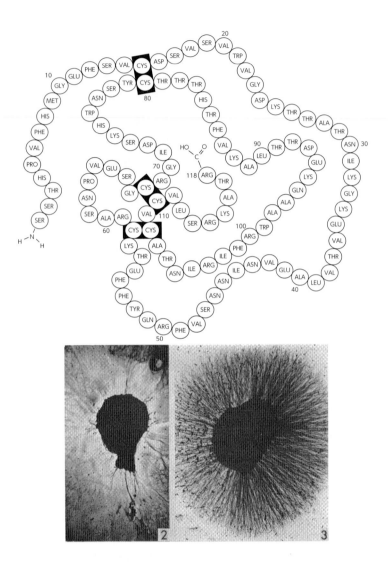

　未分化のずんぐりとした細胞の塊に，このNGFをふりかけるとニューロンになる。NGFはニューロンをもっともニューロンらしく一瞬にして変化させてしまうマジック因子だ。リタがみつけたマジック。それは，たった一つのタンパク質が生み出す，細胞の分化スイッチ。神経を神経たらしめる分化スイッチだったのである。

❖ クロマフィン細胞にみる可塑性応答の不思議

　NGFが引き起こす，この劇的な神経分化のスイッチング現象は，発生途上の神経系ではっきりとみることができる。その場所は「副腎髄質」というちょっと奇妙な場所だ（**図3.3**）。腎臓の上にある小さな組織，それが副腎なのだが，そこはステロイドホルモンを生み出す場所である。ホルモン産生の場だから，神経系ではなく，むしろ内分泌系である。実際には，このホルモン産生の場は副腎の「皮質」，外側の部分だ。今いう「髄質」はその内部，副腎の種のような部分である。それがNGFの作用を受ける。NGF応答性なのである。その細胞をクロム親和性細胞，クロマフィン細胞という。クロム酸という化学物質で染め出すことができる。クロム酸への親和性の高

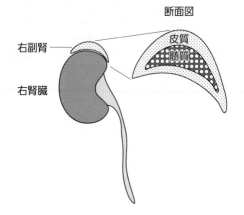

図3.3　副腎
腎臓の上にある小さな組織で，外側がステロイドホルモンを産生
する「皮質」，内側が神経系と関係が深い「髄質」。ここにクロム親
和性細胞がある。発生期に背中側の神経冠から移動してきて副腎
の内部におちつく細胞群である。

い細胞という意味だ。

　副腎髄質のこのクロマフィン細胞（adrenal medullary
chromaffin cell：AMC）は，実は交感神経系のニューロンと発生
学的に近く（**図3.4**），兄弟姉妹の関係にある。「細胞系譜（cell
lineage）」が同じだ，という。人間社会でいう「血筋が同じ」，要は
「親戚」なのである。

　首の骨の両側に小さな神経核が1対ある。それは解剖学の用語で
上頸神経節（superior cervical ganglion：SCG）という。そこに
あるニューロンと，この副腎髄質のクロマフィン細胞が兄弟分，親
戚関係にある。だから，クロマフィン細胞はそれ自身の中にニュー
ロンの「素地」が眠っている状態にある。

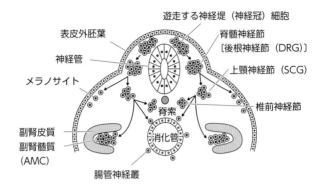

図3.4　神経冠からの細胞分化
胚発生の過程で将来脊髄になる「神経管」と背中側の皮膚とのあいだにできる「神経冠」から腹側に移動していきながら，交感神経系の細胞や副腎髄質の細胞に変化していく。寺島俊雄著．カラー図解神経解剖学講義ノート．京都：金芳堂，2011より一部改変。

　生体内では副腎髄質の細胞はただ小さな丸っこい細胞なのだが，それを取り出してシャーレに播いて培養してみる。その細胞を生かしておくにはグルココルチコイド（glucocorticoid：GC）というステロイド性のホルモンが必要だ。実はそのホルモンは生体内では副腎「髄質」が接している副腎「皮質」から大量に供給される。GCはこの細胞の生活圏として必須因子なのである。そうしておけばいつまでも丸っこい小さな細胞の性質を維持できる。

　しかし，シャーレの培養液からGCを取り除いて，NGFをふりかけると，驚くべきことにその丸っこい細胞は数日であたかもニューロンのような立派な突起を伸ばす。そして，いずれノルアドレナリンという神経伝達物質を産生し，神経応答もするようになる。内分泌性の細胞がNGFの作用でニューロンに「変身」する。また逆に，NGFを取り除いてGCをふりかければ，また元の丸い細胞に戻る。

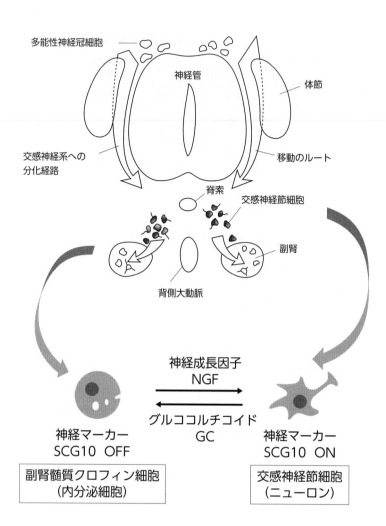

多能性神経冠細胞

神経管

体節

交感神経系への
分化経路

移動のルート

脊索

交感神経節細胞

副腎

背側大動脈

神経成長因子
NGF

グルココルチコイド
GC

神経マーカー
SCG10 OFF

神経マーカー
SCG10 ON

副腎髄質クロフィン細胞
（内分泌細胞）

交感神経節細胞
（ニューロン）

（前ページ）図3.5　神経冠前駆細胞からの交感神経節細胞と副腎髄質クロマフィン細胞の分化制御：NGFが分化スイッチとなり神経細胞マーカーとなる*SCG10*遺伝子を誘導する

PC12細胞，あるいは副腎髄質の（丸い内分泌性の）細胞（右）にNGFをかけると，細胞は突起を伸ばしてあたかもニューロンのようになる（左）。このとき，*SCG10*という遺伝子の発現がオンになり，この*SCG10*は神経分化の非常にいいマーカーになった。この分化誘導はグルココルチコイド（GC）というステロイドホルモンがあると起こらない。*SCG10*の遺伝子発現はNGFで加速され，GCで抑制されるのである。

見かけ上，この2種類の形を自由に行き来できる。

　このような両方向性の分化現象を「見かけ上の可塑性変化（phenotypic plasticity）」とよび，「クロム親和性細胞の可塑性（chromaffin cell plasticity）」という（図3.5）。このクロム親和性細胞，クロマフィン細胞をつかってNGFの作用のしくみの研究が進んだが，その背景には「PC12」というモデル細胞が出現したことが大きい。これは米国のハーバード大学にいたロイド・グリーン（Lloyd A. Greene, 1947 ～）がラットのクロム親和性細胞から1976年に樹立したモデル細胞である。世界中の多くの研究者が，今でもこのPC12細胞で実験をしているが，1980年代はその研究の全盛期だった。NGF応答性の研究，その多くはこのPC12細胞を用いて行われた。

❖ 神経冠というパラダイス

　このPC12細胞やクロマフィン細胞の大元の由来は末梢神経系の発生原基である「神経冠」である。英語でneural crest，「ニューラル・クレスト」という。たとえば，ネズミでもニワトリでも胎仔の背骨と背中の皮膚のあいだにできる細胞群で，脳脊髄などの中枢神

経系のもとになる神経管のちょうど背中側に並んだ細胞集団だ（図3.4参照）。胎仔を輪切りにして観察すると、ちょうど背中側のてっぺんにくる、というニュアンスで神経の「冠」(crest)、すなわち頂点とよばれている。日本語では、一般には神経冠だが、小川の堤(つつみ)のように川のくぼみの両側に2列に並んでいるので神経堤(しんけいてい)とも訳されている。神経冠とすると、中枢神経系の原基である神経管(しんけいかん)と発音上は区別できなくなってしまうので、多少混乱を招くからかとも思われる。しかし、ここでは神経冠とよぶことにする。

神経冠は、ニワトリのとさかのように体軸の背中側のてっぺんにできる、末梢神経系の神経原基である。この未分化な細胞集団からすべての末梢神経系の要素、いろいろなタイプのニューロンとそれを支えるグリア細胞、末梢ではそれはシュワン細胞とよばれるのだが、そのすべてがここから派生する。さらに、体表のメラニンを含む色素細胞（メラノサイト）も同じ由来だ。

神経系としては、この神経冠から、自律神経系の二つの大きな要素、交感神経系と副交感神経系の細胞群が分化してくる。さらに脊髄神経の中に入り込む体性知覚に関係する神経群、これを「後根神経節 (dorsal root ganglion：DRG)」のニューロンというが、それもこの神経冠からできてくる。とにかく、脊髄の外側にある体性知覚の神経節 (DRG) と交感および副交感の自律神経節のニューロン (ANS) はすべて神経冠からできてくる（図3.4参照）。

これらの神経節に加えて、先に述べた副腎髄質のクロマフィン細胞 (AMC) もまたここの由来である。そして、そのクロマフィン細胞は、これらの中で頸椎近くにある上頸神経節 (SCG) のニューロンともっとも類縁関係にある。SCGは交感神経系のニューロンである。

まとめると、「SCGのニューロン」（神経細胞）と「AMCの内分泌細胞」（クロマフィン細胞）は親戚関係にあって、AMCにNGFを作

用させるとあたかもSCGのように分化していく，ということになる。NGFはAMCをSCGに変えてしまうマジック因子だ。今では，その背後にあるメカニズムもだいぶわかってきたのだが，リタがNGFをみつけた当時はもちろん，1986年の暮れのノーベル賞を受賞したころには，まだそのしくみは全く闇の中だった。

❖ リタのノーベル賞の裏で：1986年12月24日　クリスマスイブ

　欧米でのクリスマスは日本の正月のようなものである。クリスマスイブは大晦日に相当する。だから，そのような晩に仕事をする人はほとんどいない。大学の研究室もほぼすべて真っ暗になる。キャンパスはひっそりとしている。学生はもちろん，職員もまともな人間であれば家族のもとへ帰り，あるいは恋人と静かな時を過ごす。

　リタ・レヴィ・モンタルチーニがノーベル賞を受賞した1986年の12月，クリスマスイブの晩，そのような常識的なラインからすれば逸脱した妙な時間の中に私はあった。ロサンゼルス北部の山裾の町パサデナの大学の研究室にひとりいた。居残りを指示されたわけではない。その年の秋に遺伝子進化の研究から神経生物学へと身を転じて数カ月，私は自分の新しい研究テーマに没頭していた。

　NGFの作用点をみつける。あるいは神経冠から派生した細胞がニューロンになるか，副腎髄質のクロマフィン細胞になるか，それを，決定づける要素をみつける。その夜，私は世界中でたったひとり，それに一番近い位置にいる，そんな予感がしていた。NGFがどうして丸い細胞を，突起を伸ばしたニューロンに変えてしまうのか？　それを探る術がいま手中にある。そんな興奮のただなかにいた。実験室を離れることはできなかった。

　実験台の上にはいくつもの試験管（チューブ）と培養皿（シャーレ）があった。シャーレの中に散らばったバクテリアのスポット，

私たちはバクテリアの「集落」という意味で「コロニー」とよんでいたが，たくさんのコロニーのDNAを解析していて，NGF応答性を含んだ断片がここにある。それを手にしたかもしれない。そう思える結果がみえていた。クリスマスイブの晩，10時半か11時ごろだった。

「デービッド，取れたかもしれない。今度はちゃんと入っている」

私は興奮して研究室の壁に備え付けられていた電話口でそう叫んだ。まだ「ケータイ」も「スマホ」もない時代だった。大学から数ブロック離れたところにあるアパートに，当時の私のボスだったデービッド・アンダーソン（David J. Anderson, 1956～）は住んでいた。ほんの10分か15分ほどして，デービッドが研究室に駆け込んできた。パーティーの途中で抜け出してきた赤い顔が余計赤くなっていった。

　分子生物系の実験室ではどこにでもあるゲル。ぷにょぷにょの半透明のアガロースのゲルが透明のアクリル板の上にのっている。そこに紫外線をあてると，あたかもあぶりだしのように，DNAが見えてくる。そのDNAの断片の大きさから，私たちには何が起こっているかがわかった。NGF応答性の遺伝子，その応答性のカギになるものが，目の前のゲルにある。自分よりも若い，ハーバード出の秀才の顔が緩むのをみて，私は安堵した。クリスマスのあとは，また忙しくなる。

　リタ・レヴィ・モンタルチーニのノーベル賞の陰で，私たちにはNGF研究の次の大きなステージの目玉がもうそこにみえていた。神経科学の分野ではまだ駆け出しの武者修行，一介のポスドクだった私にとって，それは静かな，しかし興奮したクリスマスイブの時間となった。

❖ NGFからSCG10へ：神経を神経らしくする要素

　このクリスマスイブの奮闘劇の主役は何かというと，それは
NGF応答性を調べるツールだった。リタのみつけたNGF，それが
細胞をニューロン化する。先のクロマフィン細胞の例でいえば，
NGFをかけたときに何かしらニューロン化に必要なもの，たぶん
何かの遺伝子，何かのタンパク質を「誘導」する。その誘導のメカ
ニズムを知るためには，NGFによって誘導されるターゲットをみ
きわめる必要がある。

　私たちは，その候補をいくつかもっていたが，「SCG10」という
遺伝子クローンが非常に鮮明な応答を示した（図3.6）。どういうこ
とかというと，先のクロマフィン細胞の可塑性応答，すなわち，
NGFをふりかけるとニューロンになって，GCをかけるとクロマ
フィン細胞になる。同じようにPC12というモデル細胞を使っても，
それがより簡単に実験できる。PC12にNGFをかけると何かがオン
になり，NGFを取り除いてGCをかけるとそれがオフになる。私た
ちが選別していたいくつかの候補の中で，この「SCG10」とよんだ
遺伝子が，NGFでオン，GCでオフになった。だから，SCG10は
ニューロンになるときの非常にいいマーカーになったのである。
NGFが細胞をニューロン化する，そのときには，必ずSCG10の遺
伝子が活動を始める。逆に，NGFを除けば，SCG10の活動はしぼ
んでしまう。

　ラットの胎仔の中でSCG10の発現を調べてみると，ものの見事
に神経冠の細胞でしっかりと発現していた（図3.6）。SCG10は，
神経発生期に移動していく「神経冠細胞」の非常にいいマーカーに
なることがわかった。しかも，副腎髄質のクロマフィン細胞では
SCG10はあたかも眠ったように発現がほとんどなくなる。実は完
全になくなるわけではない。眠っている。だから，またNGFの刺
激があればオンになる。起きてくる。これがあるからこそ，

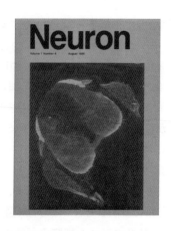

図3.6　SCG10は神経冠のマーカーになる
1988年の神経研究の専門誌Neuronの表紙をかざったSCG10の
写真。これはラットの胎仔の頸部を輪切りにした組織切片を
SCG10の抗体で染めたもの。SCG10が強く発現しているところ
が白くなる。中央のふっくらとした「神経管」の上部に八の字に広
がる「神経冠」での発現が非常に高いことがわかる。大きな神経管
の下のほうでもSCG10が発現しているが，そこは脊髄の運動神経
となる領域。SCG10は幼若期の末梢神経での発現がとくに強いが，
中枢神経系でも発現する「神経マーカー」，ニューロンのマーカー
となる。Neuron誌 1988年Volume 1, Issue 5の表紙。

SCG10はクロマフィン細胞可塑性の格好のマーカーになった。

　あのクリスマスイブの晩，私たちが手にしたのは，このSCG10
という遺伝子のNGFで反応する，応答する領域を含んだバクテリ
アだった。その領域がつかまれば，NGFがどうして神経誘導を起
こすのか，そのしくみに切り込んでいけると思っていた。

❖ 神経発達のNGF，神経保護のBDNF

　ところが，そうこうするうちに，多少周辺状況が変わってきた。

NGFは確かに発達過程でクロマフィン細胞のような丸い細胞をニューロン化させるのに重要な因子なのだが，大人の脳内には，マイネルトの基底核というごく一部の領域を除いてNGF応答性のニューロンはほとんどないことがしだいにわかってきた。しかし，NGFの代わりに，NGFと非常によく似たアミノ酸配列をもつBDNF（brain-derived neurotrophic factor，脳由来の神経栄養因子）が圧倒的にたくさん脳内にあることがわかってきたのである。

　大人の，つまりマウスの場合は成体の脳では「神経成長因子（NGF）」よりも「神経栄養因子（BDNF）」が重要だ。これがたぶんニューロンの発達ではなく，ニューロンの機能性を保障している，あるいはニューロンの保護をしている，そういう可能性が出てきた。そして，その予想が的中する結果がつぎつぎと現れてきた。

　神経発達の研究をするにはNGFをみればいいが，成体での神経機能や老化脳での神経保護を調べるにはNGFではなくむしろBDNFだ，という状況になって，多くの研究者が研究対象をBDNFへシフトしていった。

　しかし，私たちが手にしていたNGF応答性の*SCG10*遺伝子は，このBDNFに対しても応答する。だから，SCG10の役割は成体脳でもきっとあるだろう，と推察した。*SCG10*遺伝子の制御領域，とくに「プロモーター」とよばれる遺伝子発現のオンオフ制御や誘導性を付与するような制御エレメントをいろいろ含んでいる領域，それが先のクリスマスイブの晩，みつけたものだった。だから，NGFからすればやっかいにも思われた大きな兄貴分のBDNFが周囲の研究業界を荒らしはじめたとしても，私たちはじっくりと，*SCG10*遺伝子のプロモーター領域にある制御系を調べていけば，きっと重要なものをつかめると確信していた。

❖ ニューロトロフィンという女神たち

　今，脳内での神経の成長因子と栄養因子にNGFとBDNFがあると説明したが，実際にはさらにその後の研究で，第3，第4の兄弟分が出てきた。NT-3，NT-4/5だ。しかし，結局は成体脳内にはBDNFが圧倒的に多く，成体脳，老化脳では今でも基本的にBDNFの重要性は揺るぎない。だからBDNFがやはり老化脳の一番の保護者で，いってみれば女神なのである。

　この女神が機能するのは受容体があるからなのだが，その実体もはっきりしている。NGFにはTrkA，BDNFとNT-4/5にはTrkB，そしてNT-3にはTrkCだ。これらはいずれも高親和性の受容体で，最初にみつかったp75に比べると反応の特異性が非常に高い。いわば，「本物」の受容体と考えていい。

　とにかく，老化脳のニューロンを守る主役はBDNF。それが成体脳，老化脳での「ニューロトロフィン」の主役である。いま，ニューロトロフィンといったが，これはNGF，BDNF，NT-3，NT4/5などの関連分子を総称する言葉である。日本語では「神経の栄養因子」。神経に栄養を与え，守り，保護するタンパク質である。

　ニューロトロフィンによる神経の活性化のメカニズムに関しては多くの研究があるが，低親和性の共通受容体（p75）と高親和性の選択性の高い受容体（TrkA，TrkB，TrkC）の存在の発見と，その後のシグナル伝達経路の特定は非常に重要である。中でもBDNF-TrkBのシステムは，種々の中枢神経の生存や形態，活動性に影響を及ぼし，また，海馬ニューロンの応答性やストレスからの回復や生存にも促進的に作用することから，脳の老化に関してもたいへん重要視されている。

　老化脳での発現が強いので，老化制御の観点からも，BDNFの研究が進んでいる。たとえば，運動をしたり，あるいは環境が変わって脳が刺激されると，脳内での栄養因子BDNFの放出が高まり，そ

の結果，神経伝達物質の放出やシナプスの活動性も高まる。それが，脳の健康を促進することにつながる。

❖ 女神の兵隊たち

　先に述べたリタ・レヴィ・モンタルチーニの壮大な人生とは比べようもないのだが，私の科学者人生は，このリタのNGFやBDNFに多分に突き動かされてきた。自分なりには，それなりに面白い，意味のある研究をしてきたと思うのだが，はっきりいって，みなNGFやBDNFの奴隷，あるいは兵隊たち，下流ではたらく部下のようなものについて研究してきた。

　SCG10，N-Shc，NRSFなどだ。分子生物学の常で，訳のわからない名前があまりに多いと思うかもしれない。しかし，それぞれの名前にはその由来にまつわるしっかりとした意味が含まれている。とにかく，これら3分子はNGFの刺激のあと，ニューロン内ではたらく「下流」の分子である。「SCG10」はNGFの刺激下で，ニューロンの突起を伸ばす。ニューロンのニューロンらしい形をつくる。「N-Shc」はNGFやBDNFの刺激に応じて，ニューロンが機能的に反応する，その一番最初に動き出すシグナル伝達分子である。活性化されたニューロンの中で情報を媒介する。ニューロンをしっかりとはたらく，活性化するように仕向ける。神経特異的な細胞内の情報伝達の要である。そして，「NRSF」，これはNGF誘導性の神経特異的な遺伝子が神経だけで発現するようにしっかりと制御する非常に重要な遺伝子発現の制御因子，より正確な言葉でいえば転写制御因子，転写抑制因子である。

　最初のうちは，これらがいったい何をしている分子なのかわからなかった。10年，20年と研究する中で，しだいにそれぞれにユニークな特性と重要性があることがわかってきた。研究には時間がかかる。だが，わかってくればその見返りも大きい。結果が結果をよん

で，さらに先への発展につながる。

　あのクリスマスイブからほぼ40年，それぞれの分子の存在意義も，またNGFやBDNFとのからみも，さらに相互の関連性もずいぶんとわかってきた。

　「SCG10」は神経特異的な分子で微小管を壊す因子だとわかった（第8章参照）。SCG10は神経の骨組みをつくる微小管を壊してしまうのに，なぜか神経が突起を伸ばすときにたくさん必要とされる。その矛盾点の説明もできるようになった。

　「N-Shc」は神経特異的な分子で，神経の活性化の局面でさまざまに動くシグナル分子である（第6章，第7章参照）。神経保護にもはたらく。とくに脳内ではBDNFの下流ではたらく忠実な部下である。脳の海馬での記憶学習という機能性に関与する。だからアルツハイマー病で問題となる「認知能」にも関係する。

　最後に，「NRSF」は神経特異的な遺伝子で，マウスでもヒトでも1,000種類くらいの大量の神経特異的な遺伝子を「統括的」に制御することがわかった（第10章参照）。神経発生でも重要だが，最近は老化脳でもたいへん重要なはたらきをしていることがわかってきている。統括的な制御というのは，非常に重要だ。オーケストラの指揮者のようなもので，時に「マスター因子」ともいわれる。

　したがって，この三つの分子は神経の細胞骨格系，膜直下のシグナル伝達系，そして細胞核内の転写制御系でそれぞれ違ったはたらきをする。しかし，いずれも「神経特異性」という特徴があり，NGFやBDNFの下ではたらく兵隊たちだ。その兵隊たちが，それぞれ重要な任務を担っている。NRSFなどはマスター，あるいはマイスターだが，将校か元帥といってもいいくらい相当大きな存在ということもわかってきた。

❖ 神経特異性へのささやき

　この将校か元帥にも相当するNRSF，それは先のクリスマスイブの奮闘の中で芽生えていた。あの晩からしばらくの間，私はNGFのターゲットと目されたSCG10という遺伝子の制御領域，すなわちNGFによって発現を誘導される，つまり「NGF誘導性」を保証する制御領域があると見込んでいろいろな実験をした。しかし，なかなかそれがみえない。つかめなかった。

　そんな中で，そのとき手にしていたSCG10の遺伝子の発現の制御領域の中に，どうもニューロンで発現を抑えてしまう何かがある，そんな感触があることに気づいた。SCG10の遺伝子の発現をコントロールする領域，それを分子生物学では「プロモーター」とよぶのだが，その先のほうに，どうもニューロン以外の細胞では発現を抑えてしまうのに，ニューロンあるいは神経様の細胞ではプロモーターと同じくらいの発現が残る，そんなことを指令する何かがあるように思われた。

　遺伝子発現の制御領域を探る方法は，癌遺伝子でも免疫系の遺伝子でも神経系の遺伝子でも，ほぼ同じ手法で調べるのだが，その当時一般には「細胞特異性」，つまり神経細胞で発現するかしないか，筋肉細胞で発現するかしないか，肝臓の細胞で発現するかしないか，それを決めるのはストレートにはたらくポジティブな因子と考えられていた。当時，まだ肝臓の細胞，つまりヘパトサイトの発現制御の詳細は不明だったが，筋肉系の細胞での発現制御の根幹はわかっていた。MyoD（マイオディー）という因子があれば筋肉での発現がオンになる。それはいわゆる細胞特異的な遺伝子発現制御のしくみの最先端を走っていた。

　ところが，私たちの神経特異的な遺伝子，SCG10の制御系は，何か違う。この遺伝子はニューロンで発現するはずなのに，しっかりとした長いプロモーターの状態では発現しなくなる。かえって，

制御領域を短くすると，ニューロンでも発現する。しかし，その短さでは他の細胞でも発現してしまう。細胞特異性が失われてしまうのである。

　遺伝子はよく「二重らせん」といわれる。それはジェームズ・ワトソン（James Dewey Watson，1928 ～）とフランシス・クリック（Francis Crick，1916 ～ 2004）が発見した構造からいわれる言葉である。通常は「二重らせん」なのだが，遺伝子を複製したり，遺伝子そのものを発現する，つまり何かの産物をそこから生み出すときには，実は，このらせんは，ほどけて「一本鎖」になる。その1本の糸の上を，RNAポリメラーゼという遺伝子発現をつかさどるタンパク質が，滑るように動いてRNAとして写し出す。DNAからRNAを写し出す。これを「転写」するという。DNAのコピーのようなものをRNAとしてたくさん生み出す。たとえば，新聞を印刷する輪転機のような状況を考えるといい。大元の鋳型がDNAで，紙に写し取られてできる何枚もの新聞がRNAだ。これが新聞と同じように「情報」をもって核の中から細胞質へ出ていって，今度はタンパク質をつくる大仕事をする。タンパク質こそが細胞の中で，実際に何らかの機能を発揮する重要な生体高分子物質となる（図3.7）。

　少し，話が横へ逸れたが，遺伝子発現をするときにはDNAは「一本鎖」になる，ということだ。その1本の糸，それには「上流」と「下流」がある。川の流れのようなものだ。多くの場合，「司令塔」は上流にある。そして下流には発現すべきタンパク質の遺伝子本体が鎮座している。その遺伝子本体のすぐ上には「プロモーター」とよばれる遺伝子発現の開始部位がある。通常，そのさらに上流域にいくつかの重要な「司令塔」が存在する。活性を上げるものは「エンハンサー」，活性を下げるものは「サイレンサー」だ。

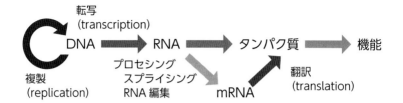

図3.7　セントラルドグマ

遺伝子DNAはそれによく似たコピーをRNAとして写し取る。とくにメッセンジャー RNA (mRNA) は情報の「鋳型」となって，細胞内で機能するタンパク質を生み出すもとになる。mRNAからタンパク質がつくられる段階を「翻訳」というが，それはDNA/RNAの核酸情報をアミノ酸から成るタンパク質という全く異次元の情報へ変換するからである。タンパク質こそが，細胞内でさまざまな機能性を発揮する分子となる。遺伝子DNAは複製をし，つまりコピーをつくることで，自分自身と全く同じものをつくり出す力がある。そのため，DNAは生命情報の設計図，ブループリントとなる。このような遺伝子からタンパク質への生命情報の流れのルールをセントラルドグマ（中心命題）という。これは脊椎動物だけでなく，地球上のすべての生物に共通する原理である。

❖ 神経選択的サイレンサー，NRSE

　私たちは，肝臓や筋肉などの非神経細胞で*SCG10*遺伝子の発現を抑える領域を絞り込んでいった。そして細かいことだが，その領域を*SCG10*ではない他のプロモーターにつけて，再度活性を確認した。また，その領域の位置を変えてみたり，向きを変えてみたりもした。そうして，プロモーターの種類に限定されず，どのような場所にあってもよく，また方向が逆になっていても「細胞特異性」を規定する転写制御エレメントとして，ここに「サイレンサー」があることを証明した。これが，世界で最初にみつかった「神経選択的サイレンサーエレメント（NRSE）」となった。

このサイレンサーエレメントはのちに非常に多くの神経特異的な遺伝子に存在することがつぎつぎに明らかになっていった。そして，今世紀に入ってヒトゲノムプロジェクトが終わりヒトの遺伝子の全貌がわかってくると，1,000を超える神経特異的な遺伝子がこのサイレンサーエレメントを使って「細胞特異性」「神経特異性」を発揮していることが鮮明にみえてきた。マウスのゲノム上でも同じだった。その意味で，これは「神経特異性」を統括する普遍的な制御系として認識されるようになった。

❖ サウンド・オブ・サイレンス

　ヒトに限らず，動物でも植物でも，すべての生物において遺伝子の発現制御が厳密になされることは，一生を全うするうえで非常に重要である。発生過程において脳神経系が形づくられる段階で，この神経選択的サイレンサー（NRSE）が機能することはもちろんだが，成体の脳においても微妙なはたらきがある。それはとくに神経の応答性，「可塑性」の中で発揮されることがある（**図3.8**）。非神経細胞で神経特異的な遺伝子の発現を抑える，サイレンスする。その任務が終わったずっとあとでも，成体脳の中で，時にサイレンサーがささやく。サウンド・オブ・サイレンスの世界のようにと，ふとそう思ったりもする。

❖ NGF誘導性へのつぶやき

　リタのNGFの発見，そしてノーベル賞の受賞。その年の暮れのささやかな実験からもう40年が経とうとしている。あのクリスマスイブの晩，私たちが夢みていたのは「NGF誘導性」だった。その制御のカギをみつけることだった。そのカギは未だみつかっていない。
　上に述べたサイレンサーは，いわば，その副産物だったのだが，

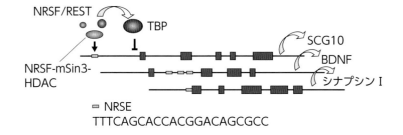

TTTCAGCACCACGGACAGCGCC

図3.8　神経選択的サイレンサー

さまざまな神経細胞で使われる遺伝子は神経選択的サイレンサー
NRSEのエレメントで制御される。NRSEの塩基配列を図下に示す。
NRSEに結合する因子NRSFが結合すると遺伝子はオフになり，離
れるととオンになる。いわば「陰性制御」で，リプレッサーのよう
に機能する。NRSEで制御される神経特異的遺伝子は，これ以外
にもナトリウムイオンチャネル，グルタミン酸受容体，アセチル
コリン合成酵素の遺伝子など，1,000種類におよぶことがわかっ
ている。第10章の図10.3参照。

　幸い非常に大きな副産物となった。神経細胞特異性，ニューロン特
異性を決める普遍的な「神経選択的サイレンサー」の発見の意義は
大きい。しかし，肝心の「NGF誘導性」のエレメントはどこにいっ
たのだろう？　それを付与する遺伝子制御のメカニズムは未だ闇の
中である。それがみつかれば，サウンド・オブ・サイレンスとは対
局の，さぞや大きな音楽が聴こえてきそうな気がする。たぶんそれ
はシンフォニー，交響曲未完成なのだろうか。

　NGFを発見し，ノーベル賞を手にし，103歳で人生を終えたイ
タリアの女史リタ・レヴィ・モンタルチーニ，彼女の自伝のタイト
ルには「美しき未完成（"In praise of imperfection"）」とある。そ
れは日本の昔と同じように，戦争の時代にあった男尊女卑の空気の
中で，新しい時代の女性として，生活と仕事の両立を求め，それも

両方に完璧を目指した彼女であればこそ，「人生の完成」と「仕事の完成」の理想の調和はならず，「未完成なる人生と未完成なる仕事」だったと述懐しながらも，しかし幸い「限りない喜び」があったという。それはあまりにも謙遜が過ぎるものだが，だからこそ，この上ない「美しい未完成」ということなのだろう。しかし，傍からみれば，あるいは庶民的科学者の立場から彼女の成したことを思えば，それは先鋭的でかつ優美な，美しい未完成交響曲のように思える。その一方で，40年前，彼女のみつけたNGFに応答する転写要素を追究しようとした私たちの研究は，全く別の意味で一部はまだ「未完成」のまま残されている。しかし，幸いたくさんの「副産物」を届けてくれた。N-Shc, NRSF, SCG10などの女神の兵隊たちだが，これからあとに続く各章で老化脳におけるそれらの機能性を含めてみていくことにしよう。

コラム3　ポスドク道場の仲間たち

　どのような職業分野でも駆け出しの時期の経験は貴重だ。医療系の研究現場は医師（MD）だけでなく理学部，薬学部，農学部など，広く理系分野の卒業生が多く活躍している。医療系の研究者への道，それは夢のある道のようにも思えるのだが，先の保証があるわけでなく，リスクが高い道でもある。研究者になること，それは決して簡単なことではない〔参照：生田哲著『サイエンティストになるには』（ペリカン社，1994）の第1章 第1節，世界に飛び出し科学の最先端に生きる，森望さん〕。大学院で学位をとると，日本では以前は理学博士や薬学博士といったが，いまは博士（理学），博士（農学）などという。だが，欧米では，それはみな「Ph.D.」，「Doctor of Philosophy」，「哲学博士」なのだ。哲学というと高尚な学問で，俗人の世界ではないようにも思うのだが，そもそも科学，あるいは科学的考え方というのは万能のもので，領域の境目はない。デカルトは科学者であり哲学者でもあった。アリストテレスだって同じだ。『若きウェルテルの悩み』などの文学でよく知られたゲーテ，彼は形態学，骨学にも寄与し，色彩論も著している。昔は文系も理系も，区別はなかった。そんな歴史上の大家とは比べようもないのだが，迷路のように細分化した現代の科学の中で，研究者の卵たちが今日も大勢奮闘している。ロサンゼルス郊外のパサデナにあるカリフォルニア工科大学（カルテック）で神経科学の研究を始めた頃，私は多くの同年代の仲間に助けられた。実験に失敗した時，研究に迷った時，職が危うくなった時。研究者としての免許状のような「Ph.D.」，博士号をとったあと数年間の武者修行，いわゆるポスドクの時代だ。医師であれば，研修医の時代なのだろう。過密なノルマの中で鍛えられ，成長してゆく。カルテックのデービッド・アンダーソンのラボで神経特異的な遺伝子発現を指令するDNAエレメントである「神経選択的サイレンサー」（NRSE）を発見する少し前に，ある遺伝子の塩基配列を読み解こうとしていたとき，順方向と逆

方向（＋鎖と一鎖）の読みの結果が不可解だった。何度やってもおかしい。泥沼にはまった。そんな時，「サンガー法ではだめだ，マキサム・ギルバート法をやれ」と，隣のラボに，京都大学の分子生物学の最先端をいくラボから留学していた人が言ってくれた。チューブをシリコン化しないといけないところで，何度もDNAもシリコン化されたりして反応が進まず難渋したりもしたが，やがて泥沼から這い上がって，読み解いた配列に確信をもった。そんな時から，彼は真の友になった。心の友人でもある。遠くの大学にいるが，いまも，いつも，その思いは変わらない。いい師に巡り会うこと，いい友に巡り会うこと，それは人生の支えになる。一世代前の人であればきっと「戦友」というのだろう。

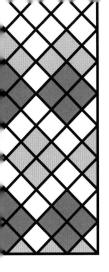

4

アルツハイマー前夜

変性と脱落の前に

❖ 一千本の樫の木の中のグループホーム

　カリフォルニア工科大学（通称カルテック）のあるパサデナは，ロサンゼルス北縁のサン・ガブリエル山脈の麓にある。緑豊かない住宅地でもある。ダウンタウン・ロサンゼルスまではハーバーフリーウェイで20 ～ 30分ほどだ。大都会の喧噪から離れて，ゆったりとした時間が流れる。南カリフォルニアの明るい空気の中にいつもあった。不思議なことに，冬場以外は雨がほとんど降らない。日本からただひとり，一介のポスドクとして，研究者の武者修行として初めて訪れたときは，日本人の生活環境からすれば，正直，この世の楽園かと思えた。その時からずっと，脳の研究，老化研究を続けていて，その後も何度か学会の折など，再訪の機会があった。そのたびに思うのだが，居住環境として，これほど素晴らしいところは世界広しといえどもそう多くはない。

　脳の老化研究を始めたころ，パサデナからベンチュラフリーウェイを一路西へ1時間ほど，緩やかな半砂漠の丘の上に樫の木が点在する丘陵地のサウザンドオークスという町へ出かけたことがあっ

た。サウザンドオークス (Thousand Oaks)，一千本の樫の木。まばゆい陽光と乾いた空気の中にいくつもの新興住宅地が点在していた。新興住宅地といっても，どれも大きな家々で，家の間隔も相当に広い。そんな町をいくつも抜けて，カリフォルニアの広大な農地の傍の丘に目指す家があった。ノリコズ・ホーム。カルドマ・ノリコ（木村哲子）さん，北欧系のアメリカ人と結婚して，アルツハイマー病の患者6人ほどを受け入れるグループホームを経営していた。

今では日本にもたくさんの老人介護施設があるが，当時はまだ珍しかった。病院ではない，小さなグループホーム，そこでアルツハイマー病の患者たちが静かに暮らす。病院に比べればもちろん医療支援の面では不安もあるが，無機質ではない，家庭の温かさがある，家族的なぬくもりのある中で静かに余生を送る。

「日本もいずれ，こうなるわよ」

ノリコさんがポツンと言った。まわりには一千本の樫の木。患者としてではなく，人としてそこで暮らす。人間として終わるまでの時間を静かに生きていた。ノリコさんはそんな人たちの元気だったときの姿をも大切にしながら，衰えていく身体と精神の支えになっていた。

❖ アルツハイマー病，117年

アルツハイマー病は脳の萎縮を伴う神経変性疾患である（図4.1）。記憶学習に関係する脳の海馬周辺構造が最初に障害されて，それがしだいに大脳全体に広がっていく。大脳新皮質が萎縮するにつれて，逆に脳の中の空洞である脳室系の容積が拡大していく。

この病気が世に知られて，もう100年以上が過ぎた。正確にいうと，今年（2023年）で117年目だ。ドイツの高名な精神科医，エミール・クレペリン (Emil Kraepelin，1856 〜 1926) の弟子だったアロイス・アルツハイマー (Aloysius "Alois" Alzheimer，1864 〜

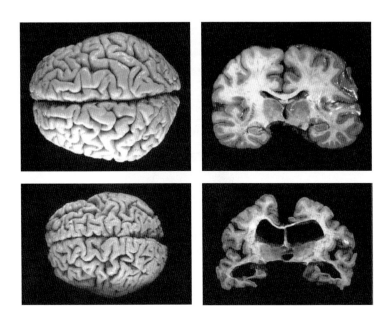

図4.1　アルツハイマー病患者脳における病理的変化
皮質の萎縮と脳室の拡大。上が健常者の脳，下がアルツハイマー病患者脳。宮下保司監訳. カンデル神経科学 第2版. 東京：メディカル・サイエンス・インターナショナル，2022より。

1915）が37歳のとき，1901年11月26日にフランクフルトの市民病院で初めて診察した患者がもとになっている。アウグステ・データー（Auguste Deter, 1850 ～ 1906）という女性患者（**図4.2**）は，健忘性書字障害，つまり何かを書こうとしても書けない，忘れていく，自分の名前さえも書けなくなっていった。そんなアウグステの症例を，1906年11月にドイツ西南部のチュービンゲンで開催された精神医学会で報告した。それがのちにアルツハイマー病（Alzheimer disease：AD）とよばれるようになった。

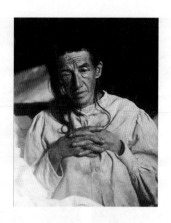

図4.2　アルツハイマー病の発見
アルツハイマー病発見のもとになった患者アウグステ・データー。
Wikimedia Commonsより。

　アルツハイマーが診たアウグステ・データーはまだ51歳だった。彼女はその5年後，1906年の4月8日に亡くなった。その脳はミュンヘンの病院のアルツハイマーの研究室で解剖され，イタリア人の研究員たちと詳しい病理検査をしていった。そうしてわかったことが，今日，アルツハイマー病のホールマークといわれる典型的な所見，「老人斑」［アミロイドプラーク（amyloid plaque），あるいは単に「プラーク」］と「神経原線維変化」［ニューロフィブリラリータングル（neurofibrillary tangle：NFT），あるいは単に「タングル」］だった（**図4.3**）。

❖ 増えつづける認知症
　そんなアルツハイマーの初見からもう100年以上，寿命が延びた先進諸国を中心に，おびただしい数のアルツハイマー病と診断された患者が亡くなっている。アルツハイマー病を含めた認知症の老人

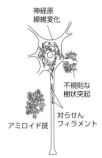
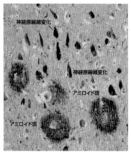
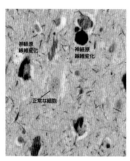

神経原線維変化

不規則な樹状突起

アミロイド斑

対らせんフィラメント

図4.3　アルツハイマー病脳の病理
老人斑（Aβ/アミロイドβの凝集物からなるプラーク）と神経原線維変化（NFT/タングル）。宮下保司監訳. カンデル神経科学 第2版. 東京：メディカル・サイエンス・インターナショナル，2022より。

の割合は日本でも（**図4.4**），世界でも今後も延々と増えつづける傾向にある。高齢化社会となった先進諸国で医療面でもまた社会的にも，非常に重要な問題だ。日本では現在80万人，米国では700万人のアルツハイマー病の患者がいるといわれている。

　アルツハイマー病は高齢者の認知症の代表格だが，それ以外にも認知症はある。神経変性そのものが原因ではなく，脳の中の血管性の障害が原因で記憶学習障害になるものは「血管性認知症（vascular dementia：VD）」という。また，アルツハイマー病は脳の海馬を中心とした神経変性障害に起因するが，脳の前頭葉や側頭葉の神経が変性して記憶障害が進むものを「前頭側頭型認知症（frontotemporal dementia：FTD）」といって区別する。さらに，パーキンソン病と類似した神経病変をもつ「レビー小体型認知症（demendia with Lwey bodies：DLB）」というものもある（**図4.5**）。

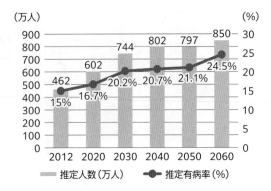

図4.4　日本での65歳以上の認知症患者の推定人数と推定有病率の予測

2012年は認知症高齢者数が462万人と，65歳以上の高齢者の約7人に1人であったが，2030年には約5人に1人になるとの推計もある。人口減少もあいまって，総人口に占める認知症患者の割合は今後ますます増える。数値は，平成29年 高齢社会白書（概要版）より。各年齢の認知症有病率が一定と仮定した場合の値。

❖ アルツハイマー病のリスク因子

　アルツハイマー病は基本的には遺伝病ではない。感染症でもない。高齢者に特有の認知症で，明らかに脳の病気である。基本的に遺伝病ではない，と書いたが一部には，全体の5％ほどには遺伝的な素因があることがわかっている。研究が進んで，アルツハイマー病のメカニズムにからむいくつかのタンパク質を規定する遺伝子の配列に特定の変異があるとアルツハイマー病になるリスクが高まることもわかってきている。たとえば，アミロイド前駆体タンパク質（amyloid precursor protein：APP）の遺伝子変異，プレセニリン（PS1，PS2）の遺伝子変異などだ。

　実は最近，先のアウグステ・データー，最初のアルツハイマー病

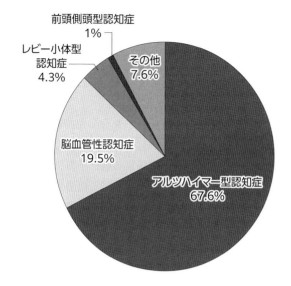

図4.5 老年性神経変性疾患のタイプ別割合
数値は，都市部における認知症有病率と認知症の生活機能障害への対応
平成23年度〜平成24年度 総合研究報告書 研究代表者 朝田隆より。

の患者自身もプレセニリン遺伝子に変異があったことがわかっている。こういう変異をもった人はその子にもアルツハイマー病になるリスクを伝えることになる。このような場合，「家族性」のアルツハイマー病という。それに対し，9割以上のほとんどの場合は「孤発性」。その意味は，いつどう起こるともわからない単発性のもの，というニュアンスだ。

　孤発性のアルツハイマー病でも，それになりやすい，なりにくいという違いを生むものはある。いわば，体質なのだが，よくいわれるのはアポリポタンパク質E（APOE）のどのタイプを持っているかだ。APOE3（ε3）が通常のタイプだが，APOE4（ε4）をもっ

ているとアルツハイマー病になるリスクが3〜8倍になる。さらにこのAPOE4が染色体の両方にある，つまり父親からの遺伝子も母親からの遺伝子もAPOE3ではなくAPOE4だと，ADへのリスクは10倍以上になるという。発症が若年化する傾向も出てくる（**図4.6**）。

　最近，このAPOE4は神経栄養因子を介した神経保護や細胞死，神経骨格のタウタンパク質（τ）を含む微小管の重合や崩壊の制御，シナプス機能や老化制御などに関係する遺伝子のプロモーター，つまりその制御領域に結合する転写因子として機能するという研究結果もある。APOEのタイプの違いでどうして10倍もアルツハイマー病になるリスクが変化するのか，今後，この遺伝子制御を手がかりにメカニズムが明らかになるかもしれない。

　APOE4などの遺伝子以外にも，糖尿病やメタボはよくないとか，いろいろいわれるが，老化そのものがリスクであるという言いかたもある。衣食住の環境が整って，栄養摂取量も多い，そして医療も進んだ，そんな高齢化社会の宿命のような病気になっている。

❖ 老化は最大のリスク：加齢依存性

　老化はアルツハイマー病（AD）の最大のリスクファクターである。老化すること，それだけでアルツハイマー病になる確率が高くなる（**図4.7**）。最近の米国ワシントン大学の疫学的調査研究によれば，65歳以降，5年ごとにアルツハイマー病の頻度がほぼ2倍になる。最近では85歳では3〜4割の人がアルツハイマー病というレポートもある。

　アルツハイマー病の前段階は，「軽度認知障害（mild cognitive impairment：MCI）」だが，これもやはり年齢に依存する。「少しボケてきたかな？」と思って医者にかかって，認知症のテストやMRI検査を受けてみて，単に「あなたのはまだ，ただのボケですよ」

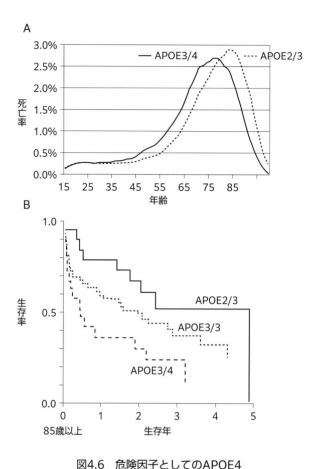

図4.6　危険因子としてのAPOE4
（A）APOE4をもつと中高齢期での死亡率が高まり，（B）85歳以上での生存率が低くなる。Caleb E. Finch CE. The Biology of Human Longevity. Burlington: Academic Press, 2007より。

といってもらえればうれしいような悲しいような，それでも「MCIだ」と告げられて急に不安になったり，まして「ADですね」といわ

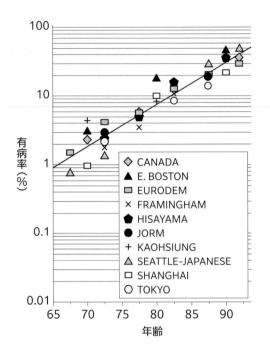

図4.7 アルツハイマー病は加齢とともに増える
65歳を超えるとアルツハイマー病の罹患率が加速度的に増える。
Caleb E. Finch CE. The Biology of Human Longevity. Burlington:
Academic Press, 2007より。

れて，それこそ深刻になるよりははるかにましだ。あれこれ考えて
も，なる時にはなる，と覚悟しておいたほうがいい。誰にでもそう
いう時はくるものなのだ，と。

　だが何も，ADだけが老化がリスクというわけではない。パーキ
ンソン病（PD）もハンチントン病（HD）もそうだ。年齢を少し広
げて考えれば，癌だって，脳卒中だって老化そのものがリスクとな
る。いわゆるメタボ，メタボリックシンドロームというものだって

「加齢依存性」である。ただし，これは中高年。ADやPDは高齢期が中心だから，老化のよりあとのほうでリスクが高まるということだ。

　加齢という言葉はエイジング（イギリス英語ではageing，アメリカ英語ではaging），つまりエイジ，年齢を重ねていくことを意味しているので，必ずしも高齢や晩年ではない。中高年ではメタボや癌の発症率が高まり，より高齢期になってはじめて，加齢依存性の疾患であるADやPDの発症率が高まるのだ。

　その理由は，発症するまでにある種のタンパク質，あるいはペプチドの凝集体形成が徐々に進行すること，それに相当の時間がかかることが一番の要因である。

❖ 後戻りできない：進行性

　ADは進行性の疾患である。一度，始まると後戻りできない。その原点は，老化したニューロンの中にアミロイドβ（Aβ）のほんの少しの凝集が始まること，いわゆる「オリゴマー形成」にあるといわれる。その「Aβオリゴマー」が「種」あるいは「芯」となって，さらに凝集が進む核となる。これを「シード（種）仮説」という（図4.8）。そのシードが形成されるかどうかが律速となる。つまり，そのあとADへの道を突き進むのか，まだそこで，通常の老化のレベルに留まるのか，その分かれ目ということだ。

　Aβオリゴマーがさらに寄り集まってより大きなAβ凝集体を形成する。そしていわゆる「プラーク」を形づくる。これは別名「老人斑」ともいう。老化したニューロンのいわば「しみ」みたいなものだ。以前は，この老人斑（プラーク）が悪玉だと考えられていたが，最近はむしろその初期段階のオリゴマーが最も悪玉で，細胞毒性が高い，つまりニューロンへ傷害を与えるものと考えられるようになった。さらにまた，老人斑のような凝集物が細胞の中で大きくなっ

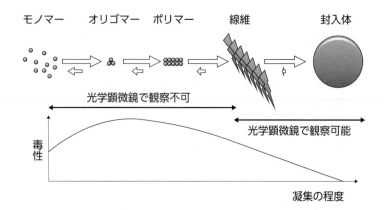

図4.8 アミロイド変性のシード仮説

脳内でアミロイドβの蓄積が徐々に始まって，しだいにプラークという神経のしみのようなものが形成されるようになるが，小さなオリゴマー形成が律速となりまた細胞への毒性がもっとも高い状態である。その後，凝集体はしだいに大きくなり，最終的には「アミロイドプラーク」から「封入体」へと進行するが，このような巨大な封入体は，意外にも毒性は少ないと考えられている。Iwata A. Therapeutics for Polyglutamine Diseases Through Protein Degradation Pathway: Targeting the Nucleus. In: Mori N and Mook-Jung I (eds) Aging Mechanisms: Longevity, Metabolism, and Brain Aging. Springer 2015: 417-430より。

て，細胞の中で大きく隔離されたような「封入体」にまで成長することがある。その巨大な封入体が悪玉と考えられたこともあったが，これもまた，今では毒性がほとんどないものと考えられるようになった。図4.8に示すように，現在はAβオリゴマーが毒性の高い悪者と考えられている。したがって，アルツハイマー病に対処するには，Aβの初期の凝集体形成を阻止することが病気の予防として重要であると理解されるようになった。

それを意図して開発され，またごく最近日本でも承認された薬が，エーザイとバイオジェンからの「レケンビ点滴静注薬」（商品名。一般名はレカネマブ）だ。脳内でのAβオリゴマー形成の初期を狙う薬剤なので，MCIとADのごく初期の患者がターゲットになる。このような薬の出現が期待されていただけに，これがあればあたかも「アルツハイマー病は治る！」などとする書籍まで出てきているようだが，アルツハイマー病が治ることはない。「病気の進行が抑えられる」というものであることはよく理解しておこう。

　老人斑，プラークは老化ニューロンの中にできるかというとそうではない。ニューロンの軸索の先端部分が崩壊してその部分，あるいはその外側にできる。第2章でみた，シナプスという部分だ。この時点でこのシナプスは崩壊している。機能しない。脳の中で必要な情報伝達ができない。それが海馬周辺で起こると記憶障害となり，さらには認知機能も障害されることになる。

　だがしかし，一方で，Aβプラークが崩壊したシナプス近傍にできてくる段階ではまだ認知機能の障害には至らない，ともいわれる。Aβの蓄積のあとに，見かけ上現れてくるのだが，おそらくはAβの凝集の進行と並行して，ニューロンの軸索の中で微小管というニューロンの骨組み（後述，第8章参照）の構成要素のひとつであるタウタンパク質（τ）という分子が異常にリン酸化が亢進して，こちらもまた別の凝集をつくる。こちらはPHF（paired helical filament）という連結したτのゆがんだ二本鎖のらせんだ。これがさらに凝集をつくると，今度はより強固な神経原線維変化（neurofibrillary tangle：NFT）や「タングル」という大きな凝集体となる。これが軸索内にできると，ニューロン内でのさまざまな物質輸送を障害する。すると，ここでもニューロンの機能を発揮できなくなる。このNFTがみえる段階になって初めて，認知症状に影響が出る。それが，脳の海馬周辺，とくに嗅内皮質（entorhinal

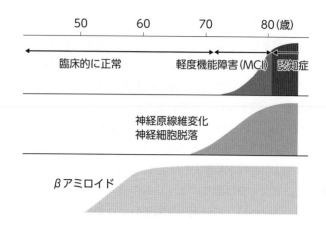

図4.9　老年期におけるアルツハイマー病の進行
脳内でアミロイドβの蓄積が徐々に始まって，しだいにプラーク
という神経の「染み」のようなものが形成されるようになる。つい
で神経原線維変化（タングル）の形成が始まり，そのステージでは
軽度の認知症の症状が現れはじめる。最終的には認知症という重
篤な状態へと進んでいく。老化とともに進行し，後戻りできない
疾患である。井原康夫，荒井啓行著. アルツハイマー病にならない！.
東京：朝日新聞社，2007より改変。

cortex）に現れ，海馬（hippocampus）本体に広がり，さらに大脳
新皮質全体へ広がるにつれて，ADの症状，認知障害の程度はます
ます深刻なものになっていく（**図4.9**）。

　以上のように，ADはAβオリゴマーの形成から凝集，プラーク
の形成，PHFからNFT，すなわちタングルの形成，そして広がり
へと十数年かけて徐々に進行する病気で，いったん始まるとこの
コースから後戻りできない，あるいは横へ逸れることもできない進
行性の疾患なのである。

❖ 崩れゆく必然：退行性

　老人斑 (プラーク) や神経原線維変化 (タングル) ができると，それは当然ニューロンに機能的な障害を与える。神経回路が障害され，それが海馬周辺で起これば，学習，記憶能力が障害されて，結局は認知症となる。時間依存的で進行性の病気なのだが，さらにこれは構成的あるいは建設的ではなく，退行性 (degenerative) の疾患である。ジェネレート (generate)，何かを生み出すこと，つくり上げることの反対で，物事を壊す方向へ進む退行性，デジェネレートな疾患といわれる。ADもPDもHDも，その点は同じだ。これらの疾患はいずれも，加齢依存性，進行性，退行性の疾患という点で共通しているのだが，それぞれの原因や老化脳のどこで起こるか，その病巣 (脳内の障害領域) はそれぞれ全く異なる。

　進行性でなおかつ退行的な変化をきたす，そうであるならば予防が大切だ。なり始めのリスクを下げる，そうならないように注意する，それが大事だ。そのためには，生理的な脳の老化，老化ニューロンの実態を理解することが肝要だ。それが本書の目的なのだが，本章ではADにならないためにはどういうところに注意すべきなのか，それについて考えてみよう。

❖ アルツハイマー病になる前に

　前章までに，老化脳の中でのニューロンの老化の特殊性と，それを保護する要因について述べた (第2章，第3章)。神経栄養因子，ニューロトロフィン，それは確かに老化脳でのニューロンの重要な保護因子であることは間違いないのだが，それだけでADやPDの原因である老化ニューロンの変性や死を防げるわけではない。ここでは視点を変えて，脳の老年病，アルツハイマー病 (AD) の側から考えてみることにしよう。

　ここでは，アルツハイマー病の初期段階や老化脳の抱えるさまざ

まな問題について，とくに誤解されやすい事柄に注意しつつ，基礎科学上の理解と臨床面での理解の現状を整理しておく。アルツハイマー病になる前に，あるいはその症状が出ない段階でもなお，その加齢依存性で，進行性で，退行性の疾患がどう進んでいくのか，またそうならないためには何を注意したらいいのか，それを考えていこう。

　部分的には，前章までに出てきたこともありはするが，質問形式で進めてみようかと思う。学生への講義でもそうだが，淡々と話をしていると眠くもなる。しかし，質問をすれば学生は眼を覚ますし，またポイントが明確になって理解を助けるものだ。では，一つひとつ，質問を出すので，まずは，それについて自分でどう思うか考えてみてほしい。そのあとで，本文を読む。そうすると，理解がしやすいかと思う。

❖ 老化するとニューロンの数は減るのか？

　脳の老化では，神経細胞，すなわちニューロンの変性，変化が注目されてきた。私が大学院で老化研究を始めたころ，多くの人は「ヒトの脳では日々 10万個のニューロンが死んでいく」と信じていた。医学系の書物にも，そう書かれていた。きわめつけは神経老年学の教科書によく採択されていた「シャイベルの図」である（第2章 図2.1参照）。老化したヒトの脳ではニューロンはかくも貧相な形態をしている，少なくともそういうものが多々ある，と教えられた。

　加齢とともに脳の萎縮は起こる。しかし，最近は，シナプスは脱落しても，ニューロンは（簡単には）死なない，と考えるのが普通になった。長い時間をかけてじわりじわりと変化が進む。これが，長い寿命をもつヒトの脳内で起こる老年性変化の特徴である。「時間依存性」あるいは「加齢依存性」「老化依存性」といって，"aging"，すなわち「年齢 (age) を重ねていくこと」に依存して進

行する変化なのである。老化脳ではニューロンとニューロンの接着点であるシナプスが変性脱落する。機能しなくなる。したがって神経伝達効率が落ちる。海馬周辺でそれが起これば，認知症の走り，いわゆる「物忘れ」の初期症状が現れることになる。

　老化してもニューロンの数は従来指摘されたほどには減らない。おおかた不変である，と解釈される。しかし，より正確には減少はするが，些少である。大細胞体性の（どちらかというと錐体性の）ニューロンは減っても，小細胞体性の（どちらかというと顆粒性の）ニューロンは増える。まして，アストロサイトなどのグリア細胞は年齢とともに確実に増える。マウス脳でもヒト脳でもそれは同じだ。

　しかし，それでもなお，脳は萎縮する。最近は複雑なヒト脳でも細胞数の立体的な計測が可能となった。ステレオロジーという。それによれば，脳の領域ごとにニューロン数の低下傾向は異なる（第1章参照）。

　結論は，老化脳ではニューロン数は昔思われたほどには減少しない。些少の低下が脳領域ごとに起こり，萎縮は生理的老化の過程でも進行する，ということだ。

❖ シナプスは脱落するのか？　退縮するのか？　変性するのか？

　これはいずれも正解だろう。一般には「神経変性疾患」といわれる。しかし，ニューロンの「変性」が始まると，必ずシナプスは「退縮」し，いずれそのニューロンは脳の中の神経回路から「脱落」していく。進行性の疾患なのである。留まることはない。また逆行することもない。元に戻せない，直せないことが根本的に問題である。

　成熟脳ではシナプスは基本的に「維持」される。後に述べるシナプスの可塑性は，ありはするが，原則は「維持」である。これに対し，発生期にはシナプスの形成と除去が起こる。いったん過剰に形成し

て，不要なものを除去（elimination）する。この現象を「シナプスの刈り込み」という。このときのしくみと老化脳でのシナプス脱落のしくみがよく似ている。発達期の分子機構を再利用しているらしいが，どうしてそのような破壊的な機構までも保持しているのかは疑問が残る。

❖ 脳の生理的老化と病的老化は区別できるのか？

これは区別できない。アルツハイマー病は脳の病的老化の最たるものである。認知症もしかり。しかし，先にも述べたMCIはそのボーダーにある。ちまたには，今，「物忘れ外来」に類いするものがある。しかし，「物忘れ」は生理的老化の範疇で，まだ病気ではない。しかし，加齢性，老年性の物忘れは「進行性」であるから，いずれ「疾患」になる。その予防が大切，ということで，早めの「治療」を推奨している。生理的老化はいずれ必ず病的老化に移行するからだ。それは連続的事象であって，明確な区切りはない。いわゆる「未病」の状態が生理的老化から病的老化への過渡期になる。その時期での予防が高齢化社会での疾患制御に必要となる。

❖ アルツハイマー病の原因やメカニズムは解明されたのか？

これは，ノーである。1992年にアルツハイマー病が多発するスウェーデンの家系から19番染色体上のアミロイド前駆体タンパク質（APP）遺伝子の突然変異が同定され，アミロイドβ（Aβ）ペプチドの切り出しに異常が生じることが類推され，いわゆるAβの切断機構については急速な理解が進んだ（図4.10）。とくにその後，1995年の「プレセニリン（PS）」の発見が重要である。これは最初1番染色体上にあるS182遺伝子とよばれていたが，すぐにそれとほぼ同じ遺伝子が14番染色体上にもあることがわかり，それぞれをプレセニリン1，プレセニリン2とよぶようになった。

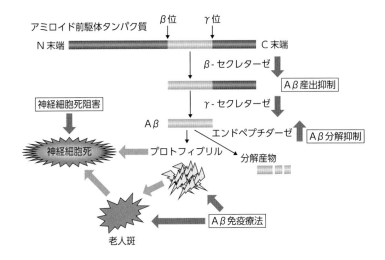

図4.10　アルツハイマー病におけるAβ蓄積（老人斑形成）の分子機構

アミロイド前駆体タンパク質（APP）からβ位とγ位での切り出しによりAβができ，それの重合により，オリゴマー形成からより大きなAβ凝集体となり，最終的には老人斑という沈着物となる。セクレターゼの阻害，分解酵素の促進，さらにはAβ凝集物に対する抗体などによってアルツハイマー病を阻止しようという薬剤開発戦略が進められている。

　これがAβの異常ペプチドの切り出しを行う中心タンパク質となるのだが，これ単独では機能しない。他に3種類の補助的なタンパク質，アファ1（Aph-1）とペン2（Pen-2）とニカストリンが必要で，それらと一緒の複合体を形成しなければならない。このニカストリンの遺伝子の変異でもアルツハイマー病になりやすくなることが2002年にオランダの家系の研究からわかってきた。この4種類のタンパク質複合体が「γ-セクレターゼ」とよばれるのだが，いわゆるAβのC末端側，簡単にいえば尻尾の部分，「γ位」の切り出し

に関わる。

このプレセニリンを中心とする γ-セクレターゼが，アルツハイマー病の Aβ の切り出しだけにはたらくのであれば，話は単純なのだが，このセクレターゼは，神経発生の初期段階で必要とされるノッチ（Notch）という分子の切り出しにも使われることがわかってきた。すると，この作用を止めて Aβ の切り出しを抑えようとすれば，使いかたによっては神経分化に影響を与えてしまう。そういうこともあって，γ-セクレターゼをターゲットにする薬剤開発は注意して進める必要がある。

一方で，Aβ の頭側，N末端側部分の切り出しは「β-セクレターゼ」による。β-セクレターゼは BACE-1 ともいわれるものだが，こちらは一つのタンパク質だけで機能するタンパク質分解酵素である。これは，胃ではたらく消化酵素のペプシンによく似ている，ある意味，単純な消化酵素なのだが，分子の尻尾側（C末端側）に小胞体などの細胞内膜へ入り込む足場の部分があるという特徴がある。

このようにアミロイド前駆体タンパク質（APP）から β 位と γ 位での切り出しを行うタンパク質複合体なり酵素の実態がわかってきたので，それを「阻害」する薬剤開発が進んでいる。また，切り出しを阻害する戦略とは別に，切り出された Aβ そのものをどんどん分解してしまおう，という戦略もなりたつ。それは日本で，理化学研究所の西道隆臣博士らのグループが発見した「ネプリライシン」という分解酵素を活性化させようというものだ。さらには，Aβ オリゴマーに対する抗体で Aβ 凝集物を除去しようという試みも進んでいる。臨床開発段階でいくつか障壁はあるようだが，現在もいろいろな戦略によってアルツハイマー病へのより有効な薬剤開発が進められている現状である。この「Aβ ペプチド」をターゲットにした抗体医薬（レカネマブ）は，令和5年（2023年）9月に日本でも承

認され，年内にも保険適用されるといわれている。

　そうはいっても，Aβだけでは問題は解決しない。アルツハイマー病脳における認知障害の程度はAβの蓄積度よりもむしろ神経原線維変化（NFT，タングル）の蓄積度と比例する。これは微小管関連分子であるτとよばれるタンパク質の異常凝集体である。強度なリン酸化変動が引き金になることはわかっているが，まだAβからタングルへの移行のメカニズムがわからない。APPやプレセニリンの遺伝子上の変異はたくさん発見されながら，τの遺伝子変異は些少である。また，これら遺伝性の変異によるアルツハイマー病は全体の1割弱であって，アルツハイマー病患者の大半，9割は孤発性であり，いまだにどこに原因があるかがわかっていない。脳の海馬周辺のニューロンのシナプス変性が起こること，AβやNFTが溜まることは両者で共通である。「遺伝性のAD」と「孤発性のAD」が同じメカニズムで起こるかどうか，それはまだはっきりしないところがあるものの，結果として起こる症状はほとんど区別できない"AD"なのである。

❖ アルツハイマー病，パーキンソン病，ハンチントン病など加齢とともに増加する疾患には共通するメカニズムがあるのか？

　これは，あるようで，ない。そして，ないようで，ある。非常に曖昧な状況にある。どちらかというと，ない，というのが無難と思われる。いずれも加齢依存性神経変性疾患である。しかし，障害部位が脳内で全く異なる。ターゲットとなるニューロンそのものが異なるのである。それぞれ，海馬ニューロン，中脳黒質ニューロン，線条体ニューロンが変性する。それぞれの発症頻度の高い家族性の遺伝子も全く異なり，アルツハイマー病では「アミロイドβ（Aβ）」，パーキンソン病では「α-シヌクレイン」，そしてハンチント

ン病では「ハンチンチン」である。しかし，原因は異なるにせよ，いずれも「凝集物が溜まる」という点では同じで，またそれがいったん始まると進みつづける進行性の疾患であり，最終的には神経変性に至ることには変わりがない。ただし，どの神経が障害されるか，すなわちその「病巣」と「主因」は異なるのである。パーキンソン病も末期には認知症を呈するといわれる。しかし，その病状はアルツハイマー病と全く同じではない。

❖ アミロイドプラークや凝集物封入体は悪者なのか？

アミロイドプラーク，いわゆるAβの蓄積物はADにおけるシナプス脱落の結果的産物であって，それ自体は毒性をもたない。除去できない異物である。「遺物」といってもいい。プラークとは違い，ニューロンの細胞内に凝集物封入体（inclusion body：IB）が蓄積することが往々にして起こる。このIBはくせもので，発見当初は悪者と考えられていたが，今では毒性はもたないとされ，細胞外のプラークと同様，安定な遺物（異物ではあるがむしろ排除できない「遺物」）と考えられるようになった（図4.8参照）。

細胞は元来，自分自身の異常凝集体や機能しなくなった細胞小器官（オルガネラ）をも除去するオートファジー（細胞自食）というしくみを備えているのだが，なぜかそれが機能しない。これら細胞内外の「遺物」は，排除できないが，その存在自体は悪いことではない，というのが今の通説である。今でてきたオートファジーなどの異物排除システムについては，次の章で述べる。

結果的に蓄積するプラークや封入体よりも，その生成過程で生じるオリゴマーのほうが「悪者」だといわれる（図4.8参照）。Aβオリゴマーこそが，ニューロンに毒性をもたらし，機能障害を与える。しかし，なぜAβオリゴマーが悪いのか，その詳細は不明だ。

❖ 加齢依存性神経変性疾患はコンフォメーション病なのか？ トリプレット病なのか？

アルツハイマー病はAβの異常蓄積（アミロイドプラークの存在）が典型的な病理像である。パーキンソン病ではそれがレビー小体（Lewy body）に変わる。こちらはα-シヌクレインを主体とする凝集物である。いずれもある種のタンパク質の異常凝集体でありながら、元になるタンパク質・ペプチドが全く異なる。しかし、異常の根源が「βシート構造」への変換という点では共通である。タンパク質の立体構造が、本来あるべき姿からシフトしていく。そして、自己集積しやすいβシート構造になる。その意味では、これらの疾患は総じて「コンフォメーション病」といわれる。タンパク質の立体構造、つまりコンフォメーションの変換に起因する病気というわけである。

欧米と比べ日本では患者は少ないがハンチントン病（HD）という神経変性疾患がある。これはハンチンチンという巨大なシグナル伝達系タンパク質のN末端近傍の「ポリQストレッチ」（Qすなわちグルタミンが連続してつながった領域）がある長さ（およそ40回反復）以上になると凝集をつくりやすくなる。このポリQは他の脊髄小脳変性症や球脊髄筋萎縮症などの変性疾患でも同様に起こる。このポリQを生み出す原因は遺伝子上の「CAG」という3ヌクレオチドの異常反復で、この三つ組みのヌクレオチドの反復増幅（リピート）によって生じる病気を「トリプレット病」という。ハンチントン病や脊髄小脳変性症などはトリプレット病だが、アルツハイマー病とパーキンソン病はトリプレット病ではない。

ハンチントン病の発症はアルツハイマー病やパーキンソン病に比べると「老年性」というより、やや「中年性」に偏るが、いずれにせよ加齢依存性の神経変性疾患の範疇に入る。遺伝子の一部の異常な反復増幅に起因するトリプレット病もあれば、そうではないものも

ある。しかし，どちらにしても主因となるタンパク質，すなわちハンチンチン，アミロイドβ，α-シヌクレインなどの立体構造，コンフォメーションが変わることが主因であるという点では，いずれもコンフォメーション病としてまとめることができる。

❖ 凝集や変性は伝播するのか？

その可能性がある。実は今，これが最もホットな議論になっている。従来，アルツハイマー病脳におけるAβ蓄積やパーキンソン病脳でのα-シヌクレインの蓄積はただそれが生じた場所 (ニューロンあるいはシナプス) だけのことと考えられていたが，最近，それが凝集の発達時に，とくにオリゴマーの段階で他のニューロンに伝播する可能性があるとされる。

いわゆる「狂牛病」で有名な「プリオン」で問題となっているタンパク質レベルでの「感染」にも似ている。ニューロンからニューロンへ，変性タンパク質の形質が伝播していく。こうして，脳内での「感染」範囲が拡大していくのである。たとえば，アルツハイマー病の場合は，最初，嗅内皮質に生じたアミロイドβの蓄積が海馬歯状回から錐体細胞層 (CA1) へ，そしてさらに大脳新皮質全体へと広がっていく。

実験データの解釈はまだ慎重であるべきところもあるが，アルツハイマー病もパーキンソン病もハンチントン病も，多くの加齢依存性神経変性疾患はプリオン病と類似した凝集伝播と変性促進のメカニズムがあるのかもしれない。このようなメカニズムこそが遺伝性ではなく孤発性のアルツハイマー病での普遍的なメカニズムになるのか，あるいは正常の脳の老化から病的な老化への過渡期に関わるのか，今後の研究に期待がかかる。

❖ 脳は使っていないと衰えるのか？　脳は活用すれば衰えないのか？

　そのとおり。ニューロンはある程度刺激を入れつづけることで活動性が高まる。これは可塑性 (plasticity) の原理として知られる。3歳児は脳内のニューロンの可塑性が非常に高い。だから知性に関して非常に重要な「学習すること」を覚える。それが自然に身につく。言語理解能力もそうである。幼児期の可塑性とは比べものにもならないが，成人でも高齢期でも脳が活動している限りは，この可塑性がはたらく。だから可塑性を鼓舞するように仕向けることが脳の老化を防ぐ。いろいろな刺激を入れることが助けになる。運動でも環境でもいい。過度にならない適度なバランスに富んだ多様な刺激を入れることが大切である。可塑性については，このあと第6章，第7章で詳しく述べるが，老化脳でのその効能については，最後の第12章で論じることとする。

❖ 認知症は予防できるのか？

　これは簡単にはできない。というのは，年をとる，老化する，そのこと自体が認知症になる大きなリスクとなることがわかっているからだ。じゃあ，年をとらないようにしよう。しかし，それはできない。それでも，誰もが認知症予防に期待する。誰もが，またその家族が「わらをもつかむ」時があるからだろう。アルツハイマー病になる前に，MCIになる前に，いろいろと心がけるべきことがある。具体的にどうするかは，また改めて最後に，第12章で考える。

　高齢化社会において，認知症の回避は簡単にはできないのだが，少しでも予防するにはどうしたらよいか？　それは，アミロイドβなどのタンパク質の凝集が起こりにくくすることである。老化した神経の中で最初に起こる変性方向への変化を抑える，そのためには変性タンパク質のコンフォメーションの変化をいち早くとらえて，

変性タンパク質を早めに除去することである。要は非分裂細胞であるニューロンの中での「清掃事業」を活性化することだ。次の章では，それについて考えてみよう。

日頃のニュースを見聞きしながら，おかしいと思うことがある。ある小学校で「認知症の人」を招いて，一緒に作業をしながら「認知症」を理解しようとしていた。「認知症の人」に寄り添う，そういう思いの大切さを教える教育プログラムなのだろう。来られた方々は，みたところ認知症の初期症状はあるが，番組の中では深刻な場面はなかった。軽度の方でないと小学生たちも対応できない。それはそうだろう。今後ますます深刻化する日本の超高齢化社会の中で，最大の問題のひとつでもある認知症。アルツハイマー病でも，それ以外の認知症でも，脳の認知障害としての症状はみな同じようにみえてくる。「認知症の人」を孤立させない，認知症に寄り添う，そういう考え方は貴重であることは間違いない。しかし，そこに何か違和感が走った。子どもたちはみな「認知症の人」を助けてあげなければならないと思った，という。でも，接している人の行動は少し不安な要素があるにせよ，みかけはおだやかな老人である。「高齢者」というより，少し「年老いた人」。いや，高齢者でも年寄りでも実は同じことなのだが，「老人」といえば，その「老」の文字が効いている。年齢が高い，というのではなく，そこに「老い」がある。でも，それが真の高齢者なのだ。いまは元気な高齢者が多い。老いてなお健やか。そういう老人が多いのはいいことなのだが，本当の意味での「老人」を見かけることが，世間的に少なくなってきている。先の小学生たちが接してみたのは，そんな「老人」たちだったように思う。そこに「認知症の人」というレッテルを貼っている。そんな空気が流れていた。無論，認知症か軽度認知障害（MCI）か，そうではないただの「ボケ老人」かどうかは，精神科の医師が決めることだ。しかし，そこには少しバイアスがあるようにも思う。症状が軽めであっても「患者」となることのほうが医師にも病院にも利がある。しかし，「患者」かどうかまだわからない，病院の外来を受診した人（まだ患者ではない）やその家族は，無論誰もが

まだ「患者」でないことを願っている。ごくふつうの「老人」から認知症の始まりと進行は連続的なものであって，あるところから急に「認知症」（病的老化）か「そうではない」（正常老化）かが厳密に区別できるわけではない。「認知症の人」というレッテルを貼らずに，ごく普通の，しかし時に少しおかしな「老人」として接すること，それがカルドマ・ノリコさんの想いであり，サウザンドオークス，千本の樫の木の中のグループホーム「ノリコズホーム」の日常だったように思う。ハウスではなくホーム，家ではなく家庭，そこにも大切な想いがあった。アルツハイマー病の初期症状の進行を食い止める新たな薬剤が出現した現在でも，人を「患者」として扱うのではなく，人が「人」として最後の余生を過ごす，その手助けをする。そういう生き方はやはり大切に思える。「認知症の人」というレッテルは，できたら剥がして接してあげたいし，私がそうなったら，その名札は外しておきたい。

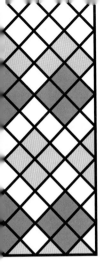

5

脳の中の老廃物処理

ユビキチン・プロテアソーム系と
オートファジー

❖ ニューロンのゴミ処理

　月曜日は生ゴミ，水曜日はプラスチック，分別ゴミ，そしてまた，木曜日は生ゴミ，可燃ゴミ。今，私の住むコミュニティでのゴミ回収のスケジュールである。曜日の違いはあれ，日本中どこでも，このような具合に定期的にゴミ回収が行われているのだろう。これが止まると，どこもやっかいなことになる。ゴミ処理はつまらない作業と思いがちだが，これが詰まると，まさに糞詰まりになってしまう。不要物，老廃物の処理は，私たちの生活において日々の大切なことなのである。

　部屋には小さなゴミ箱がある。大学の敷地には体育館の裏手に不要物の大きな回収場所もある。そして，年末には日本中が大掃除の時期となる。私たちの生活の中で，大中小のゴミ処理，清掃作業はなくてはならないものだ。

　これと同様に，ニューロンという細胞の中でもゴミ処理が行われるし，脳内でもそうである。非分裂細胞である神経細胞，ニューロンでのゴミ処理は，他の分裂細胞に比べると深刻な面もある。非分

裂であるだけに老廃物が溜まりやすい。老化脳ではときに非常に大きなゴミの塊,「凝集体」ができ,それが細胞質内で隔離されて「封入体」として閉じ込められてしまうことさえある。それを処理することは,細胞にとってはまさに,昨今取りざたされる原発の廃炉作業にも似ている。ここではニューロンや脳の中での老廃物処理のしくみをみてみよう。そして,それが一生の間でどう変化するのかを考えてみよう。

❖ ニューロンの一生,タンパク質の一生

　私たちはすでにニューロンという細胞がどのようにその一生を過ごすかについてみてきた(第2章)。ニューロンは生後すぐの段階で分裂が止まる。脳はニューロンのネットワークを形成し,その複雑な回路を維持しながらさまざまな神経活動を行う。神経活動の最たるものは「発火」といわれる神経細胞の興奮である。ニューロンという細胞が興奮することで発火現象が起こる。具体的には,周辺のさまざまなニューロンからの刺激を受けて,その総和を計算して,ある閾値を超える刺激が入ったときに細胞体側から軸索の先端部へ向けて膜電位変化が波のように伝わって,最終的に軸索の先端部分(神経終末)から神経伝達物質が放出される。この放出によって次のニューロンへ刺激が伝達される。一つのニューロンの神経終末から次のニューロンのスパインとよばれる樹状突起のつぶつぶの棘上に神経伝達物質がふりかけられ,そこで受容体という分子によって神経伝達が感知される。神経の発火という興奮状態はこれでいったん収束し,神経活動はもとの状態におさまる。

　脳全体での神経活動は収まることを知らない。昼でも夜でも,つまり覚醒時でも睡眠時でも,いつでもどこかは,はたらいて興奮状態にあるのだが,個々のニューロンとしてみれば,活動したり休んだり,それを繰り返す。脳内のニューロンは一生のあいだ,このよ

うな一過的な興奮状態と休止状態を絶えず繰り返しながら生きつづける。

そのニューロンの中の分子はというと，一生同じというわけではない。より短い周期で生まれては死に，また生まれては消える，という物質代謝を繰り返す。細胞内のさまざまな構造体や，それを構成するタンパク質は生まれては消えるということを繰り返す。つまり，ニューロンの一生は長いが，タンパク質の一生は比較的短い。種類によって程度の差はあるが，数日から数カ月の「寿命」をもって入れ替わる。

タンパク質を生み出すもの，つくるもの，それはリボソームとよばれる細胞小器官である。小器官といっても通常のタンパク質よりはるかに大きい。実際，リボソームという構造体にはタンパク質が100種類以上組み込まれている。このような細胞内の比較的大きな構造体，細胞小器官（オルガネラ）は，リボソーム，リソソーム，ペルオキシソーム，ミトコンドリア，ゴルジ体，小胞体，核などさまざまなものがある。そのすべてにタンパク質が含まれ，生まれては消える運命にある。

❖ ホメオスタシスとプロテオスタシス

生物学あるいは生命科学の分野において非常に重要な概念のひとつに「生体恒常性」，あるいは「ホメオスタシス」とよばれるものがある。生命は生々流転。さまざまな物質代謝に支えられながら，一定の安定化状態を維持する。小さな変化をしつづけながら，大局的にみれば安定してみえる。それがホメオスタシス，恒常性というものだ。

それと同様に，細胞の中のタンパク質も，生まれては消え，消えては生まれる。生々流転を繰り返しながら，一定の状況を維持しつづける。こういう状態を最近はホメオスタシスになぞらえて「プロ

テオスタシス」というようになった。あえて日本語にすればタンパク質恒常性ということだろうが、一般には「タンパク質の品質管理」といわれることが多い。タンパク質のクオリティコントロール。良いものと悪いものをみきわめて弁別し、処理する。古いものを分別し、処理し、機能的に効率の良い状態を保つ。そんなしくみができあがっている。

このプロテオスタシスというの言葉、あるいはその研究分野が注目されるようになったのは、タンパク質の合成の分野からではなく、むしろタンパク質の分解の分野からである。品質管理は合成で制御するより、不良品を分別してそれを壊すことで制御する。「良い品」と「不良品」を区別する、それが制御の要と考えられるようになった。

タンパク質の「不良品」とは、端的にいえば、形の不具合なもの、立体構造が不確かなもの、本来の姿から崩れたものをさす。それをみきわめるには分子的な記憶がなければならないのだが、それについてはまだわからないこともある。しかし、「不良品」がどのように分別され、壊されていくか、そのしくみについてこの十数年、劇的に理解が進んだ。

❖ 二つの分解系：ユビキチン・プロテアソーム系とオートファジー

タンパク質の分解系というと、昔は「プロテアーゼ（タンパク質分解酵素）」とリソソーム（ライソゾームともいう。あえて日本語にすれば「水解小体」）だったが、今ではそれに加え、「ユビキチン・プロテアソーム系（ubiquitin proteasome system：UPS）」と「オートファジー（autophagy）」が主流になった。脳の老化、あるいは老化したニューロンの中でのタンパク質代謝を考える上でも、このUPSとオートファジーの理解は欠かせない（**図5.1**）。

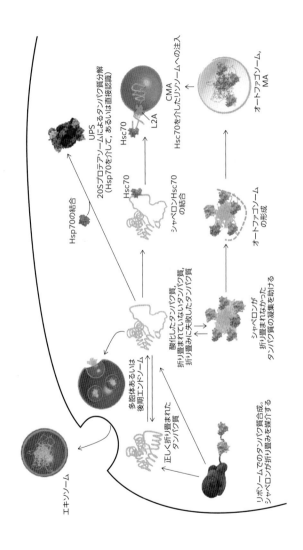

リボソームでのタンパク質合成。
シャペロンが折り畳みを媒介する

正しく折り畳まれた
タンパク質

多胞体あるいは
後期エンドソーム

酸化したタンパク質、
折り畳まれていないタンパク質、
折り畳みに失敗したタンパク質

シャペロンが
折り畳まれなかった
タンパク質の凝集を助ける

エキソソーム

Hsp70の結合

UPS
20Sプロテアソームによるタンパク質分解
(Hsp70を介して、あるいは直接認識)

Hsc70

シャペロンHsc70
の結合

Hsc70

L2A

CMA
Hsc70を介したリソソームへの注入

オートファゴソーム
の形成

オートファゴソーム、
MA

（前ページ）**図5.1　二つの分解系：プロテアソームとオートファジー**

タンパク質はすべてリボソームの上で合成されるが，分解されるときにはいくつかの経路がある。大別すれば2種類。まずは，ユビキチン・プロテアソーム系（UPS）。これは円筒形のシュレッダーのような装置に，不要になったタンパク質をほぐして放り込むもの（上）。もうひとつは，不要物すべてを一括するような形でオートファゴソームという大きな二重の袋に閉じ込めて，それをリソソームと合体させてすべてを消化してしまうオートファジー（下）。オートファジーの亜系としては，変性タンパク質をLAMP2という特殊なタンパク質を介して直接リソソーム内へ注入して壊すシャペロン介在性オートファジー（CMA）というもの（中段）もある。Höhn A et al. Happily (n)ever after: Aging in the context of oxidative stress, proteostasis loss and cellular senescence. *Redox Biol.* 2017 11:482-501より。

　UPSというのは立体構造が変化した不良タンパク質にユビキチン化という「目印」をつけて，それを「プロテアソーム」というタンパク質分解のシュレッダーのようなものに放り込むシステムをいう。「20S」とよばれる円柱形の筒，その上下に入口，出口の複合体が追加してできる「26S」という構造体がUPSの本体だ（図5.2）。これはいわば，細胞の中の「シュレッダー」なのだが，いかにして不良なタンパク質を選別して「目印」をつけて，ここへ放り込むかについては，「シャペロン」とよばれる介添え役の分子など，まだ他に関与する分子がいくつもある。

　一方，オートファジーは，細胞小器官（オルガネラ）やタンパク質凝集体など比較的大きな構造体をバルクで大規模なゴミ処理のプールへ放り込むようなシステムをいう。一般にはあまり知られていない言葉だったが，2016年に東京工業大学の大隅良典栄誉教授がノーベル賞を受賞したことで，今ではおそらく，誰もが知る言葉

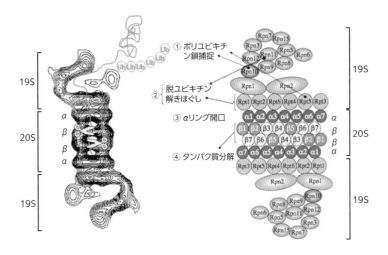

図5.2　プロテアソーム

円筒形のシュレッダーのような分解装置。中央部分が20Sという
コア部分で，その上下に別のタンパク質複合体が結合してより大
きな26S複合体となる。左上にあるように不要となったタンパク
質をほどきながらこの分解装置の中へ導く。ATPのエネルギーを
使う積極的な分解系である。国立研究開発法人 科学技術振興機構 科
学技術振興機構情報 第219号 https://www.jst.go.jp/pr/info/info219/よ
り。

になった。

❖ 液胞のダンスからのオートファジーの発見

　酵母でのオートファジー関連遺伝子の発見は，東京大学教養学部
での1992年から1993年にかけてのものだったが，そもそもはとい
うとまだ若かった大隅先生が東京大学理学部の植物学教室の安楽泰
宏先生の教室時代に，顕微鏡下で観察していた酵母の活発な「液胞
のダンス」の現象にあった。1980年代，当時はこの小胞のバブル

が付いたり離れたり，あぶくが踊っているような現象の意味がよくわかっていなかった。その現象に変化がみられる酵母の遺伝子変異体を系統的に探っていくことで，大隅先生はオートファジーに行き着いた。

　オートファジーには細胞が「自分の中身をごそっと食べてしまう」というニュアンスがある。その意味では「細胞自食」とも「細胞貪食」とも訳される。古くなった自分の中身をごそっと大きな袋（隔離膜）に包み込んで，最終的には，古くから知られていたリソソームという消化酵素のプールへ送り込むようなものだが，その方法は大まかに3種類に区別される。「マクロオートファジー」，「選択的オートファジー」，そして「シャペロン介在性オートファジー」である。あえていえば，この他に「ミクロオートファジー」というものもある（図5.3）。

❖ マクロオートファジー

　一般的にオートファジーというと，このことを指す。古くなったミトコンドリアや小胞体などの細胞小器官を含めたかなり大きな自己細胞内領域を一気にごそっと二重膜で取り囲んで「オートファゴゾーム」とし，それをリソソームに融合させて，膜の内側の構造物をすべて消化し，アミノ酸や小さな化合物とすることで，細胞内再構築の材料を供給する。いわば，細胞内のリサイクルシステムである。消化するターゲットに選択性はない。大がかりでバルクなゴミ処理である。

　細胞の飢餓応答でこのマクロオートファジーが現れる。マウスなどの実験動物を絶食すると，肝臓の細胞ですぐにこれがみられる。しかし，脳の神経細胞ではほとんどみられない。ニューロンの場合は簡単には「自食」が起こらないようにしている。というより，脳そのものはなかなか「飢餓」に陥らないように，他のシステムから

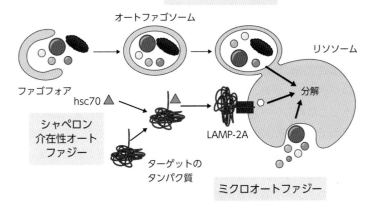

図5.3 オートファジー

代表的なのが，上段のマクロオートファジー。オートファゴソームという二重膜で取り囲みリソソームと融合して消化してしまうバルクなゴミ処理。下段は，二重膜を介さずに，リソソームへ直接融合させるミクロオートファジー。中段は，LAMP-2Aを介して直接リソソームに不要タンパク質を注入するシャペロン介在性オートファジー。これはヒートショックタンパク質Hsp70を必要とする。この他に，p62タンパク質を介する選択的オートファジーやミトコンドリアを処理するマイトファジーというものもある。

保護されていると考えるべきなのだろう。それは一生のあいだ保持すべき神経回路を容易には崩さないようにするためなのかもしれない。

消化対象となる細胞内構造物を二重膜で大きく取り囲む，それは「隔離膜」だが，この隔離膜形成のマーカーとしてLC3がある。もともとは細胞骨格成分の微小管（microtubule）の小さなサブユニット（LCはlight chain，軽鎖を意味する）なのだが，一般的なオートファジー検出に汎用されるもっとも有用なマーカー分子であ

る。

　隔離膜の形成からオートファゴゾームをリソソームへ融合させるまで，さまざまな過程を*ATG1*，*ATG8*，*ATG9*などいくつものオートファジー関連遺伝子産物がつかさどる。これは当時，岡崎の基礎生物学研究所にいた大隅先生によって酵母菌ではじめてその存在と実体が明らかにされたものだが，今ではその類縁分子がマウスでもヒトでもはたらいていることが明らかになっている。また，これらの遺伝子の一部が機能しないマウスをつくってみると，脳の中の神経細胞が破壊され行動異常が起こることもわかってきた。オートファジーというバルクなゴミ処理がうまく進まないと，脳の神経細胞の中のタンパク質の凝集が加速され，神経細胞の機能異常を生じ，アルツハイマー病でみられるような加齢性の神経変性と似たような状況になる。

　このような研究から，オートファジーによる細胞内の老廃物処理と老化の関係が重要視されるようになってきている。

❖ 選択的オートファジー

　マクロオートファジーが選択性のない「バルク」であったのに対し，こちらは基質「選択性」のあるオートファジーで，何を壊すかターゲットがはっきりした，ある意味で洗練されたシステムである。壊すべき分子には，まずポリユビキチン化のシグナル（目印）をつけ，そこにp62（SQSTM1ともいう）あるいはNBR1などのアダプター分子（オートファジーカーゴ受容体）が結合する。このp62とユビキチン化されたタンパク質凝集体を二重膜が取り囲んでオートファゴゾームが形成され，先のマクロオートファジーと同様にリソソームへ融合され，内容物が消化される。p62/SQSTM1やNBR1などのアダプター分子というのは基質となる廃棄物とオートファゴゾームという大きなゴミ袋の形成を仲立ちする介在分子（両方に結

合する分子）なのである。

　選択的オートファジーではミトコンドリアやペルオキシソームなどの細胞小器官，あるいはタンパク質凝集体を個別に処理することもできる。ミトコンドリアを特異的に処理するシステムを「マイトファジー」といい，ペルオキシソームを特異的に処理するシステムを「ペクソファジー」という。タンパク質凝集体の処理は「アグリファジー」ということもある。

❖ マイトファジーという選択

　ミトコンドリアはどの細胞にも存在する細胞のエネルギー産生工場であり，またアポートーシスという細胞の自殺行為を進める上でも重要な細胞小器官である。したがって，マイトファジーの制御は細胞の生死に密接に関係する。さらに，ニューロンの老化ともまた密に関係するのでとくに注目される。

　たとえばパーキンソン病の場合，中脳黒質のドーパミンニューロンが障害されるが，そこではミトコンドリアの酸化ストレスが強く影響する。酸化ストレスによって膜電位が崩壊したミトコンドリアはマイトファジーによって処理されるべき運命にあるが，これがまたスムーズに進まないと神経変性へつながる。また，細胞の酸化ストレス応答に非常に鋭敏な細胞内シグナル伝達因子として，Nrf2（ナーフ）という転写因子がある。Nrf2は酸化ストレス時に活性化されてストレス応答に必要な遺伝子の発現を誘導することで，ストレス応答の中核をなす。これは通常Keap1（キープ）というタンパク質と結合して不活性状態だが，酸化ストレスの状態ではその結合がとれてNrf2が遊離し活性化される。何とそこに選択的オートファジー誘導の主役であるp62が絡むことがわかってきている。実はニューロンにおいて選択的オートファジーを介在するアダプタータンパク質は他にもいくつかあるが，p62がもっとも多い。したがって，p62を中心に

して老化神経の中での酸化ストレスと選択的オートファジーの関係を調べていくことが重要と考えられた。

　ところが、最近になって、マイトファジーを誘起するのはp62ではないと考えられるようになってきた。別のオートファジーアダプターであるオプチニューリン（OPTN）やNDP52の重要性が明らかになってきた。

　従来、マイトファジーを誘起する最初の候補はPINK1とParkinという若年性パーキンソン病の遺伝子解析からわかってきた分子だった。不良なミトコンドリアの外側の膜にまずPINK1が結合し、それがParkinを活性化することで、そのParkinが不良なミトコンドリアの外膜上の種々のタンパク質をユビキチン化し、さらにそれをリン酸化する。これで処理すべき不要ミトコンドリアに、いわば「赤札」のようなタグをつけ、それを目印に、オートファゴソームへの融合が進み、最終的にリソソームで処理される。その過程の中で、ミトコンドリア外膜のリン酸化ユビキチン化タンパク質のタグを識別してオートファゴソームへ導くのがp62と考えられていたのだが、実際にはオプチニューリンとNDP52が一緒にタグを組んでLC3という隔離膜上の分子と結合することで、オートファゴソーム形成を進める、という図式がわかってきた。

　ミトコンドリアは非常に効率の良い細胞のエネルギー産生工場、いわば「核燃料」を保持しているような場所だが、それはまた「アポトーシス」という細胞の「自爆」も起こしうる場所である。古くなったミトコンドリアを処理するというのは、いわば昨今とりざたされる原子力発電所の廃炉処理にも似ている。ある意味では非常に危険でデリケートな作業なのである。

　細胞の「核エネルギー工場」の処理、その「廃炉作業」は、選択的オートファジーでなされるのだが、そのしくみがようやくわかりつつある。その機能に破綻が起こらないよう、老化脳は常に監視して

いく必要がある。マイトファジーのメカニズムがわかるにつれて，ニューロンの長い一生のあいだに廃炉処理をいかに進めていけばニューロンの健全性を維持できるか，それがしだいに明らかになってきている。

❖ シャペロン介在性オートファジー

　選択的であれ非選択的であれ，上の二つのオートファジーは「隔離膜」で細胞小器官やタンパク質凝集体などを一気に取り囲み，そうしてできたオートファゴソームという二重膜封入体を酸性消化酵素のプールであるリソソームに融合させる。そこにはオートファゴソームの形成と融合という共通項があるのだが，この第3のオートファジー，シャペロン介在性オートファジー（chaperone-mediated autophagy：CMA）は，よりシンプル，あるいは特殊である。オートファゴソームのような膜形成がない。

　タンパク質の折り畳まれかた，つまりコンフォメーションを識別して，不合理な場合，それを分解系へ誘導する介添え役の分子，すなわちシャペロンとLAMP2という特殊な膜貫通タンパク質を介して，コンフォメーションの崩れたタンパク質をいきなりリソソームへ「注入」してしまう。シャペロンがタンパク質の鎖をひも解いて，LAMP2がリソソーム膜上の「注入孔」となって廃棄しようとするタンパク質をほぐしてリソソームの消化プールへ放り込むのである。そうすることで，形の崩れた（古い）タンパク質，不良品をなくす。これはオートファジー全体の中ではどちらかというとマイナーなのだが，LAMP2の機能性が老化細胞では低下することから老化の影響をもっとも受けやすいといわれる。つまり老化した細胞，ニューロンでは，CMAの機能性が劣化している。

　ただし，CMAのターゲットになる分子，つまり，バルクのオートファジーや選択的オートファジーではなくCMAで処理されるタ

ンパク質はどういう分子群なのか？　それがCMAによってリソソームへ仲介されない場合，UPSなどの他のタンパク質消化系へ向かわないのか？　まだよくわかっていないことも多い。

❖ 老化脳におけるタンパク質の品質管理

　以上のように，UPSやオートファジーによって細胞内の古いタンパク質や細胞内構造物が恒常的に代謝されていれば問題ないのだが，何らかの理由によってこれらのプロセスがうまく進まない，障害を受ける，そのような状況下ではタンパク質の老廃物が溜まる結果になる。いわゆる「凝集体」の蓄積が問題になってくる。

　老化細胞におけるこのような凝集体は，機能不全になった，あるいはコンフォメーションに異常が出てきた，つまり形態不全になった，いろいろなタンパク質が一緒により集まったものと思われがちだが，老年病の場合はなぜか非常に特殊な1種類のタンパク質あるいはペプチドの凝集体が顕著になる。アルツハイマー病ではアミロイドβの凝集，パーキンソン病ではα-シヌクレインの凝集，ハンチントン病ではハンチンチン，とくに「ポリQ」の凝集が問題となる。

　したがって，個々の病気ごとに，どうしてその特殊な凝集体が蓄積するのか？ということが問題となるが，一方で共通のメカニズムを追究することも重要になる。すなわち，どうして凝集体除去のシステムが破綻するのか？　別の言いかたをすると，老化細胞あるいは老化ニューロンの中で，どうしてオートファジーやUPSが機能不全を起こすのか？という問題である。つまり，老化脳の中ではタンパク質の品質管理の障害が問題となる。

　オートファジーにしろUPSにしろ，その制御に関わる分子は非常に多い。そのうちどれが老化の影響を一番受けて，老化の過程で弱くなるのはどの部分なのか，それを明らかにする必要がある。

❖ アグリソーム：タンパク質の凝集体

　タンパク質の凝集体，それはアグリソーム（aggresome）という。米国スタンフォード大学のロン・コピト（Ron Kopito）らはその凝集体の形成のしくみについて次のような仮説を提唱している。処理できない凝集体は個別にチューブリンというレール上を流れていって，細胞内の1カ所，γチューブリンのある中心体付近に集められる。そこがいわば「ゴミ集積場」，あるいは「ゴミの最終処分場」となるというのだ。

　たとえば，神経細胞つまりニューロンをシャーレ上にまく。この細胞に，ハンチントン病で蓄積しやすいハンチンチンという遺伝子産物のN末端近傍の配列に「ポリQ」という凝集をつくりやすいポリグルタミン配列をコードする遺伝子を導入して数日培養を続ける。そうすると，ニューロンの中にポリQの凝集体が溜まる。ここにGFPという光るタンパク質を目印になるように入れておくと，凝集体が緑色に光る。それを顕微鏡で観察すると，確かに細胞内の核の近くの1カ所に溜まる。

　タンパク質凝集体，つまりプロテインの「アグリ」（凝集物）は，本来先に述べた選択的オートファジーの一種，いわば「アグリファジー」で処理されるべきものである。しかし，凝集物形成が非常に速い場合，あるいは処理する前に異常に大きくなりすぎた場合，そういうときにはこのようなアグリソームの残骸として残ってしまうのだろう。

❖ 老年性神経変性疾患はタンパク質凝集病

　脳の老化の典型的な疾患であるアルツハイマー病（AD）もパーキンソン病（PD）も神経細胞の中に特殊なタンパク質の凝集体が形成されることに起因する病気である。つまり，アグリソームのように処理しきれなかった「アグリ」が溜まる病気だ。

アルツハイマー病の場合はアミロイドβ（Aβ）という40アミノ酸あるいは42アミノ酸からなるペプチドの凝集物が脳の海馬周辺のグルタミン酸作動性ニューロンの軸索先端のシナプスに蓄積する。パーキンソン病の場合は中脳黒質のドーパミン作動性ニューロンの細胞体に，α-シヌクレインという140アミノ酸からなるタンパク質の凝集体が溜まる。大きな凝集体はレビー小体（Lewy body）とよばれる非常に強固な封入体となって，パーキンソン病の神経病理組織像の典型的なものとなる。140アミノ酸のうち中央部の35アミノ酸残基がもっとも凝集性が高く，NAC領域とよばれた。これはPDばかりでなくADの凝集体にも含まれることが知られている。NACとはノン・アミロイド・コンポーネント（non-amyloid componet）のことで，これはもともとカリフォルニア大学サンディエゴ校でアルツハイマー病研究をリードしていた故ツナオ・サイトー（斎藤綱男，1949～1996）の研究室で最初に特定された分子だった。

　アルツハイマー病でもパーキンソン病でも，ともに凝集体がニューロンの中に溜まる。しかし，それぞれ主成分となる分子は異なる。また，どのニューロンで凝集体形成が起こるかも違っている。しかし，凝集を起こす分子は基本的にβシート構造をとりやすい分子で，その凝集物を代謝できなくなることに問題がある。本来であれば，それら細胞にとって不利益な凝集物は初期の段階であればUPSで，大きくなればオートファジー系で分解されてしまえばいいようなものなのだが，老齢ニューロンの中ではそこがうまく機能していないように思われる。

　アルツハイマー病もパーキンソン病も由来は異なるが，ともにタンパク質の異常凝集による病気である。だから，老化ニューロンの中で起こる凝集体形成の初期の段階で分解系が機能すれば，その進行を阻止することが可能と思える。それゆえ，この数年，UPS, オー

トファジー系の機能性と神経変性疾患の関係性を理解しようとする研究がさかんに行われている。凝集体の分解系を制御することで、神経系の老化防止へつなげる。その可能性が期待されているのである。

❖ ゴミ処理の大中小

この章の冒頭で、タンパク質の分解系としてUPSとオートファジー系の重要性を解説したが、その機能低下が老化ニューロンにおいてタンパク質凝集体を形成させる要因になっている。オートファジー系は大がかりなゴミ処理系、UPSはシュレッダーのようなもので中規模のゴミ処理系である。それに対し、昔から知られているカテプシンなどのタンパク質分解酵素（プロテアーゼ）は一番小さなタンパク質分解系である。

ニューロンに限らず、すべての細胞において、この大中小3種類の分解系が常時機能している。しかし、その機能が劣化したり破綻すると、いわゆる神経変性の状態へつながっていく。UPSやオートファジー系のいくつかの分子の遺伝子欠損マウスでは、あたかも神経変性疾患のような様相がみられることがいくつも知られている。だから老化脳の中でのゴミ処理、老廃物処理システムを効率良く維持していくことが健康なニューロンの保持に必須なのである。

❖ 油性ゴミの処理：リポファジーとリポフスチン

ゴミ処理の話をしているのだが、処理システムの大中小の他に、ゴミの「分別」もある。すでに述べた選択的オートファジーもすでにこの「分別」の一種だが、アルツハイマー病のアミロイドβ、パーキンソン病のα-シヌクレインなどのタンパク質のゴミの他に「油性ゴミ」もある。家庭でもそうだろうが、油のゴミ処理はめんどうなものだ。

細胞の中での油性ゴミの由来は，多くは生体膜の残骸である。いわゆる脂質（lipid）の類いの処理で，先の選択的オートファジーで処理されることがあり，これをリポファジー（lipophagy）という。凝集タンパク質のゴミの処理はアグリファジー，油ゴミの処理はリポファジーというわけである。まだ細かいメカニズムはわかっていないが，アグリソームと同様，p62/SQSTM1などのアダプター分子が関わることが知られている。リポファジーの障害によって筋肉の中に脂質が溜まる病気（中性脂肪蓄積症ミオパチーなど）がある。

　脳のニューロンに油ゴミが溜まる病気はないが，老齢ニューロンの中には油性のゴミが溜まることは古くからよく知られている。

　凝集という概念とは異なるが，老化したニューロンの中に現れる「油のしみ」のような老廃物をリポフスチン（lipofuscin）という。これは自家蛍光を発する油性の異物である。ニューロンの年齢あるいは老化のいいマーカーになる。通例，リソソームというタンパク質分解のための細胞小器官（オルガネラ）の中に溜まる傾向がある。これはオートファジーで行き着くゴミの最終処分場なのだが，その中でも処理しきれずに残ってしまう状態なのだろう。

　タンパク質の凝集体ほど細胞への悪影響はないようで，老化細胞にみられるこの油のしみ，リポフスチンはごく自然に老化脳のニューロンの中に観察される。アルツハイマー病やパーキンソン病などの老年性神経変性疾患とも，とくに関係はない。だいたい年齢に応じて増えつづけるので，細胞の自然な老化のマーカーになる。自家蛍光を発するため，研究上めんどうな処置を何もしなくても顕微鏡下で見えたので，老化研究史上，古くから知られていた。そういう意味では，最近になって知られるようになったアグリソームもリポフスチンとは異なった分別ゴミの集積物と考えていいかもしれない。

❖ リソファジー /オートファジーの終焉？

　このように考えてみると，不可解に思えることがある。オートファジーは細胞を維持するために恒常的にはたらいていて，ミトコンドリアであれタンパク質であれ，また非選択的であれ選択的であれ，さまざまにいろいろなものを処理する。その最終段階ではたらくのはリソソームという加水分解酵素の入った膜で覆われた池，水解プールである。長く酷使していれば，そのリソソームにも不具合が生じるだろう。だとすれば，老化したリソソームはどう処理されるのだろう？　マイトファジーと同じように，p62なりNBR1なりオートファジーアダプターを介して選択的に処理されるのだろうか？

　古くなったリソソームをオートファジーで壊す。それは，いわば「リソファジー」とでもいうべきものだ。老化で活性が下がって，機能しきれなくなったリソソーム。それは，ひょっとするとリポフスチンという老化マーカーを蓄積したリソソームなのかもしれない。それが代謝せずに，時間依存的に蓄積してくるからこそリポフスチンは老化マーカー，「老いのしみ」になっているのだろう。

　リポフスチン含有リソソームと非含有リソソームの膜分子の構成成分を比較解析することでオートファジーの終焉に至る重要な因子がみつかるかもしれない。

❖ ニューロンのホメオスタシス再び

　長い一生の間，一定の生体恒常性を維持することが重要である。その恒常性はさまざまな生体内の物質の合成と分解の精妙なバランスで成り立っている。生体高分子ではタンパク質の安定性，遺伝子などの核酸分子の安定性，そして生体膜を維持しつづける脂質などの分子の安定性も重要だ。本書の冒頭でも述べたが，非分裂細胞である脳内のニューロンは，これらさまざまな分子の代謝が円滑に進

まなければ，長い時間のあいだに老廃物，ゴミが溜まりやすい環境にある。

　タンパク質の合成の研究は前世紀後半の1960年代，1970年代に飛躍的に進んだ。それに対して分解系の研究は今，全盛期にある。細胞が自分を喰う「細胞自食」と訳されるオートファジーのさまざまな分類やメカニズムについても，またシュレッダーのようなUPSについても，すさまじい勢いで，全貌が明らかになりつつある。それが，老化研究とうまくつながって，アルツハイマー病やパーキンソン病になる前の自然な老化の過程でゴミ処理をスマートにすることで，健康な脳と健康なニューロンを保つヒントを得られることが期待される。

老化のしくみや長寿の背景をいろいろと考える中で，日本に古くからある「高砂」の絵については，何だかずっと引っかかるものがあった。どうして翁が熊手を手にし，媼が箒を手にしているのか？　以前，大阪での学会（第28回日本老年学会・第36回日本基礎老化学会，2013年6月）の折に市民講演会を開いた。その時のポスターにはその「高砂」の絵を使った（図11.8参照）。翁が熊手をもち，媼が竹箒を手にしている。その周りには塵ひとつない。そのそばには亀が寄り，鶴が舞う。老化を科学する人間として，この絵はとても不思議に思えた。どうして，掃除をしているのか？　それが何でおめでたいのか？　俗謡に「おまえ百まで，わしゃ九十九まで」と謡われる。古い時代に言われたことなのだが，それが今現実になりつつある。人生は100年時代だ。驚いたことに，古い時代でも女性上位，女性のほうが長生きなのは，すでによくわかっていたとも受け取れる。「おれは百まで，おまんは九十九まで」ではないのだ。調べてみると，どうも語呂合わせのようでもある。媼，つまりは老婦人が箒で掃いているのだが，その「掃く」は「百」で，老人の翁の熊手は「（九十）九まで」に通じる，という。だから「箒と熊手」なのだ，と。なんとも他愛ない。しかし，その時，自分に次第に思えてきたことは，「自浄による長寿」という考え方だった。身が老いる，細胞が老いる，その背景には老廃物の蓄積がある。認知症のアルツハイマー病も脳内にアミロイドβという凝集物がたまることが神経ネットワークの障害になる。それが原因でボケる。ならば，そんなゴミなんか，処分してしまえばいいではないか。細胞内でのオートファジーを活性化してやれば，細胞は健康長寿へ向かう。実験動物のマウスでも，オートファジーの活性化で心肥大や癌などが抑えられて長生きになる。だからあの「高砂」の絵は，身体の中を掃除すること，つまりは「自浄」こそが健康長寿への道なのだ，

そう教えてくれているものだと理解できる。オートファジー遺伝子の発見からその仕組みの解明で著名な大隅良典先生（東京工業大学栄誉教授）にも来ていただいた大阪での老年学会（まだノーベル賞受賞前の2013年6月），その時の市民講演会のタイトルは『百寿者から学ぶライフスタシス』とした。目玉は，舛地三郎先生，その時，御年106歳。頭脳明晰，スーパー百寿者の舛地先生は100歳過ぎての学会行脚，世界一周のにぎやかなお話の大講演に黒田節の舞までつけての大舞台となった。9年ほど前の6月だったが，その年の夏は，殊のほか暑い日が続いた。舛地先生はそんな中で107歳の誕生日を祝われたが，その暑さが堪えたのかもしれない。その年の秋に帰らぬ人となった。だが，今でも国の老化研究を支える長寿科学振興財団の機関紙『エイジングアンドヘルス』の表紙に，その頃のとびきりお元気な笑顔をみることができる（図11.2参照）。細胞の老化防止はオートファジーから。そして，「細胞自食」から「細胞浄化」で健康長寿の道を歩む。百寿への道，それは意外にも，小さな細胞のエコなシステムから導かれていくのかもしれない。このように考えると，その先には個体システムとしての浄化作用も有効と考えるのが自然だろう。考えてみると，最近流行りの老化細胞の除去を促す「セノリシス」の重要性をも，この日本古来の高砂の絵は予見していたのかもしれない。

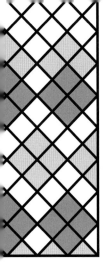

6

神経の可塑性低下

酸化ストレスとのせめぎあい

❖ プラスチックであること

　「プラスチック」というと何を思い浮かべるだろう？　プラモデルでもタッパーウェアーでも私たちの身の周りにはたくさんのプラスチックがある。けれども，「プラスチックである」ということはどういうことなのだろう。米国で研究をしていたころ，これについて，私はずいぶんと戸惑った。プラスチック，それは「固い」と思い込んでいたのである。

　固くて変化しない。そう思っていたのに，英語で「プラスチックである」というのは，いろいろに「変わりうる」という意味だった。日本語にすると，「可塑性 (plasticity)」。プラスチックは可塑なのだ。ニューロンはプラスチック，変幻自在に変わりうる。そんな現象を表す言葉として使われるのが「神経可塑性」だったのである。

❖ 神経可塑性：ニューロプラスティシティー

　生体を構成するさまざまな組織の中で，脳神経系ほど「可塑性」の高い組織はない。脳の可塑性の根本には「シナプス可塑性」があ

り，神経細胞（ニューロン）同士の接点であるシナプスの強弱の可変性にある。それについてはすでに第2章で述べた。

「可塑性」の概念は，基本的には「機能的」なものなのだが，そのメカニズムは「構造的」な側面を避けて考えることはできない。神経回路を考えれば，当然といえば当然である。神経のネットワークをダイナミックに変える，それが「可塑性」の原理なのである。

現在の神経科学は，神経の「機能的可塑性」の背後には"小さな"意味での「構造可塑性」が必ずあることを教えている。神経回路再編というような"大きな"意味ではなくとも，樹状突起上の「スパイン」とよばれる棘の大きさや微妙な位置が活動依存的にダイナミックに変化する。そういう分子的な構造変化がある。

このような神経可塑性あるいはシナプス可塑性は，若齢期，とくに「臨界期」とよばれる幼若な発達期には非常に高いが，老化とともに減退してしまう。だから，「鉄は熱いうちに打て！」とはまさにこの可塑性のことなのである。ヒトでは3歳前後，実験動物のマウスでは生後2週間ごろといわれる。このような幼若期の脳は可塑性が高い。だが，老化脳ではそれが下がる。老化とともに起こる神経可塑性の低下はどうして起こるのだろうか？　原因は何なのだろう？　それは防ぐことができるのだろうか？

❖ 構造可塑性：突起退縮説からスパイン可動説へ

これまでにも何度か述べたが，老化脳において神経の形態が変化することは1970年代のシャイベルらによる神経組織化学的な研究結果が長く「信奉」されていた。いわゆる「神経突起退縮説」である。ヒトの大脳新皮質や海馬の錐体細胞も顆粒細胞も老齢期には著しく突起の退化したニューロンがある，とされた（第2章参照）。この結果（提言）は，視覚的な図として提示されたので一般的な理解がしやすかった。しかしそのため，ある意味では非常に偏った極端なイ

メージが定着してしまったようにも思える。

　老化脳には若い元気な脳の神経とは似ても似つかない形の崩れたニューロンがある。しかし，それはまれにはあるとしても，多くのニューロンはまだ「正常な」形態を保っているのである。シャイベルの描いた図は今では"neuronal myth"とも揶揄されていて「神話」の世界と理解すべきなのだ。

　では，現実にはどうかというと，老化脳での変化は"小さな"構造変化だと理解されるようになった。つまり，スパインレベルでの変化である。いわゆる「生理学的」な老化においてはヒトでもマウスでもニューロンの形態変化は微細である。それが，神経変性疾患のような「病理的」な老化状態になると，軸索や樹状突起など神経細胞骨格の変性が顕著になる。老化脳ではスパインのダイナミックな変動が起こりにくくなり，スパインの大きさや密度が低下傾向にある，と考えられるようになった（図6.1）。すなわち，老化脳における構造可塑性の変化の実態は「突起退縮」ではなく「スパインの可動性，可変性」の低下と理解すべきなのである。

❖ 老化脳での可塑性低下

　一方，老化脳における神経の「機能的可塑性」の減退を見事に明示してくれた実験は，米国アリゾナ大学のキャロル・バーンズの「8の字迷路」の実験である。もう20年ほども前の実験だが，老若ラットの脳に電極を差し込んで8の字迷路を走らせる。脳内の海馬のどのニューロンが「発火」するか？　つまりは走りながら，空間のそれぞれの場所でどのニューロンが活性化しているのかを観察した。海馬の空間認知に関わる「場所細胞（hippocampal place cell）」の活動の精度をみた実験である。

　彼女らは若いラット（といっても12カ月齢。これはヒトでいえばほぼ30歳程度に相当する）と老齢ラット（28カ月齢。こちらはほぼ

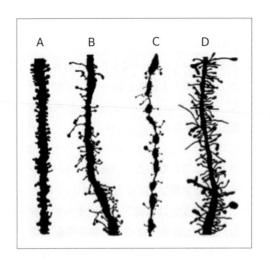

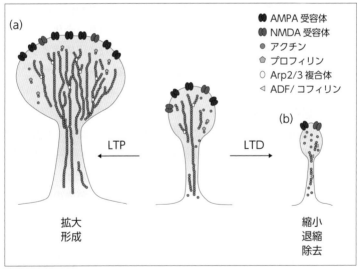

凡例:
- AMPA 受容体
- NMDA 受容体
- アクチン
- プロフィリン
- Arp2/3 複合体
- ADF/コフィリン

(a)

LTP ←

拡大
形成

LTD →

(b)

縮小
退縮
除去

142

70歳程度に相当）の脳に電極（12カ所を同時記録できる多電極）を差し込み，海馬の空間認知細胞（space cell）の活動を同時記録できるようにし，そのラットに8の字迷路を走らせながら電気活動を記録した。そして，迷路の各領域でのニューロンの発火状況を比較観察した。同じ個体で試行を2回行い，その試行のあいだで同じニューロンが発火するかどうかを比較したのである。

　すると興味深いことに，若いラットではそれぞれのエリア，あるいはコーナーで，ほとんど同じニューロンが発火したのに対して，老齢ラットでは1度目と2度目の試行で発火するニューロンにかなりの違いが観察された（**図6.2**）。ニューロンの発火（神経の活動性）の具合を定量的に比較すると，若いラットのニューロンはほぼ均一な応答をするのに対し，老齢ラットのニューロンの反応は鈍く，また一貫性に欠けていることがわかった。これは，脳のニューロンの活動性（あるいはその均一性）が生理的な老化過程で明らかに低下することを鮮明にあぶり出した古典的な実験となった。

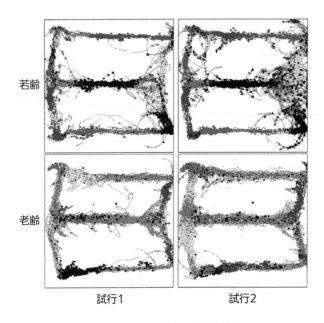

若齢

老齢

試行1 試行2

図6.2 老化海馬では神経可塑性が低下する

上段が若齢ラット（12カ月齢），下段が老齢（28カ月齢）のラット
の走行結果。左が1回目の試行，右が2回目の試行。脳の海馬の
ニューロン，とくに「場所細胞」（place cell）の活動を多電極記録
し，各ニューロンの活動を疑似カラーで表示している。若齢ラッ
トでは，2回の試行で応答する細胞がほぼ同じだが，老齢ラットで
は各コーナーや場所ごとにばらばらな反応がみられた。つまり「場
所」を特定する神経細胞の活動性が一定ではない。アリゾナ大学
のC. Barnesらによる。Barnes CA et al. Multistability of cognitive
maps in the hippocampus of old rats. *Nature.* 1997; 388
(6639) :272-275より。

❖ 長期増強LTPと長期抑圧LTD

　空間記憶に限らず，海馬での記憶学習のメカニズムには，細胞レ
ベルでの長期増強（long-term potentiation：LTP）と長期抑圧

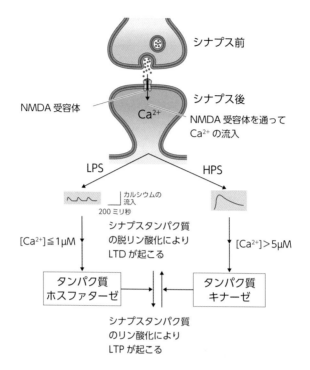

図6.3 長期増強 (LTP) と長期抑圧 (LTD)
シナプスへの刺激が高頻度 (HFS) で入る場合と低頻度 (LFS) で
入る場合とで，シナプスの結合性が上がったり下がったりする。
これを長期増強 (LTP)，長期抑圧 (LTD) という。神経細胞の中で
は，LTP時にはリン酸化酵素 (キナーゼ) がはたらき，LTD時には
脱リン酸化酵素 (ホスファターゼ) がはたらく。受容体周辺で機能
するシグナル伝達関連タンパク質のリン酸化状態で神経の活動性
のレベルが変動するのである。

(long-term depression：LTD) の現象がよく知られている (図
6.3)。そして，そのLTPに代表される神経可塑性は老化とともに
低下するのが一般的だ。ただし，細かくみれば，その低下傾向には

多少の違いがある。

　たとえば，少し細かい話になるが，脳の海馬の神経ネットワークの領域ごとに多少の違いがあるのである。貫通線維から顆粒細胞（PP-DG）あるいはCA3領域の錐体細胞へのシナプス（PP-CA3）でのLTPは老化動物でかなり下がるのだが，シャッファー側枝からCA1領域の錐体細胞へのシナプス（SC-CA1）ではLTPの加齢変動は些少だった。このことは，老化によるニューロンの活動性の低下，可塑性の低下は領域ごとに，あるいはシナプスのタイプごとに異なることを示唆している。大きく崩れるのもあれば，あまり遜色ないものもある。そういうことがわかってきた。

　これは加齢による脳の萎縮がどこでも一様というわけではなく，脳の領域ごとに変化の度合いが違うことにも似ている（第1章参照）。老化の影響を受けやすいところと受けにくいところがある。そう理解しておいていい。

　LTPと同様，LTDも低下する。老化に伴う神経可塑性の低下については，おもにラット，マウスの海馬を使った実験がなされ，程度の大小はあれ一般的には老化で低下すると考えられている。海馬での知見に比べると，脳の他領域での可塑性研究はかなり少ない。しかし，小脳でのLTP，LTDについても研究が進んでいる。

　これまでの研究で，脳の老化とともに機能的可塑性が低下すること，その背景にはスパインのレベルでのダイナミズムの変動の低下があることがわかってきた。現在は，このLTPとLTDを調節するメカニズムや，ニューロン内のどの分子が老化とともに一番に変化するのか，その原因は何か，それらを理解する方向へ研究が移りつつある。

❖ 可塑性低下の主因は酸化ストレスか？

　では，老化に伴って起こる神経可塑性の低下はどのような要因に

よって生じるのだろうか？　一般に，どのような組織でも，また細胞でも，生体の機能はさまざまな形で低下する。組織機能の老化を説明する仮説には，DNA傷害説，エラーカタストロフ説，クロスリンク説など，さまざまなものがあるが，「擦り切れ」（wear and tear）と「酸化ストレス」（oxidative stress）がシナプスでの機能低下を考える上で有用と思われる。ニューロンは非分裂細胞であるから，ニューロンとニューロンの接点であるシナプスも非分裂性，不変性でほぼ一生のあいだ，その近傍に留まる。むろん構成するタンパク質や脂質膜の代謝回転はある。しかも，スパインのダイナミズムもある。シナプスは動的な構造体である。しかし，平均寿命80年といわれる現在，ヒトの脳の中のおおかたのシナプスはほぼ定位置に80年間，存在しつづけるだろう。構成分子の代謝回転はあるにせよ，その形態が「維持」されなければならないことは確かだ。おそらく，その維持が長い一生のあいだでの「記憶の維持」にも関係している。ひいては，「自分自身である」という自己意識の維持にも関わる。

　シナプスの機能維持にはニューロンだけでなくグリア細胞の寄与も大きい。ニューロンの活動依存的に頻繁に放出される神経伝達物質のリサイクリング（再利用/再取り込み）やシナプス周辺構造の維持にはアストロサイトやミクログリアの機能が欠かせない。しかし，その機能の低下があるとすれば「擦り切れ」的なシナプス退化が起こりうるだろう。

　一方で現在，老化を一般的に説明する有力な仮説として「酸化ストレス」説がある。海馬でのシナプス可塑性，とくにLTPにはさまざまなレベルで過酸化水素や活性酸素が影響を与えることが知られている。可塑性を低下させるとする報告が多いのだが，低濃度の過酸化水素はLTPを増強するというものもある。一般には酸化は弊害的と考えられがちだが，レベルの問題もあるということだ。老化過

程で酸化ストレスがシナプスのどのような分子や構造体をターゲットにそのような変化を誘起するのか，具体的に解き明かした研究例は非常に少ない。

❖ 小脳シナプスの可塑性低下

　第1章でも述べたように，小脳は主として運動記憶をつかさどるが，その皮質構造は入力に関わる顆粒細胞（GC）と出力に関わるプルキンエ細胞（Pk）と最外層の分子層からなる比較的単純な3層構造をしている。顆粒細胞からは外側の分子層へ軸索が伸び，そこで大きく二分して平行線維（parallel fiber：PF）となりプルキンエ細胞の樹状突起にシナプスする。このPF-Pkシナプスには一酸化窒素（NO）に依存する可塑性現象がある。私たちは，このシナプス活動に興味をもち，老若マウスでのLTPについて比較し，その酸化ストレスとの関係について解析を進めた。

　老若マウスの小脳スライスを用意し，プルキンエ細胞の平行線維（PF）を刺激して，プルキンエ細胞の細胞体で電気記録をとる。すると，若齢個体（1カ月齢）では明瞭な（高いレベルでの）LTPが起こったが，老齢個体（20 ～ 24カ月齢）ではLTPは著しく減弱していた（**図6.4**）。海馬で頻繁に観察されたように，小脳のシナプスの可塑性も老化で明瞭に低下することが明らかとなった。

❖ 酸化ストレスが可塑性を下げる

　つぎに，この平行線維からプルキンエ細胞へのシナプス可塑性に酸化ストレスがどう影響するかをみるために，小脳スライスに酸化剤を添加してLTP反応を比較した。すると，LTPは過酸化水素でもクロラミンTでも，酸化剤の濃度に依存するかたちでほぼ完全に抑制された（**図6.5**）。

　他のいろいろな実験の結果もふまえて考えると，この平行線維か

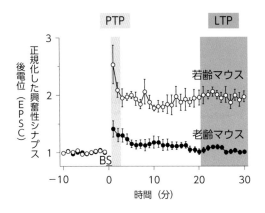

図6.4 小脳での神経可塑性の低下

小脳の平行線維に1 Hz, 60回のバースト刺激 (BS) を与えた後の
シナプス活性を比較した。シナプス活性は, テタヌス刺激後増強
(PTP), 長期増強 (LTP) ともに, 若齢マウスでは高いが, 老齢マ
ウスでは低かった。これは一酸化窒素 (NO) で誘発される小脳プ
ルキンエ細胞のシナプス活動性を比較した実験結果。Kakizawa S
et al. Protein oxidation inhibits NO-mediated signaling pathway for
synaptic plasticity. *Neurobiol Aging.* 2012; 33 (3) :535-545より。

らプルキンエ細胞へのシナプス可塑性は酸化ストレスで阻害される
のだが, その分子機構はチオール基 (SH基), おそらくはタンパク
質のシステインというアミノ酸に含まれるSH基をターゲットとし
ている可能性が考えられた。

❖ 可塑性のはざまで

　この小脳の平行線維からプルキンエ細胞へのシナプスの可塑性は
一酸化窒素 (NO) に依存する。その場合, シナプスのどこかで*S*-
ニトロシル化 (S-NO) という分子修飾を介しているはずだ。そこ
で, 私たちはこの実験系で一酸化窒素を誘導する前後で, 小脳のい

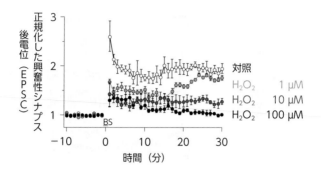

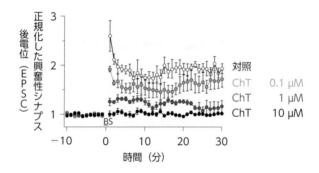

図6.5　酸化ストレスがシナプス可塑性を下げる

小脳スライスを過酸化水素（上図）やクロラミンT（ChT，下図）などで酸化処理すると，その程度に応じて小脳プルキンエ細胞のシナプス可塑性が低下する。つまり，酸化ストレスが神経の活動性を障害する。Kakizawa S et al. Protein oxidation inhibits NO-mediated signaling pathway for synaptic plasticity. *Neurobiol Aging.* 2012; 33（3）:535-545より。

ろいろなタンパク質のS-NOという化学修飾体のレベルを細かく調べてみた。そして，そのレベルをまた若いマウスと老齢マウスとで比較してみたのである。

　すると，若いマウスの小脳でNO誘導するとS-NOが増えるのだ

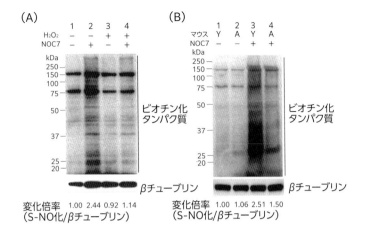

図6.6　老化小脳での機能阻害
老化した小脳ではNOによる化学修飾（S-NO化）が起こらない。
（A）若いマウスの小脳スライスでNOC7という薬剤でNO（一酸化
窒素）誘導すると小脳のタンパク質のS-NO化が進む（1，2レー
ン）。S-NO化したタンパク質が染色され，2レーンは全体が黒く
みえている。しかし，そこに酸化ストレス（ROS）をかけておくと，
その誘導は起こらない（3，4レーン）。（B）若齢マウス（Y）では
S-NO化の誘導が起こるが（3レーン），老齢マウス（A）ではその
誘導が著しく抑えられる（4レーン）。小脳タンパク質のS-NO化が
抑制されている。Kakizawa S et al. Protein oxidation inhibits NO-
mediated signaling pathway for synaptic plasticity. *Neurobiol Aging.*
2012; 33 (3) :535-545より。

が，酸化剤で前処理しておくとそれが消える。老齢動物ではNO産
生を誘導しようとしてもS-NOタンパク質（*S*-ニトロシル化された
タンパク質）はもはや増えない。応答がないか，あってもとても低
い。そういうことがわかってきた（**図6.6**）。

　おそらくは，老齢動物ではすでに多くのタンパク質が酸化されて

しまっている。だから応答しないのだろう。老齢脳では，長いあいだの酸化ストレスによって，反応すべき分子の大事なところが，もう応答できなくなってしまっている。つまり，老化小脳における可塑性低下の原因は酸化ストレスにあると結論した。

老化を説明しようとする仮説はいくつもあった。50 ～ 60年前には群雄割拠というか，研究者ごとにさまざまな仮説が乱立していた。そんな中で，老化は「酸化ストレス」によって起こる，組織あるいはタンパク質などが酸化されることがいけないのだ，そう言いはなったのは米国カリフォルニア大学バークレー校にいたデナム・ハーマン（Denham Harman, 1916 ～ 2014）だった。1956年に出た「老化の酸化説」。それは60年たった今でも，多くの人が納得している。そして，私たちの小脳での実験結果も「老化を主導するのは酸化ストレス」，それを裏づける実験結果だった。

しかし，この小脳での結果からさらに一歩踏み込んで考えてみよう。小脳でのシナプス可塑性の低下の原因は小脳の，とくにプルキンエ細胞の何かのタンパク質が神経刺激（NO刺激）依存性にどこかのシステインというアミノ酸がニトロシル化という化学修飾を受けなければいけないのに，老化脳ではそのシステインのSHという活性基（チオール基）がブロックされてしまっている。SH基とニトロシル化のせめぎあい，それが老化脳での大問題なのだろう。わたしたちの実験結果は，そんなことを暗示していた（図6.7）。

では，いったいどのタンパク質のどこのシステインが重要なのか？　それを知ることが次の課題になっている。これまでの他の研究結果を総合して考えると，可能性として高いのは，小脳のプルキンエ細胞の中で，小胞体からのカルシウム放出や流入に関係する何らかの受容体のシステイン残基でのS-NO化だろうと推測される。老化小脳ではそこが酸化されてしまっていて，可塑性応答が低下してしまうのだろう。それが，老化小脳の可塑性低下の原因と推察さ

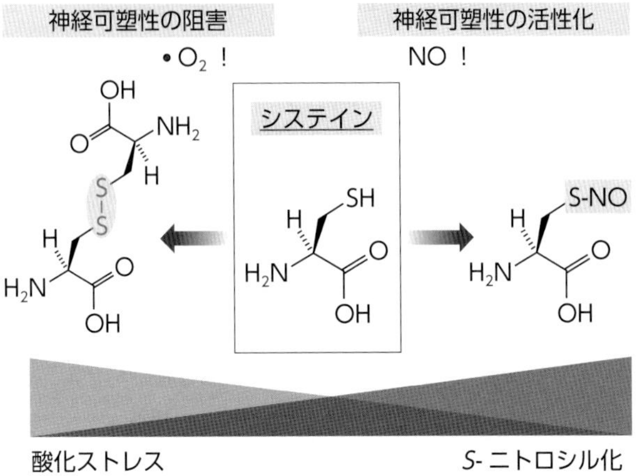

神経可塑性の阻害　　　　　神経可塑性の活性化
　　　　・O₂！　　　　　　　　NO！

システイン

図6.7　酸化ストレスとのせめぎあい
神経細胞の機能性，活動性は酸化ストレスと競合する。生きてい
るあいだに酸化ストレスにさらされるとタンパク質内のシステイ
ン同士が結合して，シスチンとなり機能ブロックがかかる。それ
は一酸化窒素が神経伝達物質として機能するシナプスでは一酸化
窒素（NO）の作用点がシステインのSH基（チオール基）だからだ。
酸化によってそこがブロックされると，機能が障害される。これが，
老化脳での機能低下の一因と考えられる。

れるのである（**図6.8**）。

❖ 寿命遺伝子と神経可塑性

　老化脳では神経可塑性が下がる。その原因は酸化ストレスだ。そ
んなところまで話を進めた。では，寿命を決める要素は老化脳での
可塑性低下に関係するのだろうか？　そこへアプローチするには，
寿命遺伝子と神経可塑性の関係を調べなければならない。
　この20年ほどのあいだにいろいろな「寿命遺伝子」があることが

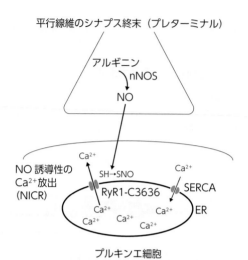

平行線維のシナプス終末（プレターミナル）

アルギニン
nNOS
NO

NO誘導性の
Ca²⁺放出
（NICR）

Ca²⁺　SH→SNO　Ca²⁺

RyR1-C3636　SERCA

Ca²⁺　Ca²⁺
Ca²⁺　Ca²⁺　Ca²⁺　ER

プルキンエ細胞

図6.8　小脳可塑性低下の分子機構（仮説）

小脳皮質内層の顆粒細胞から伸びた平行線維の神経終末（プレターミナル）では，一酸化窒素合成酵素（NOS）の働きでアルギニン分子から一酸化窒素（NO）が産生され，隣接しているプルキンエ細胞のポストシナプス側に拡散して広がる。NOはタンパク質のシステインのチオール基（SH基）に作用してニトロシル化（SNO）を促しタンパク質機能を調節する。ここでは小胞体膜上のカルシウムイオンチャネルの一種，リアノジン受容体（RyR1）への作用を示す。ニトロシル化により活性化したRyR1からカルシウムイオンが放出されるとプルキンエ細胞の活動性が上昇する。これをNO誘導性カルシウム遊離現象（NICR）という。老齢ニューロンでは酸化ストレスが高くSHがブロックされ，ニトロシル化が抑制されてカルシウム遊離が起きにくくなる。酸化ストレスは同じく小胞体膜上にあってカルシウムイオンを取り込むSERCA（サーカ）ポンプの機能性に影響することもありうる。このように神経細胞のカルシウム貯蔵制御の乱れが神経可塑性低下の一因と考えられる。

Kakizawa S, Mori N. Critical roles of oxidative signals in age-related decline of cerebellar synaptic plasticity. In：Mori N, Inhee Mook-Jung (eds). Aging Mechanisms: Longevity, Metabolism, and Brain Aging, Tokyo: Springer, 2015:275-289より改変。

わかってきた。たとえば，ヒトの早期老化症という重篤な病気がある。他の人よりも早く年をとる。老化速度が速い。その結果，寿命も短い。いわゆる「早老症」だが，代表例はウェルナー症候群（Werner syndrome）とハッチンソン・ギルフォード症候群（Hutchinson-Gilford syndrome）だ。ウェルナー症候群は40〜50歳代で，ハッチンソン・ギルフォード症候群は10歳代までしか生きることができない。後者は重篤で，「プロジェリア」ともよばれている。

　これらの病気の原因遺伝子が特定されたのは，それぞれ1995年と2002年だ。これとは別に，線虫やショウジョウバエといった小さなモデル動物を使った実験から非常にたくさんの寿命を変化させる遺伝子の存在が明らかになっている。また，無脊椎動物よりもヒトに近い哺乳動物であるマウスやラットで寿命が変わる遺伝子変異もいくつかわかってきた。それを「老化遺伝子」という言いかたをする人もいるけれども，私はある遺伝子が変異することで寿命が変わる，そういう劇的な変化をもたらすものであるならば，それは「寿命遺伝子」でよかろうと思う。

　とにかく，次の問題は，寿命に関わるそれらの遺伝子，あるいはその遺伝子産物，つまりその遺伝子からつくられてくるタンパク質がニューロンの中ではたらいて，それが神経の可塑性に関わるかどうか，老化脳での可塑性低下に関係するかどうか，それを知ることが大事になってくる。寿命遺伝子，その主流は，IGF-1，mTOR，p66-Shc，SIRT1などである。

　興味深いことに，これら寿命関連遺伝子そのもの，あるいはその関連分子が，成体脳や老化脳での認知機能や神経可塑性に深く関わることがわかりつつある。たとえば，IGF-2は成体脳での記憶定着の起爆剤である。また，SIRT1は脳特異的に発現するミクロRNAの一種miR-134と協調して記憶や可塑性を制御している。さらに，

マウスで唯一，単一遺伝子の欠損で長寿命となったp66-Shcやその神経特異的ホモログ（類縁分子）であるN-Shcも，その遺伝子欠損で海馬神経の可塑性が高まり認知能も亢進する。

　これらの事実は，寿命制御と老化制御が裏腹の関係にあることを暗に示唆しているが，その全体像はまだ不明である。現在は各論的に，いくつかの主要な寿命制御系と老化脳での可塑性制御との関連性が指摘されている状況だが，いずれ包括的なメカニズムが明らかになることが期待される。

　次の章では，このうち，Shc系の寿命関連分子について神経可塑性との関係をみてみよう。

　老化研究の分野で「寿命遺伝子」というと，遺伝子変異で長寿化す
る線虫や酵母での遺伝子の発見や，その後の研究の展開が大きな脚光
を浴びた。インスリン様増殖因子IGF-1のシグナル経路やサーチュイ
ンなどだ。一方で，ヒトの病気には短寿命の遺伝子変異によるものが
ある。早老症とプロジェリアだ。医学的にはそれぞれ，中年期に亡く
なるウェルナー症候群と20歳前で亡くなるハッチンソン-ギルフォー
ド症候群で，いずれも1904年に命名されている。アルツハイマー病
の最初の症例報告は1906年だから，それとほぼ同じような時代だっ
た。大規模なゲノム解析研究の結果，前者はDNA修復系の遺伝子
（RecQ型WRNヘリカーゼ），後者は核膜の構成タンパク質ラミンA
（LMNA）遺伝子の異常に原因があることが明らかになった。それぞ
れ，1996年，2003年のことだった。その遺伝子産物はウェルナー
タンパク質（WRN）とかプロジェリンともよばれる。プロジェリン
遺伝子の発見には米国国立衛生研究所（NIH）の所長だったフランシ
ス・コリンズ（Francis S. Collins）も関わっている。ウェルナー症は
日本でも比較的多く数千人の患者がいるが，プロジェリアは国内では
非常に稀で，世界的にみても数百人の患者数だ。米国には患者が比較
的多く，プロジェリア研究とその患者を支援する財団がある。そのバッ
クアップもあって，一人のプロジェリア患者がTED（テッド）トークをしてい
る。ボストンの南にあるフォックスボロ高校のジュニアで，17歳に
なったばかりのサム・バーンズ（Sam Berns）君の"My philosophy
for a happy life"と題された13分ほどの講演（https://www.ted.
com/talks/sam_berns_my_philosophy_for_a_happy_life）だが，そ
れから2カ月半後（2014年1月10日）に彼は亡くなっている。自分に
残された生命があとわずかであることを知りながら壇上に立ち，自分
の前向きな人生観を明るく強く語ったことを思うと，いたたまれなく

もあるが，非常に貴重なビデオだ。彼の人生には「老い」はなかったかもしれない。だが，その短い「人生」は「寿命」の存在の尊さと重さを改めて教えてくれる。多くの人に見て，また考えて欲しいTEDトークである。財団のレポートによると，先日（2023年10月15日）1億回の再生数に達したとのことだった。サム君の両親はともに小児科医で，子が2歳の時にこの稀な病気に罹患していることを知った。以来，母親のレスリー・ゴードン（Leslie B. Gordon）は原因究明と治療法の開発研究に精力的に関わっている。フランシス・コリンズとのラミンA遺伝子の発見の論文以降，すでに50報以上のプロジェリア関連論文の共著者でもある。現在はボストン近郊のプロビデンスにあるロードアイランド病院の小児科医師でブラウン大学の教授も兼任。その研究には，無論，サム君の細胞も生かされてきたのだろう。この病気のさらなる理解と，いつの日かその克服の日が訪れることを祈る。

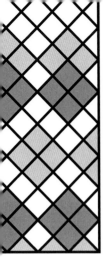

7

脳の中の寿命遺伝子

寿命シグナルと神経可塑性

❖ 時間のパラドックス

おとぎ話では，竜宮城をあとにした浦島太郎は土産にもらった玉手箱を開けると，一瞬にして白髪の老人になった。竜宮では「老化」の時計が止まり，あるいはごくゆっくりと進み，あるタガを外すとそれが急速に進んだ。「老化時計」があるとしたら，それは本来一定のスピードで進むものなのだが，ときに早く，ときに遅くなる。つまり，「制御」が可能なのだ。

では，その「老化時計」はどこにあるのか？　体内である。体内のどこか？　それはよくわからない。そして，それを制御するものは何か？　それが少しずつわかってきた。

いわゆる「概日時計」というものがある。1日24時間，その大まかなリズムを感知する体内時計だ。それは，実は脳内にある。解剖学上で，視交叉上核（suprachiasmatic nucleus：SCN）とよばれる大脳の底辺部分に隠れた小さな領域だ。かつて，デカルトは脳の外面に近く光を受けやすい松果体にいわば「日時計」の存在を予言したが，それは間違いだった。脳底部のSCNのリズムは意外な発

見である。今，このSCNの日時計，つまり概日リズムを刻む遺伝子は判明した。しかし，それは老化とはいっさい無縁である。われわれ人間の，そしてありとあらゆる生き物の「一日」と「一生」の時計は全く別物なのである。

では，一生を刻む「老化時計」はどこにあるのか？　それもやはり脳にあることは間違いない。たぶん，視床下部辺りなのだろうが，現在の科学ではまだ確証がない。われわれは確かに「時間」を感じることができる。早いか遅いか，昨日か明日か，遠い過去か近未来か，瞬時に区別できる。あたかも「時間」をセンスしている（感じている）かのごとくである。しかし，時間は「五感」には含まれない。いわゆる「感覚器」というものがない。今は「ない」と考えているが，ひょっとしたらあるのかもしれない。デカルトがSCNを知らず，われわれはSCNを知っているように。われわれはデカルトより，ある意味で賢い。一日のセンサーはSCNなのだ。しかし，人間の一生を測る時間のセンサーがどこにあるのかを実はまだ知らない。

❖ 大きさのパラドックス

ヒトの一生の時間，つまり寿命には長短がある。同じ人間でも，長寿者もいれば短命な者もいる。美人薄命，悪人世にはびこる，ともいう。しかし，科学的には善人悪人によらず，また美人不美人によらず，寿命を決める要素は他にある。

面白いことに，動物の大きさと寿命はほぼ比例する。つまり，小型の動物は短命で，大型の動物は長命なのである。ネズミは2 〜 3年だが，ブタは20 〜 30年，ゾウは50 〜 70年生きる。

考えてみれば，これは生物学的にあたりまえのことである。動物は成長に時間がかかる。受精，卵割に始まって，哺乳動物の場合は胎内発生ののちに出産，そこからどんどん大きくなって，発達，成長，そして成熟期に至る。そこまで身体が大きくなる。細胞の分裂

に時間がかかるから，大きい動物ほど成熟までに時間がかかる。しかも，成熟のあともまだある。

　ヒトはだいたいティーンエージャーで子を産むことは可能だ。ただ，社会的に晩婚化している。いずれにせよ，生殖年齢までだけ成長するのではなく，見かけ上の「成熟」後も内面的にはまだ「成熟」や「成長」を続ける。産んだ子を保護し，育てるまでのプログラムがはたらいている。だいたい，成長期の倍以上の時間を経て，「閉経」となる。子孫を残す，という観点での生き物の時間の終わりだが，実はその後も社会的に次世代への影響は与えうる。

　とにかく，動物は成長に時間がかかる。そしてその分だけ，一生の時間も長くなる。つまり，寿命は身体の大きさに比例することになる。とすれば，「大きいことはいいこと」なのだが，実はおかしな事実がある。

　大きい人より小さい人のほうが，一般に長生きだ。つまり，生物種間で比較すれば大きい動物より小さい動物が短命なのに，同じ生物種であれば大きい個体より小さい個体のほうが長生きなのだ。肥満になれば短命。栄養飢餓はよくないが，ある程度の栄養が整っていれば，摂取カロリーが低いほうが長生きになる。「容姿端麗」が長生きの秘訣なのだ。これは「美人薄命」と相反する。「美人」でなおかつ「容姿端麗」は難しい。天は二物を与えず，ともいう。

　話を戻そう。生物の体の大きさと寿命の長さには一定の関係があるが，「生物種間」で比較する場合と「生物種内」で比較する場合で様相が全く変わる，ということなのである。進化は，おそらくは，身体がしだいに大きくなる方向へ進んでいる。しかし，その進化した生物の中では，環境への適応の面で，あまり大きくないほうが有利になっている。これには，たぶんストレスとの関係がある。

❖ 寿命の進化と脳の進化

　上述のように，大きな動物ほど長生きなのだが，哺乳動物では体重より脳重のほうがより寿命に比例する。頭の大きな動物のほうが長生きなのだ。哺乳動物の中でも霊長類，いわゆるサルの類で脳が爆発的に進化した。われわれ人間とそれにもっとも近い現存の仲間であるチンパンジーとの分岐は800万年前といわれるが，その間に脳の大きさは約3倍大きくなった。形態的にもさまざまな変化があり，とくに前頭葉の発達が大きい。寿命もだいたい3倍になっている。

　この事実は，脳が寿命を決めている，あるいは少なくとも関与していることを暗示しているのだろうか？　この事実だけからでは何ともいえない。脳にはさまざまな役割があるが，その一つに，ボディコントロールセンターとしてのはたらきがある。自分の身体の状態，つまり，姿勢や内臓の状態を正確に把握し，調節しているのは脳なのである。いわゆる「腹時計」を感知しているのも実は脳なのだ。呼吸や心拍といった生命に必須の制御は無意識下に脳幹部（網様体）によってコントロールされる。体温や食欲などは視床下部という部分でコントロールされる。これら，いわゆる「下位脳」が，ボディコントロールセンターとしての中枢なのである。

　脳のもう一つ大きなはたらきは自分の外の世界を見ることである。見ることそのものは眼を通して行われるが，実感として見ること，すなわち「認知」するのはまさに脳である。いわゆる五感という繊細な感覚を通して脳にさまざまな情報を取り込み，自分のまわりの状況を正確に感知する。そして，自分の次の行動を決める。脳，とくに「上位脳」は，その判断を瞬時にやってのける高速計算機CPUでもある。進化の過程で霊長類の脳はこの認知や判断を高度化することによって，自らの種の生存の可能性を高めたと考えることができる。腕力で強いよりも知力で強い生き物になったのである。

それは生存競争の中で生き延びる可能性を当然高める。そして自然選択を生き抜く。だから，脳が大きければそれだけ生存の可能性も高まる。寿命も長くなる。こうして，頭でっかちな生き物ほど長生きになった。

❖ 老化遺伝子・寿命遺伝子

　寿命は進化とともに延びてきた。その背景には明らかに遺伝子の影響がある。いわゆる「寿命遺伝子」とよぶべきものがあるのである。

　寿命遺伝子，それはその遺伝子産物の機能を通じてヒトを含む生物の寿命に強い影響を及ぼす遺伝子である。別の言いかたをすると，ある種の遺伝子の変異によって生物の寿命が変われば，それは寿命遺伝子といっていい。

　最初にみつかったのは，米国のコロラド大学にいたトム・ジョンソン（Tom Johnson）が1988年にみつけたもので，土壌線虫という体長1 mmほどの小さな無脊椎動物での*age-1*という遺伝子だった（**表7.1**）。線虫の寿命はだいたい2週間程度だが，*age-1*変異体では寿命が80％ほども延びた。その後，カリフォルニア大学サンフランシスコ校のシンシア・ケニオンらが1993年に*daf-2*変異体で寿命がほぼ倍になることを見いだした。

　当初は，それらの遺伝子がいったい何者なのかわからなかったが，その後の研究によって，*daf-2*がインスリン様増殖因子の受容体（IGF-1R）をコードし，*age-1*が，その受容体が活性化されたあと細胞内でシグナル伝達系として機能する PI3K というタンパク質リン酸化酵素をコードする遺伝子であることがわかった。細胞内で相互に関連性のあるシグナル伝達経路にある遺伝子の変異で線虫の寿命が変わる。のちに，それは無脊椎動物の線虫だけでなく，哺乳動物のマウスのそれらの遺伝子変異によっても同様に寿命が変わるこ

遺伝子名	遺伝子の説明	寿命の変化	ストレス耐性
age-1	ヒトPI(3)Kホモログ	65%増加	亢進 (UV, パラコート, 熱)
daf-2	ヒトインスリン受容体ホモログ	100%増加	亢進 (UV, パラコート, 熱)
daf-16 (*FKHR/FoxO*)	Forkhead転写因子	*age-1*を抑制	*age-1*と*daf-2*を抑制
clk-1	酵母coQ生合成に関与する遺伝子のホモログ	40%増加	亢進 (UV)
spe-10	不明 (精子障害)	40%増加	亢進 (UV, パラコート)
spe-26	不明 (精子障害)	65%増加	亢進 (UV, パラコート, 熱)
old-1	受容体型チロシンキナーゼ (推定)	65%増加	亢進 (UV, 熱)
ctl-1	細胞質のカタラーゼ	25%減少	未決定
mev-1	シトクロムbのサブユニット。コハク酸デヒドロゲナーゼ	37%減少	酸素に高感受性
mth	Gタンパク質共役型受容体 (推定)	35%増加	亢進 (UV, パラコート, 熱)
p66-shc	シグナル伝達アダプタータンパク質	30%増加	亢進 (UV, 過酸化水素)
Sir2 (*SIRT1*)	NAD依存性ヒストンデアセチラーゼ	100%増加	亢進 (酸化ストレス)

表7.1　寿命制御遺伝子

遺伝子の変異によって動物の寿命が変わることがある。とくに一つの突然変異によって寿命が延びる例は興味深い。多くは小さな無脊椎動物, 実験室で使われる線虫やショウジョウバエでみつかったが, なかにはマウスでみつかったものもある。遺伝子産物の機能の多くは酸化ストレス応答に関係するものや細胞の代謝変動に関係するものである。

とがわかって，これらの遺伝子は寿命遺伝子としての意義を明確にした最初の例となった。

表7.1に示すように，寿命遺伝子，寿命関連遺伝子は他にもある。その機能はというと，エネルギー代謝系かストレス応答系，あるいは遺伝子修復系に関するものが多い。紙面の都合上，ここではこれ以上述べないが，関心のある人は，他の本，たとえば白澤卓二著『老化時計：寿命遺伝子の発見』(中央公論新社，2002) や石井直明著『分子レベルで見る老化』(講談社，2001)，森望著『寿命遺伝子』(講談社，2021) などを参照してほしい。

老化や寿命に関わる遺伝子があることは，ヒトの早期老化症 (早老症) や百寿者 [センテナリアン (centenarian)] の遺伝子の研究にもつながる。実験動物でのさまざまな遺伝子変異の研究から，寿命に直接関わる遺伝子の存在が明確になってきたのだが，寿命が短く，また実験的な操作もしやすい無脊椎動物のショウジョウバエや線虫といった実験動物では非常に多くの遺伝子変異が寿命に影響することがわかってきた。しかし，われわれ人間にほど近い哺乳動物であるマウスでみつけられた寿命遺伝子はそれほど多くはない (表7.1)。

❖ 寿命遺伝子としてのShc：p66-Shc

マウスでは，Shc とよばれる細胞内のシグナル伝達 (細胞を刺激したあとの反応の仲介をするプロセス) に関わる遺伝子の欠落でマウスの寿命が3割ほど延びた (図7.1)。これはイタリアのミラノの癌研究所のピエール・ジュゼッペ・ペリッチ (Pier Giuseppe Pelicci) のグループにいたエンリカ・ミグリアッチョ (Enrica Migliaccio) が1998年にみつけたものだ。その後の研究で，この変異マウスは，心臓病が減り，頭もよくなり，ストレスへの抵抗性も高まる，といったまさに高齢期のQOLを勝ちとったマウスとな

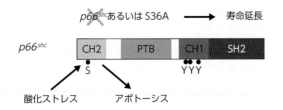

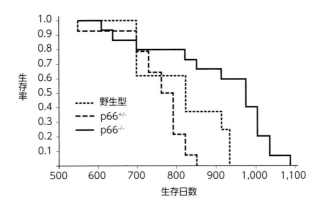

図7.1 *p66-Shc*遺伝子欠損マウスは長生き

*p66-Shc*遺伝子がないマウスは野生型（対照）マウスに比べて寿命が30％ほど延びる。一対，つまり2本ある染色体のうちの片方だけShcがない（ヘテロ）マウスでは寿命延長効果は少ない。寿命曲線（下図）の上にはp66-Shcタンパク質の機能性ドメイン構造の模式図を掲げているが，正常マウスでは酸化ストレスや放射線ストレスがあると，このN末端から36番目のセリン残基がリン酸化されて，細胞死へ向かうシグナルが流れる。つまり，通常の動物では，ストレス下に細胞死へ向かう反応が起こるのだが，p66-Shcがないとストレス下にも細胞死が起こらない。だからストレスに強いマウスとなって寿命が延びたと考えられる。下図はMigliaccio E et al. The p66shc adaptor protein controls oxidative stress response and life span in mammals. *Nature*. 1999;402 (6759):309-313より。

ることもわかってきた。

　それはp66-Shcとよばれるシグナル伝達分子で，細胞内でいろい
ろなはたらきがあると目されるが，中でもとくに重要なのは，その
遺伝子産物p66-Shcが細胞のエネルギー産生に関わるミトコンドリ
ア内膜での酸素ラジカルの産生の元凶となる事実である（**図7.2**）。
そこでのp66-Shcのはたらきを抑えると酸化ストレスが減る。細胞
はストレス耐性となり，動物は長生きになる。長生きだけではなく，
上述のように，種々の老年性疾患も少なく，QOLの高い高齢動物
となった。

　それでは，このp66-Shcの機能が下がるような遺伝子変異をもつ
人がいれば，その人は老化耐性になるかもしれない。その観点で，
ヒトゲノムの比較解析が行われ，多少のSNP（遺伝子の一部が変異
していること）がみつかってはいるが，機能との関係はわかっては
いない。しかし，マウスの結果からすると，p66-Shcの機能を阻害
する薬剤があれば，それは「アンチエイジングドラッグ」となる可
能性がある。こういう方向での研究は，ある意味，即物的かもしれ
ないが，実用面では面白い。誰もが欲しいサプリとなる。

❖ 寿命制御と神経

　さて，このような寿命遺伝子は身体の中のどこではたらいている
のだろう？　この疑問に関しては，寿命研究のモデル動物として利
用される線虫*Caenorhabditis elegans*での研究がヒントになる。
上にはp66-Shcを寿命遺伝子として紹介したが，より広くはインス
リン様増殖因子IGF-1からのシグナルの流れが生物種を越えた，進
化的に保存された寿命制御系と目されている。それが機能するのは
たった2種類のニューロンだという。基本的にはこの線虫での摂食
に関わる栄養感知ニューロンだ。高等動物ではおそらくは視床下部
の神経内分泌的な制御が老化や寿命制御に最も重要と考えられてい

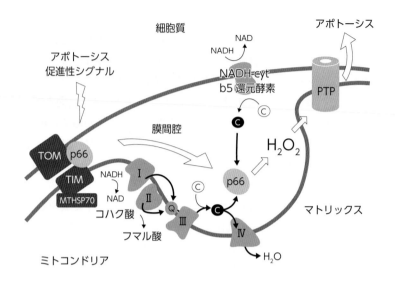

図7.2　ミトコンドリア主導性のアポトーシスにおけるp66-Shcの役割

アポトーシス（細胞死）促進シグナルは，タンパク質透過複合体からp66-Shcの遊離を誘導する。活性型p66-Shcは還元型シトクロム*c*（黒丸のC）を酸化し，過酸化水素（H$_2$O$_2$）産生を誘発する。H$_2$O$_2$によりミトコンドリア膜透過性遷移孔（PTP）が開口して，ミトコンドリアを膨潤化させ細胞死（アポトーシス）につながる。ミトコンドリア外膜上のNADH-cyt b5還元酵素は，還元型シトクロム*c*のもうひとつの供給源と考えられる。Giorgio M et al. Electron transfer between cytochrome c and p66Shc generates reactive oxygen species that trigger mitochondrial apoptosis. *Cell*. 2005;122（2）:221-233より。

るが，まだ確証はない。しかし，ニューロンの重要性は間違いなかろう。

　こう考えると，p66-Shcに関して不可解な事実がある。p66-Shc

は脳神経系での発現がほとんどないのだ。発達期のニューロンでは
p66-Shcは発現しているが，大人になるとニューロンではほとんど
発現しない。しかし，その代わりに神経細胞でだけ発現するShcの
兄弟分の遺伝子，つまりホモログといわれるものが発現している。
これがニューロン特異的なShcである。私たちはこれを1990年代
半ばに同定し，N-Shcと名づけた論文を1996年に公表した。ほぼ
同時期にイタリアのグループがRaiとして記述した。のちに，カナ
ダのグループを中心にShcCともよばれるようになった。この
N-Shc/Rai/ShcCのほかにもp66-Shcと似たタンパク質として
p68-N-Shcがみつかっている。ただし，ニューロンの中でp66-
Shcの機能を担っているかどうかはまだよくわかっていない。いや，
むしろそれとは違う形ではたらいているように思える。

❖ 脳の高次機能とシナプス可塑性

　私たちは最初，ヒトの*N-Shc*のcDNAを同定したが，すぐにラッ
トとマウスのcDNAを得て，それぞれの種での*N-Shc*のmRNA配
列を明らかにした。そして，すぐにマウスの遺伝子をクローニング
した。この遺伝子をなくした場合どのような状況になるかを探るた
めである。いわゆるノックアウトマウスの作製を目指した。かなり
時間をかけて，あと一歩のところまで来ていたときに，カナダの研
究グループが，私たちが目指していたマウスをつくってしまい，神
経系の発達が若干鈍い状態になる，と非常に大きな論文を書いた。
私どもはエネルギーと時間を浪費し，一時は愕然としたが，幸いな
ことに，カナダのグループは脳の研究についてはいっさい手をつけ
ていなかった。一見したところ，何の遜色もなかったからである。
*N-Shc*をつぶしても，マウスは一見普通に生きていた。

　カナダの論文の第一著者が日本人だったこともあり，私たちは彼
と彼のボスと交渉し，そのマウスの脳を調べる許可をもらった。そ

うして，*N-Shc*遺伝子欠損マウスの脳の機能性を探求する共同研究を始めた。すると，意外なことがわかってきた。*N-Shc*の欠損マウスは通常のマウスより「賢く」なっていたのだ。

たとえば，水プールの中でマウスを泳がせると，泳ぎはするが，どこかに休める台のようなものがあれば，それに乗って休む。マウスにはその台がなかなか見えないようにしておいて，直径1 mのプールで試行すると，1日目は台（プラットフォーム）にたどり着くまでにだいたい60秒くらいかかる。同じマウスを2日目にテストすると少し早くなる。3日目はもっと早い。マウスは周囲の景色とこの台の位置をある程度記憶しているからだ。これを「空間記憶」という。これは「モリスの水迷路テスト」というネズミの記憶力テストとして汎用される手法である。このテストで，*N-Shc*遺伝子の欠損マウスは，隠れた台を早くみつけだした。けっして泳ぐスピードが速いのではなく，空間的な記憶学習能力に長けているのである（**図7.3**）。

もう一つ別のテスト，すなわち「新規物体認識テスト」といわれる手法で解析しても，*N-Shc*欠損マウスは対照群に比して新規物体への好奇心が高かった（**図7.4**）。

脳の記憶学習能力に関しては，脳の中で海馬といわれる領域が重要であることがわかっている。そして，その海馬のニューロンの中でとくにCA1領域のニューロンの長期記憶（long-term potentiation：LTP）という現象が記憶学習の定着に必須であることも知られている。そこで，電気生理学的な手法でこの海馬ニューロンのLTPを比較したところ，これまた*N-Shc*欠損マウスはLTPが高い状態にあった。行動学的にも，生理学的にも，*N-Shc*遺伝子欠損マウスでは認知に関する神経活動が高まっていることが明らかとなったのである。

よく生き延びるためには賢くなければならない。社会の中で生き

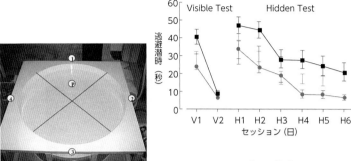

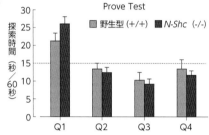

図7.3 *N-Shc*（*ShcC*）遺伝子欠損マウスは賢い：空間学習記憶テスト

（右上グラフ）*N-Shc*遺伝子がないマウス（●）は水面下の台（プラットフォーム，左写真中のPの場所）を探し出すまで時間が，対照群のマウス（■）より短い。つまりPの場所をよく覚えていることがわかる。Visible testはプラットフォームが水面上に見える状態でのテスト，Hidden testはプラットフォームが水面上に見えない状態で行う探索テスト。V, Hのあとの数字は日数を示している。経験を積んで日々，探索時間が短くなることがわかる。（右下グラフ）円形のプールを4区画（Q1 〜 Q4）に分割して，各エリアでの探索時間を比較すると，野生型の対照マウス（■）に比して，N-Shc欠損マウス（■）はPのあるQ1エリアを探す割合が多かったことがわかる。これも位置記憶が正しいことを示している。Miyamoto Y et al. Hippocampal synaptic modulation by the phosphotyrosine adapter protein ShcC/N-Shc via interaction with the NMDA receptor. *J Neurosci*. 2005; 25(7):1826-1835より。

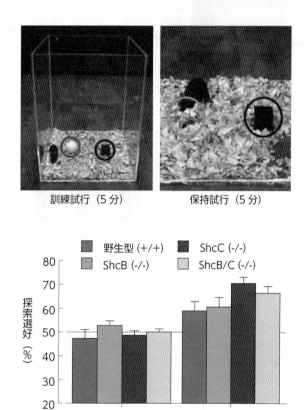

訓練試行（5分） 保持試行（5分）

野生型 (+/+)　　ShcC (-/-)
ShcB (-/-)　　ShcB/C (-/-)

探索選好（％）

80
70
60
50
40
30
20

訓練時　　　保持試行時（24時間後）

（前ページ）**図7.4　*N-Shc*遺伝子欠損マウスは好奇心旺盛：
新規物体探索テスト**

マウスを床敷だけのアクリルケージで3日間慣れさせたあとに，2
つの物体，白色球形と黒色立方体（丸印）を入れて5分間行動観察
する（上左写真）。すると，どちらの物体にもほぼ50%の探索行動
を示した（下左グラフ）。それから24時間後に左側の白い物体を取
り除き，別の物体に置き換え（グレーの丸印），再度5分間マウス
の行動を観察する（上右写真）。すると，マウスはその新規物体に
興味を示し比較的長い時間探索行動（接触）をすることがわかる
（下右グラフ）。物体を投入してからの5分間のうち何パーセントの
時間を新規物体の探索に費やしたかを下のグラフにまとめてある。
左から3つ目の黒色の四角が*ShcC*（*N-Shc*）欠損マウスの結果。一
番左の濃いグレーが野生型の対照マウス。*ShcB*という別の類似遺
伝子の欠損マウスと*ShcB/ShcC*のダブルノックアウトマウスの結
果も入れているが，*ShcC*（*N-Shc*）単独のノックアウトマウスが
最も好奇心旺盛だったことがわかる。Miyamoto Y et al.
Hippocampal synaptic modulation by the phosphotyrosine adapter
protein ShcC/N-Shc via interaction with the NMDA receptor. J
Neurosci. 2005; 25(7):1826-1835および未発表データ（宮本嘉明ほ
か）より。

るにせよ，野生の中で生きるにせよ，それは事実である。この賢い
*N-Shc*欠損マウスはおそらくはよく生き延びているものと思われ
る。ただし，寿命はというと，対照マウスに比べて長生きというわ
けではないらしい。

　いずれにせよ，*N-Shc*遺伝子がない状態で，マウスは普通に生
きるし，より賢く生きる。脳全体，あるいは少なくとも海馬の神経
回路でのニューロンの接着点，つまりシナプスでの可塑性が上昇し
ている，神経化学的にいい状態になっている。私たちは，その後，
脳の海馬を中心に神経形態学の観点から詳細に調べていった。する
と，神経の樹状突起上のスパインに形態変化がみられた。機能的変
化の原因を形態的にとらえ直すことができたのである。

❖ 脳の中のShc遺伝子：*N-Shc*

　脳の中のShcは*N-Shc*である。これが寿命遺伝子の仲間だ。しかしまだ，これがひょっとしてp66-Shcのように生物個体の寿命制御に関わっているか，あるいは少なくともニューロンそのものの寿命に関与しているかどうかわかってはいない。今後は，記憶学習や認知症に関係する海馬だけではなく，栄養代謝に関係する視床下部や運動や歩行の制御にからむ小脳などでのN-Shcの機能性を調べていく必要もある。脳の中の寿命遺伝子の研究はまだ先が長い。

　しかし，ここに紹介した実験結果やその他の研究結果をまとめると，脳の中でのN-Shcの機能性としてつぎのようなことが結論できる。

　N-Shcは記憶学習に関係するグルタミン酸作動性ニューロンにおいて，受容体活性化後のシグナル伝達に関係する。また，N-Shcは第3章で議論したBDNFのような神経栄養因子，ニューロトロフィンが神経を活性化したときに，いち早くTrkB受容体に結合し，細胞内の活性化シグナルを駆動する。N-Shcは神経栄養因子の受容体にも，またグルタミン酸受容体にも作用することから，両者の機能連関に関わる可能性がある。

　神経細胞の膜直下でのそういうはたらきのあと，何が起こるかというと，ひとつ重要なのは神経細胞の樹状突起にあるスパインの形を変えるアクチンの重合を促すことである。その結果，スパインの形や密度が変わる。こういうことが，先の*N-Shc*遺伝子欠損マウスで観察された，記憶学習や好奇心といった高次脳機能へのはたらきにつながる。その分子基盤がアクチン骨格の再編にあると思われる。

　だが，N-Shcの役割はブレーキ役のようだ。N-Shcがないほうがよいのである。これはどういうことだろうか？

　考えられることは，N-Shcは神経の過剰な興奮を抑えるのではな

いか，ということだ。脳の海馬の興奮性ニューロンは興奮が続くと死滅する。通常は，1回の「発火」のあと，すぐに元の安定した状態に戻る必要がある。静かにおちついて，また次の機会にはたらけるよう休むのである。N-Shcがないとその抑える力が弱くなって，その分神経の活動性が高めになり，その結果，記憶学習が高まり，また新しいものへの好奇心も高まったのではないだろうか。

海馬神経における学習記憶能力の亢進は，海馬のグルタミン酸作動性の興奮性ニューロンの樹状突起のスパインが大きく膨らんだり高密度になることと呼応する。スパインの先端部の受容体が集積する場所の面積が広がると，神経伝達効率がよくなり，その分，海馬の機能としての学習記憶能力が高まるというわけである。興味深いことに，*N-Shc*遺伝子のないマウスでは海馬でのスパイン密度が野生型のマウスより高くなっている。また，培養した神経細胞に，*N-Shc*遺伝子を加えると，逆にスパインは減る。こういう結果からも，N-Shcがアクチンの集積状態を変化させてスパインの形を変え，その結果，ニューロンの機能性を変化させる。その結果として，学習記憶や好奇心といった高次脳機能に影響することがはっきりしてきた。

いうまでもなく高齢化社会の中で，認知症の問題は重要である（第4章参照）。その認知症の問題のもととなるのは，脳内での学習記憶のしくみである。だから，N-Shcのような脳の海馬に依存した学習記憶の能力に影響を及ぼすタンパク質やその活性に影響するような薬物は，老化制御分子としてますます重要になるのである。

コラム7　時の記憶

　浦島伝説を思い返すまでもなく「時間」の感覚は不思議なものだ。本文にも書いた通り，私たちは時間を「感覚」として感じている。しかし，その感じ方は，他のいわゆる「五感」とは大きく異なる。五感はすべて感覚器を介して脳へ情報を送り込んで，大脳4葉に分散された一次感覚野で感知されている。それに対して「時間」の感覚処理には「感覚器」がない。思うに，時間感覚は「記憶」の先に存在している。進化上，おそらくは脳内で「記憶」のメカニズムが成立したあとで初めて「時の長短」の区別が可能になったのだろう。ぼんやりとそんなふうに思っていたのだが，最近の脳科学によれば，ネズミの海馬のなかに「場所細胞」があるように「時間細胞」もあるのだという（理化学研究所，藤澤茂義ら）。網膜上の視細胞に光受容体であるロドプシンがあるように，皮膚の細胞にはTRPV1やTRPM8などの温度感知受容体やPIEZO1などの圧受容体もある。しかし，まだ海馬の時間細胞の時間受容体はわかっていない。たぶん，そもそもそんな受容体はなくて，時間認識は「音源定位」や「立体視覚」の脳内メカニズムのように，複数のニューロン間の応答の時間差で処理されているようにも思える。また，音程のマップや視覚マップのような時間マップがあるかどうかもまだ不明だ。しかし，物体などの意味記憶とは別に，時間軸に沿った陳述記憶があるように，時の記憶は他の物事のさまざまな記憶要素とからめて，複雑に処理されているのだろう。そしてどこかに「時の長短」を分別できるしくみがあるのだろう。それは，すでに知られている1日24時間のサイクルである「概日リズム」を刻む*PER1*などの時計遺伝子とはまったく別の遺伝子体系が潜んでいるのかと思う。よく，「時は流れる」というが，その流れは一本の線状で決して三次元的ではないように思うのだが，それができてしまうことを「ワープ」というのだろう。しかし，通常は非現実である（アインシュタイン的ではなく，俗人的思考による限界かもしれない）。海馬での「記憶」形

成のメカニズムの理解に寄与した人物として"H.M."氏の存在が大きい。米国のコネチカット州にいた人だが，子どもの時から難治性のてんかんを患っていて，1953年9月1日，26歳の時に近くのハートフォード病院で海馬全体の摘出手術を受けた。その結果，短期記憶は正常だが，長期記憶の形成ができなくなった人である。手術を手掛けたウィリアム・スコヴィル教授（William Scoville）とカナダのモントリオールにあるマギル大学の神経科学者ブレンダ・ミルナー教授（Brenda Milner）との共同研究で記憶形成プロセスへの海馬の重要性が確立された（『カンデル神経科学 第2版』第52章など参照）。このように神経科学の領域ではある意味ではとても著名な"H.M."氏は，大きな脳損傷にもかかわらず82歳まで生きた。そして，死後，ヘンリー・モレゾン（Henry Molaison，1926 ～ 2008）と実名公表された。面白い逸話として，ミルナー教授が脳研究のため"H.M."氏に会うたびに自己紹介をしなければならなかったという。顔や人の認識も含めて，長期記憶がなければ毎日が新鮮だったことだろう。幼少期に記憶した自分の誕生日は覚えていても，手術後の年齢は記憶できないだろう。そのようなわけで，"H.M."氏自身は高齢になって介護施設に入りはしても，比較的若い感覚で生きていたらしい。「失われた記憶」と裏腹に，幸か不幸か，おそらく「老いる」という感覚はなかったのだろうと思われる。

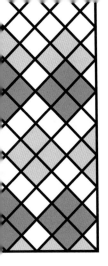

8

ニューロンの骨組み

神経骨格からの老い

❖ 忍び寄る老い：骨組みがあぶない

　週末にショッピングモールを歩いていると，ふと感じることがあった。どうも右足がじんわりとしびれる。そのまま歩きつづけるとだんだんと辛くなる。どこかに座ってみる。すると少しいい。だが，歩き出すとまた同じだ。なぜか少し前かがみに歩いてみると，ちょっとは楽になるようだった。普段，大学へバス停から歩くときには何とも感じていなかったのに，どうしてだろう？　いつもと靴が違うからだろうか？　きっとこの靴が悪い，そう思って1足捨てた。だが，別の靴にしても，次の週末も同じだった。きっとショッピングモールが悪い。そう思ったが，何ともしようがなかった。

　半年か1年ほど，そんな調子でなだめなだめ歩いていたが，あるとき意を決して医者に診てもらった。問診を受けて，レントゲンを撮る。横になったり，うつ伏せになったり，また大きくかがんで横になる。右，そして左。検査技師にいわれるままに我慢して耐えた。そして，診断が下った。「腰部脊柱管狭窄症」。立派な病名をもらって，とぼとぼと病院をあとにした。

腰部脊柱管狭窄症というのは，長く立って歩いていると背骨が血管や神経を圧迫して下肢がしびれてくる病気だ。まさに週末のショッピングモールでの私の状態だった。若いときにはそれはない。年をとってくるとそうなるらしい。寄る年波には勝てない。ひどくなると手術をする人もいるらしいが，まだそこまではよかろう。老いが忍び寄っている。

　だが，これは一種の「進化病」だ。人間が直立歩行をするようになって，寿命も延びたからこんなことになるのだ。「文明病」なのだ，と誇らしく自分に言い聞かせながら，仕方なくあきらめて，その背骨と一緒に生きている。

　これは背骨に忍び寄る老化の徴候だが，老化脳でも似たようなことがある。アルツハイマー病でもパーキンソン病でも，神経変性疾患というものは，神経の「骨組み」が崩れる病気なのだ。

❖ 神経骨格：脳の回路を100年保つ屋台骨

　ニューロンの中にも「骨」がある。いわゆる神経骨格というものだ。ニューロスケルトンといってもいい。神経細胞の長い軸索や樹状突起の骨組みをなす。メインな骨組みだけでなく，太さの異なる，大まかにいって3種類の骨組みがある。微小管，中間径線維，細線維の3種類だ。別名，マイクロチューブル，ニューロフィラメント，アクチンともいう（図8.1）。

　すでに第2章でみたとおり，脳内のニューロンはヒトの一生とともに生きる。つまり，80年でも100年でも120年でも生きる。第6章や第7章でみたような，いわゆる「神経可塑性」があり，老化脳の中では多少神経回路の再編があるにせよ，おおかたのニューロンは幼少期のネットワークを維持する。少なくともその枠組みは堅持する。つまり，ほとんど同じところで，同じような別のニューロンと手をつないで，シナプスを維持し，ときに少しだけ改変しながら，

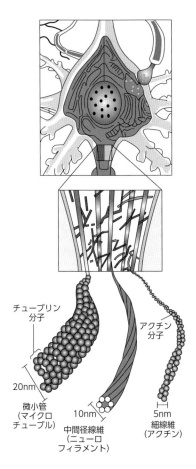

チューブリン
分子

アクチン
分子

20nm

微小管
（マイクロ
チューブル）

10nm

中間径線維
（ニューロ
フィラメント）

5nm

細線維
（アクチン）

図8.1　ニューロンの細胞骨格

神経細胞の中には大きく3種類の細胞骨格がある。太い順に微小管
（マイクロチューブル），中間径線維（ニューロフィラメント），細
線維（アクチン）である。いずれも小さなタンパク質の重合体で，
円筒形ないしらせん状の構造体で，直径20 nm，10 nm，5 nm
ほど。軸索の先端部分や樹状突起上のスパインにはアクチンが多
い。加藤宏司ら監訳. ベアー コノーズ パラディーソ 神経科学：脳の探求.
東京：西村書店，2007より。

老いた脳の中でも機能しつづける。ここにおいて，長い軸索や樹状突起の中に，微小管というチューブリンの長い管がいくつも走っている。その骨組みがしっかりと維持されなければ，脳は100年，とてももたない。

マイクロチューブル，ニューロフィラメント，それにアクチン。これら3種の神経骨格がしっかりと構造を保つからこそ，ニューロンがニューロンとしていられる。神経骨格，それは老いゆく脳の神経回路を100年保ちつづける重要な屋台骨なのである。

❖ 構造可塑性の本体

脳が機能しつづける，環境に適応して，外界の状態にあわせて，脳が変化しながらも生きつづける，そのしくみの中心は「神経可塑性」だった（第6章，第7章）。これには「機能的な」可塑性と「構造的な」可塑性とが区別できる。だが，その両者は裏腹の関係にある。機能変化の陰には，必ず構造レベルでの微細な変化があるものなのだ。学習・記憶のような高次脳機能，そのはたらきを保障する。長期増強 (long-term potentiation：LTP) や長期抑圧 (long-term depression：LTD) は，いわゆる機能的可塑性の部類なのだが，今ではそれは樹状突起のスパインレベルでの構造変化に起因することがわかっている。ニューロンの神経骨格を微細に変化させる，それが神経の情報伝達の基礎となる。構造可塑性の本体は神経骨格，とくに微小管やアクチンの構造変化なのだ。

❖ 微小管という新幹線レール

微小管は，「微小」といいながら，実は3種類の神経骨格の中で一番太い線維である。直径が20 nm（1 mmの50,000分の1）くらいの中空の円筒のような長いパイプだ。αチューブリンとβチューブリンという似た形の二つのタンパク質が一緒になって，そのα，β

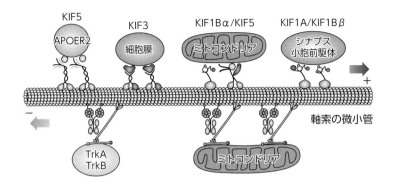

図8.2　微小管の上での物質輸送

ニューロンの軸索や樹状突起の中ではさまざまな物質の輸送が行われる。微小管のレールの上をキネシンやダイニンという分子が荷車（カーゴ）となって細胞小器官（オルガネラ）や小胞を運ぶ。ニューロンの細胞体（中心部）から突起の先端の方向へ運ぶ（図の左から右へ）のが「順行性」，反対に突起の先端部分から細胞体の方向への輸送（図の右から左へ）は「逆行性」の輸送という。基本的にはキネシンが順行性輸送を，ダイニンが逆行性輸送をつかさどる。Hirokawa N et al. Molecular motors in neurons: transport mechanisms and roles in brain function, development, and disease. *Neuron*. 2010;68(4):610-638より。

チューブリンのユニットが無数に重合して長いチューブをつくる。これがニューロンの中での物質輸送のレールとなる。いわば，神経細胞の中の新幹線レールのようなものだ。ミトコンドリアや神経伝達物質を含んだ神経小胞の袋も，リボソームやRNAも，みなこの微小管のレールの上を移動していく（**図8.2**）。

　担ぎ手はキネシンとダイニンとよばれるタンパク質だが，これが荷車のようになって微小管のレールの上を行ったり来たりする。一般的に，キネシンは「順行性」，ダイニンは「逆行性」といわれる。神経細胞の核のある中心部，細胞体から神経突起の末端方向に行く

のが順行性，軸索終末から細胞体へ戻るのが逆行性だ。核のある細胞体を中心に，いわば「下り線」「上り線」があるようなものである。キネシンは下り線の，ダイニンは上り線の貨車だと思えばいい。キネシンは運ぶ相手によって使い分けられるいろいろな種類がある。いわゆるキネシンファミリーという分子群だが，その研究は，世界的にみても，最初の発見からずっと東京大学の廣川信隆教授の研究室の独壇場である（図8.2）。

　微小管は単純にいえば，α，βチューブリンからなる中空のチューブなのだが，そのまわりに状況に応じて修飾分子がからみついている。いわゆる微小管関連分子，微小管付随分子だが，それにはMAP2やτとよばれるタンパク質がある。

　ニューロンの骨組みを考える上で，このMAP2とτは非常に重要な分子だ。MAP2は完全に樹状突起にしかない。τは逆に，軸索にしかない。別の言いかたをすると，MAP2は樹状突起のマーカーになり，τは軸索のマーカーになる。顕微鏡下でτの抗体で神経組織を染めてみて光るところは軸索，MAP2抗体で染まるところは樹状突起，ということになるのである。

　MAP2とτの他にも微小管付随タンパク質がある。LC3という軽鎖サブユニットはMAP2a，MAP2bの端っこに結合する小さな分子である。先のキネシンやダイニンという担ぎ手の分子も広い意味での微小管関連分子である。とにかく，新幹線レールのまわりには他にもいろいろな役者がいて，神経細胞の中の幹線に沿っての物質輸送や代謝を担っているのである。分子的な代謝回転はあるにせよ，とにかく，そのレールはずっと続いて，一生の間しっかりと維持されなければならない。

❖ レールの制御因子：重合因子 vs. 崩壊因子

　ヒトの一生のあいだ，たとえば，80年も100年もこのレールが

そのままあるとするといろいろな傷害を受けるだろう。酸化ストレスもある。近くのニューロンが過興奮してあたかもやけどを負うような状況もあるかもしれない。ずいぶん錆びて古ぼけたレールになってしまうかもしれない。地方に残された廃線のように，レールの間に雑草が繁茂してしまうかもしれない。

　実は，そうならないようにこのレールは常に補修されている。ずっと安定に存続しているようにみえるのだが，実際には非常にダイナミックに造られたり壊されたり，伸びたり縮んだり，休みなく改築，改造がなされている。これを「動的不安定性 (dynamic instability)」という。それをやってのけるのが微小管レールの制御因子，チューブリン重合促進因子と，重合したマイクロチューブル (微小管) の崩壊因子だ。それぞれいくつもの種類がある (図8.5参照)。

❖ 突起を伸ばす：NGFからSCG10へ

　神経発生から神経老化を考える上で，神経成長因子NGFと神経栄養因子BDNFの重要性についてすでに書いた (第3章参照)。リタ・レヴィ・モンタルチーニがみつけたNGF，それと兄弟分だが，成熟脳，老化脳でより重要なはたらきをするBDNF，神経回路再編にも神経の機能的な可塑性応答にもなくてはならないものだ。

　神経発生の初期にNGFがはたらいて神経突起が伸びるとき，SCG10という分子が神経細胞の中で活発に利用されることも述べた (第3章)。SCG10は神経系が形成される段階で，未熟な神経細胞が神経板のある背中側から腹側へ移動していきながら神経突起 (樹状突起と軸索) を伸ばし，最終的な位置にたどりつき，またしかるべきターゲットに神経終末，軸索の先端部を落ちつける，その過程で非常に強く発現する。成長期のニューロンになくてはならないものだ。この時，先にあげた神経骨格の，とくに微小管が長く伸ばされていく。だが，第3章で書いたNGFがSCG10をどういうふ

うに発現誘導するのか，そのしくみを探っている頃，SCG10がいったい何をしているものなのか，皆目見当がつかなかった。神経の突起が伸びる，そのときには微小管も伸びる，そしてなぜかSCG10の発現が高くなる。だからSCG10のことを単に「神経成長関連因子」あるいは「突起伸展関連因子」とよんでいた。

　私たちはSCG10の機能について，当時同様に注目されていたGAP43 (growth-associated protein 43) と似たようなものと考えていた。多くの人が研究していたGAP43，こちらも突起伸展の時期に発現が高まるのだが，具体的に何をしている分子なのか，誰もわからずにいた。

❖ カエルの卵割，細胞分裂からのヒント

　科学研究をしていると，ときに幸運の矢がどこからともなく降ってくることがある。自分がその矢を放てればいいのだが，往々にして見ず知らずのところから飛んでくることのほうが多い。だが，それらの矢を「幸運」と認めるかどうかは，受け手の受け取りかた次第だ。

　米国から帰国して1年，SCG10の発現を神経細胞に限定する転写因子NRSFの遺伝子配列と格闘しているときに，ふっとその矢が舞い降りた。それはCellという，分子生物学領域の研究者であれば誰もが知る最高峰の科学の専門誌だが，そこに出た論文の最初の図に私は釘付けになった。サンフランシスコで，細胞の分裂のしくみを研究していたティム・ミチソン (Timothy Mitchison) のラボの大学院生リサ・ベルモント (Lisa Belmont) の実験だ。彼女はカエルの初期発生で卵割のステージに発現が高く，細胞分裂の，とくに分裂期に現れる分子を追っていた。

　細胞分裂のステージでは，カエルでもヒトでもマウスでも，とにかくDNAの複製が起こり，染色体が2倍になり，その2倍になった

染色体のセットが細胞の両端に引っ張られていく。その後，細胞が二分する。1個の母細胞が2個の小さな娘細胞になる。いわゆる細胞分裂のM期，分裂期に染色体を両方向に引っ張っていくのは微小管だ。これはニューロンでなくてもすべての細胞にある。ニューロンでは樹状突起や軸索の中に常にあるのだが，細胞分裂の時に一過的に現れるこの染色体を分配する微小管は「紡錘糸」とよばれるものだ。名前は特殊でも化学的には微小管である。

このベルモントとミチソンの論文では，カエルの卵の抽出物を使って，この紡錘糸を一瞬にして消してしまう要因を精製して突き止めた。するとそれは，Op18あるいはスタスミンとよばれているタンパク質だったというのである。細胞分裂のときに，染色体が二分される。その染色体が微小管の束の紡錘糸で両方向に引っ張られていって，そのあと細胞膜の貫入が起こる段階で，役割の終わった紡錘糸がすーっと消えていく。その因子を精製してみたらOp18/スタスミンだったというのだ。そうして，彼女らはこの論文の中で，このOp18/スタスミンが試験管の中でも人為的につくった微小管を一気に壊す崩壊因子であると結論づけた。単純な崩壊因子ではなく，専門的には微小管のカタストロフ（つまり崩壊への道筋）を増強するタンパク質で，実際にα，βチューブリンのダイマーに結合することも示した。

これはCellという雑誌に出たこともあって，多くの細胞分裂の研究者たちを驚かせたにちがいないが，神経にしか興味のなかった私をもあぜんとさせた。なぜなら，このスタスミンというのはSCG10と配列が非常によく似ている，兄弟分の分子だったからだ（図8.6参照）。いわゆるホモログという。第3章でみたNGFとBDNFのような関係。タンパク質のアミノ酸配列の類似性が高い，ホモロジーが高い。そういうことで，進化的に由来が同じと考えられるものだ。SCG10はニューロンにしかない。しかし，スタスミ

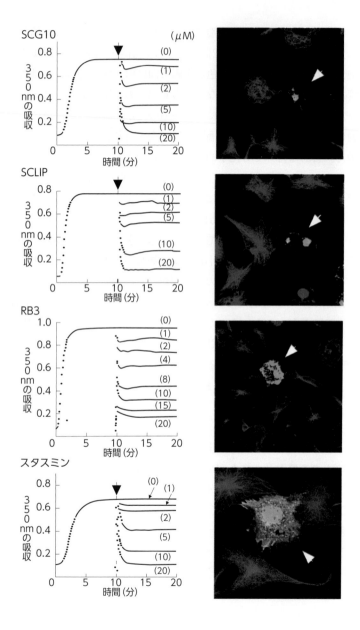

（前ページ）**図8.3　微小管崩壊因子としてのSCG10ファミリー**

SCG10に類似した分子として，神経系以外の細胞にも共通に存在するスタスミンのほかに，比較的神経細胞（ニューロン）に多いSCLIPとRB3がある。シャーレ上の培養細胞の細胞骨格の微小管を「赤」で蛍光染色し，それぞれの遺伝子導入された細胞を「緑」で表示すると，SCG10などが強制発現された細胞（白の矢じり）では微小管のネットワークが壊れていることがわかる。その横のグラフは精製した微小管タンパク質の崩壊活性を試験管内で定量的に比較した実験結果。いずれの分子もほぼ同等の微小管崩壊活性があることを確認した。Mori N, Morii H. SCG10-related neuronal growth-associated proteins in neural development, plasticity, degeneration, and aging. *J Neurosci Res.* 2002; 70(3):264-273より。

ンはどの細胞にもある。どの細胞も必ず，少なくとも初期には分裂をする。だからすべての細胞がもっているのだ。

　この論文をみつけたその日，SCG10の発見から十数年，解けなかった謎が一瞬にして解けた気がした。SCG10は神経に特異的な微小管の崩壊因子だったのだ。いや，まだ誰も証明していないのだが，このUCSF（カリフォルニア大学サンフランシスコ校）からのベルモントとミチソンの論文がそれを明確に示唆している。あとはそのアイデアを試すだけだ。

　NRSFの仕事に忙しく，また人手もさしてないので時間はかかったが，私たちはその後，神経特異的に発現しているスタスミンのホモログ，SCG10だけでなく，そのころ他にもみつかってきていたSCLIPやRB3という似た仲間も，みな微小管崩壊活性があることを確認した（図8.3）。

❖ 崩壊因子が突起を伸ばす?

試験管の中で試しても微小管が消える。細胞の中で試して,顕微鏡でみても微小管が消える。微小管が消えて,私の中に何かずっとひっかかっていたわだかまりが,すーっと消えた。疑問が解けて,少しすっきりとした。

それはそうなのだが,何かおかしい。SCG10は神経の突起を伸ばす因子だ。それがどうして微小管を壊してしまうのだろう? これでは突起が伸びるわけがないではないか?

❖ リン酸化マジック, リン酸化ミミック

これにはトリックがある。生物学の常なのだが,タンパク質は必ずといっていいほど何らかの「修飾」が入る。多くはリン酸化だ。スタスミンの場合も,分子中に4カ所,リン酸化修飾されるセリン残基がある。そこがキナーゼという酵素によってリン酸化されると,α,βチューブリンに結合できなくなってしまう。すると,微小管の崩壊活性がなくなる。要は,スタスミンの活性がリン酸化によって制御される,「リン酸化マジック」があるのである。

神経特異的なSCG10でも同じことなのだろう。実際,SCG10の配列をみても,スタスミンとほぼ同じところにリン酸化可能なセリン残基がある(図8.6参照)。実験上は,そこに何かのキナーゼ,つまりタンパク質リン酸化酵素でリン酸基を入れることも可能なのだが,簡便には「リン酸化ミミック」という方法を使う。ミミックとは「まねをする」ということだ。

セリンというアミノ酸(一文字の記号Sで表される)をアスパラギン酸(D)かグルタミン酸(E)に変えてしまうのだ。この二つのアミノ酸は「酸性」の性質をもつ。そしてだいたいセリンにリン酸基が入ったくらいの大きさでもある。だから生体内で,あるいは細胞の中で実際に起こっているはずのセリン残基のリン酸化とは若干

異なりはするが，大まかには似たような状況になる。

それを期待して，SCG10分子のリン酸化可能なセリン (S) をグルタミン酸 (E) に変えたものをつくる。これは試験管内で遺伝子に変異を導入してつくるのだが，いわゆる分子系の研究室では頻繁に行われることだ。こうして，本来のSCG10 (wt，これをワイルドタイプ/野生株という) と変異させたSCG10 (4S/E，4カ所のSをEに変えたもの) をニューロンに遺伝子導入して調べてみると，案の定，SCG10 (wt) では微小管が壊れるのに，SCG10 (4S/E) では壊れなかった (図8.4)。

❖ 微小管のカタストロフとダイナミズム

それでもまだ何か腑に落ちない点がある。リン酸化されたSCG10は微小管を壊せない。微小管はそのままだ。そして，リン酸化していないSCG10は微小管をぼろぼろにしてしまう。強力な崩壊因子だ。発達期の神経細胞に，そのようなものがあったとしても，どうして神経突起が伸びるのか？

その疑問に対しては，SCG10はそれ単独で突起伸展，つまり神経骨格の主軸である微小管を伸ばすものではない，というのが正しい回答だ。少し前にあげた「重合促進因子」というものがある。たとえばCRMP2，これは微小管を安定化させる。微小管の重合反応というものは，一方的に重合とか崩壊というものではなく，非常にぶらぶらしたものというか，重合方向の動きと分解方向の動きが短時間に常に起こっていて，ある時間内で平均的にみると，それは重合方向にシフトした，あるいは分解方向にシフトした，そのような具合に反応が進むものなのである。これを「動的不安定性」とか「微小管のカタストロフ」という。そのカタストロフを促進する方向にはたらくのがスタスミンだった。それがニューロンの中ではSCG10ということだ (図8.5)。

Ser → Ala
SCG10-S50/62/73/97A
（非リン酸化型）

Ser → Glu
SCG10-S50/62/73/97E
（PKA/MAPK-リン酸化型）

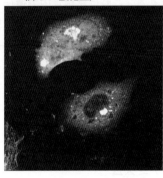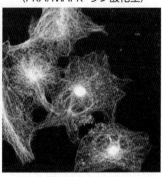

図8.4　リン酸化修飾が崩壊活性を調節する
リン酸化のないSCG10を細胞に導入すると細胞内の微小管は壊れ
る（左図）。SCG10がリン酸化したものと類似したタイプ（Glu）
だと微小管は壊れずに細胞内部で線維が広がってみえる（右図）。
SCG10に4カ所（50, 62, 73, 97の位置）のリン酸化部位があるこ
とを示す。Mori N and Morii H. SCG10-related neuronal growth-
associated proteins in neural development, plasticity, degeneration,
and aging. *J Neurosci Res.* 2002;70(3):264-273および未発表データ
（森井博史ほか）より。

　微小管の世界は常に揺らいでいる。安定と不安定が常に共存する
世界。安定化因子と不安定化因子とが一緒になってはたらく。そう
して，「動的安定性」というよりもむしろ「動的不安定性」の世界の
ほうが重要，というようなおかしな世界観をもった世界なのである。

❖ 伸びる，曲がる，また伸ばす：SCG10ファミリーによる神
　経骨格の制御
　さて，細かいメカニズムはこのくらいにして，SCG10やそのホ

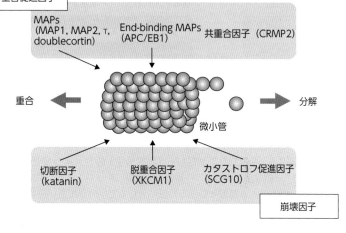

図8.5　微小管の安定性の制御
微小管は小さな球状のチューブリンというタンパク質（αとβ）の重合体だが，その重合を助ける重合促進因子と，逆にそれを壊してしまう崩壊因子とがある。そのバランスでダイナミズムが決まる。CRMP（クリンプ）は促進因子，SCG10は崩壊因子だ。

モログ（類縁分子）のニューロンや脳神経系でのはたらきに話を戻そう。

先にも少し書いたが，ニューロンで発現しているSCG10のホモログにはSCLIP（SCG10-like protein，SCG10様タンパク質）とRB3とがある。実は，どの細胞にもあるスタスミンは，当然，ニューロンでも発現しているので，ファミリーは全部で4種類になる（図8.6）。ほとんどのニューロンはこのSCG10ファミリーのいくつかの分子種を発現しているのだが，大まかにいうと，比較的大型のニューロンはSCG10を発現し，小型のニューロンはスタスミンを発現する傾向がある。前者は遠隔性，投射性のニューロン，後者は

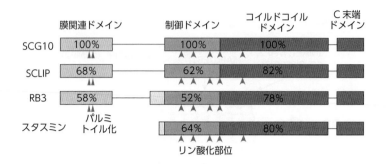

図8.6　SCG10ファミリー（類縁分子）のドメイン構造
大きく3領域に分かれる。一番左が細胞膜にくっつく部分，中央が
リン酸化による制御を受ける部分，そして左半分が細長い円筒状
のコイル様の部分。ニューロンで発現する上の3分子は膜につくド
メインがあるが，どの細胞でも使われるスタスミンにはそこが欠
落している。

近距離へ投射する介在性のニューロンである。また，記憶学習に重
要な海馬ではSCG10の発現が多く，スタスミンは低い。しかし，
情動の中核である扁桃体，とくに外側核ではスタスミンが非常に多
く発現している。

　SCLIPとRB3についてはどちらかというと誘導性で，通常は発現
が低いが，何かの刺激に応じて発現量が上がる。発達期のニューロ
ンで明らかだったように，SCG10は軸索や樹状突起になる前の神
経突起の成長円錐，突起の先端部分での発現が強い。研究室で培養
したニューロンで，siRNAという特殊な技術を使ってSCG10の発
現量を下げる操作をすると，成長円錐がさらに大きくなる。一方，
SCLIPの発現を下げるようにすると，軸索のブランチング，つまり
側枝の数が増える。このことから，SCG10は神経突起が前方へ進
むことの制御に関わり，SCLIPは神経突起が横に伸びること，ある

いは方向性を変えるときの制御に関わると考えられる。いずれも微小管の先端部分のダイナミズムを制御することで，このような前方突進なり方向転換をリードするのだろう。

　これらはいずれも脳の海馬ニューロンでの話だが，小脳でも類似した現象がある。すでに第1章でみたように，小脳は姿勢制御や運動記憶の中枢だが，小脳皮質の層構造は3層構造で，その2層目にプルキンエ細胞という非常に豪華な扇のような樹状突起を張り巡らす大型のニューロンがある。その樹状突起の分岐にはやはりSCLIPがはたらいている。

　一方，私たちは眼の網膜から伸びる視神経の部分切断後の再生過程でBDNFやCNTFなどの神経栄養因子による突起再生過程での応答を調べたところ，SCG10やSCLIPの発現は変わらず，RB3が特異的に誘導されることがわかった。

　このように海馬，小脳，網膜などの脳のさまざまな領域，あるいはシステムごとに多少傾向は異なるが，SCG10，SCLIP，RB3それぞれが神経細胞の突起伸展や再生，回路形成の過程ではたらいていることがわかった。

❖ 発火と火消し：SCG10ファミリーによる神経活動の制御

　いきなり発火とか火消しというと何のことかと思うかもしれない。「発火（firing）」とはニューロンが興奮することなのだが，それが行き過ぎる，あるいは一過的に収まらずに少し持続することを「発作（seizure）」という。それが延々と続いたり，頻発する病状を「てんかん（epilepsy）」という。時に，epileptic seizureというような言いかたもあるが，これはそのまま「てんかん性の発作」と考えていい。それが極度に強くなると“convulsion”「痙攣」あるいは「ひきつけ」となる。いずれも，記憶学習に関係する興奮性ニューロンが詰まった脳の海馬の錐体細胞の活動性に起因するのだが，い

わゆる「脳卒中 (stroke)」に関係する病態である。

　海馬の研究でよく発作モデルが利用される。私たちはラットにカイニン酸を投与してその後の海馬でのSCG10の4カ所のリン酸化の度合いを，それぞれの部位に特異的に反応する抗体をつくって比較してみた。ここで使うカイニン酸とは，グルタミン酸受容体の一種，カイニン酸受容体を活性化する薬剤で，海馬ニューロンの興奮剤である。すると，SCG10の微小管崩壊活性を制御する4カ所のセリン残基のうち，73番目のセリンだけが特異的にリン酸化されることがわかった。その反応はMK-801というNMDA受容体の阻害剤があると消えるので，その受容体を介した反応，つまりグルタミン酸受容体の興奮後の応答と理解できる。カイニン酸を投与してから15 ～ 60分後の初期に起こる現象なので，神経回路の再編とかではなく，むしろ過興奮したニューロンの軸索なり樹状突起の微小管の崩壊に関係する応答だろうと解釈している。

　このように脳海馬での興奮性の発作の状況で，ニューロンの微小管制御に関わるSCG10が応答することをみたが，カリフォルニアのベンチャーのグループは，ラットでの海馬の発作後，SCG10ファミリーメンバーの中ではRB3の誘導がかかる，発現が増強されるという結果を出している。先の，私たちの結果ではSCG10の量的な変動はみられず，リン酸化部位特異的な，つまり質的な応答をみたものだった。いずれにせよ，このように海馬での機能的な可塑性応答の中でもSCG10ファミリーの活動性は変化することがわかっている。

　この項の標題に「発作」「発火」に対して「火消し」と掲げたが，これはここでは多少語弊があるのを承知で出してみた。火消しとは火を消すことだが，ここでは「消去」を意味している。より具体的には記憶の「消去」である。よく知られたことだが，海馬 (hippocampus) は学習記憶の装置，扁桃体 (amygdala) は情動

の中枢で, とくに記憶にからんでは「恐怖学習, 恐怖記憶」に関わる。海馬でも扁桃体でも, 「記憶」があれば, のちに「消去」がある。記憶の形成のメカニズムに比べて, 記憶の消去, つまり忘却のメカニズムはまだあまりわかっていない。

❖ 扁桃体での恐怖学習におけるスタスミン

しかし, たいへん興味深いことに, スタスミンが扁桃体での恐怖記憶の消去に関係していることが明らかになっている。脳でスタスミンを発現できなくなった遺伝子欠損マウスではいったん形成された恐怖記憶をすぐに忘れやすい。危険な箇所でもあまり怖がらない。これはいわゆるPTSD（心的外傷後ストレス障害）との関連で議論できる。スタスミンがない状態がたぶん立ち直りが早いだろう。ということはスタスミンの阻害剤が有効かもしれない, という考えかたへつながる。

スタスミンの発現は扁桃体の中ではとくに外側核で強い。そこは内側核や基底核よりも機能的に上位にあり, いわば扁桃体の司令部とみていい。スタスミン遺伝子欠損マウスでは, 海馬依存的な学習記憶は何ら障害されないが, 扁桃体依存的な恐怖記憶の形成には変化がある。しかも, 教えられてわかるような（たとえば, お化け屋敷に入ると必ず怖いことが起こりそうだというような）, これを専門用語で「文脈性の」あるいは「文脈依存的な」恐怖学習というが, そのようなものでも, また, 内在的なあるいは本性的な, つまり学習せずとも自然に感じうる恐怖（たとえば, 火事や大地震, 大津波や, 溺れてしまうというような恐怖）の形成にも, このスタスミン遺伝子欠損マウスは障害があった。つまり, あまり恐怖を感じない, そんなマウスになった。

本来, 恐怖を感じることは危険回避にもつながるので, 生存には必須の要件である。恐怖を感じないことは, またPTSDにもなりに

くいことは，良いようでもあるが逆に危なくもある。だから，簡単にこういう実験結果から，じゃあスタスミンのはたらきをブロックするような薬剤を開発しよう，そしてそれを殺人事件や重篤な交通事後の被害者や，あるいは大震災後の被災者へ適用したらどうか，PTSDに苦しんでいる人たちへの恩恵になるのではないか，そんな発想が生まれるかもしれないが，そのような介入へは慎重でなければならない。生命の本質，本来あるべき姿も考慮しながら，科学者の倫理性が試される案件でもある。

❖ 海馬での学習記憶におけるスタスミン

扁桃体での恐怖記憶の形成と消去にスタスミンが関わるということからすれば，一般の学習記憶の中心である脳の海馬での役割がある可能性がある。だが，海馬ではSCG10の発現が高く，スタスミンの発現はさほど高くない。

しかし，面白いことに，海馬ではスタスミンは非常に限局した部分で高い発現が観察される。それは海馬，歯状回の内層に沿って並ぶ神経幹細胞である。もう10年以上も前から，成体脳において，この部分は「再生可能」な神経幹細胞であって，それが記憶形成に関与していることはよく知られた事実となっていた。

最近，米国東海岸のニュージャージー州にあるラトガース大学のシュマツキー（G.P. Shumyatsky）のグループは，スタスミンのリン酸化部位の変異体を発現誘導できるトランスジェニックマウス（遺伝子改変によってつくり出したマウス）を使って，スタスミンによる微小管の調節が海馬でのNMDA受容体依存性の学習，神経新生依存性の学習に関係していることを示した。このマウスでは，スタスミンのリン酸化が起こらないようにしている。つまり，微小管を壊しつづけるような変異体がいつも発現しているマウス，ということになる。このマウスは予想されるとおり学習記憶能力が低く

なっていた。

　従来，海馬での学習記憶のメカニズムに関しては神経の樹状突起のスパインという膨らみ，これが神経と神経の接点であるシナプスになるのだが（第2章参照），その中でのアクチンの動態に焦点があてられて，微小管のような大きな骨格の関与についてはあまり研究がされていなかった。シュマツキーらはさらに，スタスミンがキネシンのKIF5によって運ばれるグルタミン酸受容体のひとつであるAMPA型受容体のGluA2の輸送効率に影響を与えることも示した。おそらくキネシンと微小管との親和性か移動の円滑性に影響を与えるものと思われる。

　他のグループからもスタスミンファミリーのRB3が海馬ニューロンでの神経可塑性に関係するという結果が報告されていることからしても，このように扁桃体や海馬でスタスミンファミリーの分子がニューロン中で微小管のダイナミズムを制御することで受容体や神経小胞の輸送効率に影響をあたえ，神経新生や神経可塑性に作用し，結果的に学習記憶に関わるものと考えられる。

　ここではこれ以上深入りしないが，以前から記憶学習の過程で，海馬ニューロンではCdk5などのタンパク質リン酸化酵素によって種々のタンパク質がリン酸化されることが神経可塑性，とくに長期増強（LTP）に必要といわれている。スタスミンもSCG10もCdk5によってリン酸化される部位があるので，このスタスミンによる微小管制御はCdk5によって制御されている可能性が高い。今後さらに詳しいメカニズムが明らかになっていくのだろうが，従来よく調べられてきたアクチンばかりでなく，微小管の制御も学習記憶の形成に関係するということを再認識しておこう。

❖ アルツハイマー病脳でのスタスミンとSCG10

　以上のように，スタスミンは海馬や扁桃体での記憶のメカニズム

に関わる。そうであるならば，いわゆる「認知症」といわれるアルツハイマー病脳でスタスミンやSCG10の発現量や機能性は変化するのだろうか？

アルツハイマー病患者の死後脳とほぼ年齢のそろった対照群の死後脳とでスタスミンとSCG10の発現量を比較してみる。とくに，学習・記憶にもっとも関係の深い海馬領域で比較してみてもさほどの違いはなかった。しかし，アルツハイマー病の患者のサンプルでみられる神経原線維変化（neurofibrillary tangle：NFT）のレベルと比較してみると，面白い結果になる。NFTレベルとスタスミンレベルには正の相関があり，一方，NFTレベルとSCG10レベルには負の相関がみられた。つまりアルツハイマー病の進行度が高いほどスタスミンは多く，SCG10は少ない，ということがいえる。

SCG10はニューロンの中で微小管ダイナミズムの制御に関係するはずなのだが，最近の研究ではこれがとくにKIF5Cというキネシンに結合して過酸化水素のプールであるペルオキシソームを微小管に沿って運搬する役割があるという。さらに，アルツハイマー病で重要なアミロイド前駆体タンパク質（amyloid precursor protein：APP）の細胞質内ドメインにあるKFFEQというモチーフに結合してAPPの輸送に関わることもわかってきた。ニューロンの中でSCG10の発現レベルを下げるとAPPのプロセシングが変化し，正常ならばα位で切断されるのに，β位での切断が増えてしまって，結局アルツハイマー病で問題となるアミロイドβ（Aβ）ペプチド1-40やAβ1-42が増えた。逆に，SCG10レベルを増やしてみると，このAβの蓄積が減退した。つまり，SCG10は神経保護的にはたらくこともわかってきたのである。

以上を総合して考えると，SCG10レベルが下がったニューロンは神経保護効果が減弱して，結果的にAβ蓄積の進行が進み，さらにNFT形成へ至る，という図式が描ける。SCG10レベルが低くな

ると，なぜかスタスミンレベルが上がるが，その理由はよくわからない。

❖ 神経原線維変化という微小管変性

　ごく自然な,生理的な脳の老化の研究に比べると,アルツハイマー病の研究は膨大な量にのぼる。研究者も多く，また論文も相当に多い。アルツハイマー病のメカニズムについては，基本的には，脳の海馬の周辺部でAβペプチドの蓄積が始まり，いずれプラークという「老人斑」の蓄積を認める。Aβ蓄積の進行のあとで，軸索中に微小管に結合するτという分子の異常なリン酸化が進み，それがPHF (paired helical filament) を形成し，それがいずれNFT (タングル) となって軸索流，つまり微小管をレールとした物質輸送系に障害を与える。このステージでようやく，臨床的にみると「認知症」の症状が現れる，ということになっている。アルツハイマー病のメカニズムについては,論文総説も出版されている本も多いので，ここではもうこれ以上述べない。

❖ 加齢性神経変性疾患：神経の骨粗鬆症？

　この章ではニューロンの骨組み，神経骨格の中で一番大きな微小管の制御について述べてきた。神経を神経らしくする因子，神経成長因子NGFによって誘導のかかるSCG10，それを単離してから長いことその機能がわからずにいたのだが，発生初期の細胞分裂に関する全く別の研究から大きなヒントが得られた。そしてSCG10だけでなく，それに類似したタンパク質，いわゆるホモログ，あるいはファミリーメンバーがスタスミン，SCLIP，RB3を含めて広がった。それらが，いずれも脳内のニューロンで使われている。突起伸展や，枝のブランチングや，記憶形成や記憶の消去にも関係することがわかってきた。アルツハイマー病脳でも変化があった。

老化脳の中でニューロンの骨組み，神経骨格は崩れていくのか？というと，それほどボロボロに崩れる，という印象はない。タングルといわれるような軸索流を障害する異様な構造物はアルツハイマー病のような加齢性神経変性疾患ではみえてくる。しかし，通常の老化脳では微小管が崩れるとか，スカスカになるということはないようだ。そういう意味では，人体の骨の老化のような骨粗鬆症はない。

　老化脳のニューロンでは軸索や樹状突起内での物質輸送の障害や，シナプス変性が問題となる。それを少しでも防ぐには細胞内の老廃物処理（第5章）が重要だし，頻度は高くはないにせよ，成体脳での神経幹細胞の存在やそこからの神経再生も気になるところである（第9章）。つぎに，その幹細胞は成体脳や老化脳でどうなのか，その実態をのぞいてみよう。

「老」の漢字は髪がぼさぼさで腰を曲げた老人が杖をついて歩く姿からの象形文字だといわれる。元の象形文字の形を少し変えてゆくと，それは自然に「寿」にもなる。「老い」たニューロンもその神経骨格を変えてやれば，それは「長寿」にもなるのではないか？　「老い」を「寿」に変える。それは，ささやかな「夢」になった。身体中の組織を構成する細胞の中で，神経細胞（ニューロン）の形は特異だ。それは突起の形に象徴される。軸索と樹状突起。軸索がプレで樹状突起がポスト。神経情報の流れの方向性はそれで決まっている。ニューロフィラメントという中間径線維もあるが，太めの微小管（マイクロチューブル）と，細めの細線維（アクチンフィラメント）が物質輸送とシナプス伝達で主役となる。ニューロン間の突起の膨らみ，スパインは大きければ伝達効率が高く，小さければ効率が悪い。それが高次脳機能の「学習・記憶」や「認知」にも反映される。だから，スパインの形の制御分子が気になる。日本では，この手の細胞骨格制御分子の研究がかなり注目されてきた。アクチン制御分子としてはコフィリンがある。類似分子がアクチン崩壊因子（ADF）とも言われるように，これはアクチンの重合を阻害して壊す。コフィリンの活性はリン酸化で制御される。ニューロンにはLIMキナーゼ（LIMK）が多く，これがはたらくとアクチン重合が進んでスパインは大きくなる。コフィリンとは別にドレブリンというアクチン結合分子もある。こちらは重合促進分子だ。ドレブリンはスパインを大きくする。アルツハイマー病患者の脳ではそれが少なく，認知能低下に影響するという。ならば，これも脳からのアンチエイジングに使えそうだ。本章で議論したのは，もっぱら微小管の制御分子だった。SCG10やスタスミンは微小管崩壊因子。コフィリンの役割と似ている。スタスミンに対抗するのはCRMP2がある。こちらは先のドレブリンと似た，重合促進因子だ。ただし，相手はチューブリンである。αとβのチューブリンが重合して微小管をつ

くる。それは神経骨格にもなれば，細胞分裂の時の紡錘糸にもなる。染色体分配と神経突起内での物質輸送。レールとカーゴの複雑な活動性は，大都市の高速道路のようでもり，現在の地方都市での市電のようでもある。微小管のレールの上を走るカーゴに注目した研究はキネシンファミリーとなってその多様性と特殊性に驚かされたりもした。役者はさまざまだ。神経の突起進展の制御分子を細工することで神経の寿命を変えられるか？　老化脳を保護できるか？　そんなことを夢見ながら進めてきた研究だった。私の研究はSCG10周辺の小さなものだったが，周辺の関連分子の研究にいつも刺激されながら歩んできた。啓発，洞察，切磋琢磨。国内外のすぐれた研究者たちとの出会いに改めて感謝を思う。

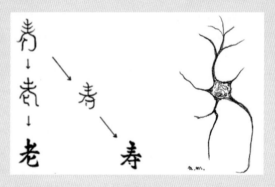

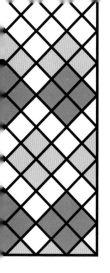

9

幹細胞と神経再生

脳は若返るのか？

❖ 再生への期待

　冒頭にみた一枚の絵，ギルランダイオの「老人と少年の肖像」，そこには老人のおだやかな老いの時間と，それをみつめる幼い子の素直なまなざしがあった。まだ若いいのち，生命。それをみる目には，生への憧れがにじんでいる。いや，なにも自分の老いをみじめと感じているのではない。自分のDNAとつながる目の前の生命が，健やかで，末永く続くよう。老いの裏には常に，再生への期待がある。

　ニューロンの一生を考えたとき，私は脳の中のニューロンは非分裂で増えない，と書いた（第2章参照）。ところが，今世紀に入ってから，今ではもう常識になっているが，脳の中，とりわけ成体の脳の中にも，他の組織と同じように「幹細胞 (stem cell)」があることがわかってきた。脳組織の中にあって神経系の細胞へ分化しうる増殖可能な細胞，「神経幹細胞 (neural stem cell)」，それは発達期の脳では非常に多い。年齢とともに，その数は確実に減っていくが，成体脳や老化脳の中でもまだあることがわかってきた。老化脳では

かなり少ない。それでも皆無ではない。

　すると，誰もがそれに期待する。神経幹細胞は老化脳を救うのだろうか？　脳は若返るのだろうか？

❖ 神経幹細胞：幹細胞とiPS

　神経幹細胞の議論を進める前に，まずこれに類いする細胞について少し整理しておこう。

　京都大学の山中伸弥教授が2006年に発見したiPS細胞に関する研究で2012年のノーベル生理学・医学賞を受賞したことで，今では日本中でiPS細胞を知らない人はいない。これも幹細胞に類いするが，ここでこれから議論しようとする，生体内に本来存在している（これを「内在性の」という）幹細胞とは異なる。iPS, induced pluripotent stem cellは「人工多能性幹細胞」で，マウスの線維芽細胞に4種類の遺伝子を導入してつくられる人工的な多能性幹細胞。これは本来，脳内にはない。しかし，人為的な応用の可能性が非常に大きく，先進移植医療や薬剤開発などへの期待が大きいものだ。

　老化の分野でもこれに期待する動きがある。たとえば，高齢の人の皮膚の線維芽細胞からiPS細胞を樹立する。すると，それはその老人のさまざまな疾患の治療に適用できるいろいろな細胞へ分化させることが可能だろう。若い人からの樹立はすでにできる。高齢者からの樹立は効率が低い。ならばその原因も考えてみなくてはならない。

　4種類の遺伝子，Oct3/4, Sox2, Klf4, c-Mycを遺伝子導入して線維芽細胞をiPS，いわゆる万能細胞へ変化させるのは，いわば「山中マジック」だった。これには手法の煩雑さもあり，これに対抗するように，もっと簡単にできる方法があると主張するグループがあった。グループといっても結局は一人の研究者に帰すことにな

るのだが, もう誰もがわかるとおり, 例の「STAP細胞」という事件,「小保方マジック」である。若干の酸性条件下でピペット内をすばやく通すことで物理的なショックを与える, その程度の操作でiPS細胞のごとき「STAP細胞」ができたとするものだ。これはすでに論文もretractすなわち, 本当のことではなかったと撤回され, すでに世の中から「消えた」ことになっているが, それでも当時の騒動の一部始終を知らされた人間からすれば, 忘れることのできない「事実」となった。

これをきっかけにいわゆる研究不正の議論もさかんに行われるようになったが, ここではこれ以上言及しない。関心のある向きは, 日本分子生物学会のホームページや黒木登志夫著『研究不正：科学者の捏造, 改竄, 盗用』(中央公論新社, 2016) などを参照されたい。

あのときのSTAPは「ESの混入ではないか？」という結論になった。そのES細胞とはembryonic stem cellで「胚性幹細胞」のことである。これは哺乳動物の赤ん坊がお腹の中で, いわゆる胎児 (動物の場合は胎仔) になるさらにずっと前, 細胞が受精後数日のまだ大きな細胞群の塊のようなステージの胚から得られる。発生上, 胞胚期とよばれるこの初期胚の内側の細胞から樹立できる多能性幹細胞, 無限増殖能をもった培養可能な未分化細胞のことである。だから成体にはないし, 老化にも無縁である。ただし, ES細胞からはニューロンを含め, いろいろな細胞に分化させることができるから, 医療的な応用は可能なのだが, それでも, 動物での研究上はいろいろなことができても, ヒトに応用しようとすると, 受精後の胚から樹立しなければならないので, 成人での医療や老化の研究に使われることはほとんど期待できない。

それに対し, ここで議論する「幹細胞」は生体内のさまざまな部位に存在し, とくに発生初期にはどの器官にも非常に多く存在している増殖可能な多分化性の細胞である。脳や脊髄にはとくに神経系

の細胞群，すなわち，ニューロンやアストロサイト，オリゴデンドロサイトなどに分化できる「神経幹細胞」が存在する。ただし，その量は，発生初期には多いが，生後どんどん減って，成体脳でもあり老化脳でもあるとはいうが，年齢とともにぐっと減っていく細胞群である。しかし，なくなるわけではないので，まだいろいろな研究を進めて，老化制御やアルツハイマー病などの老年性疾患への応用の可能性を探っていこう，という状況なのである。

この分野は，2007年の夏に科学雑誌Cell Stem Cellが創刊して以来，急速な勢いで進展している。山中先生らによるマウスでのiPS細胞樹立の論文が2006年，そしてヒトでのiPS細胞の論文が2007年だから，それとほぼ同時期である。山中効果がいかに大きかったか窺い知ることができるというものだ。旧来の老化研究集団の研究者人口はあまり増えないのと裏腹に，「再生」には夢があるからか，あるいはステムセル研究のリーダーたちが賢く魅力的だからか，若手研究者の参入も多く，とてもホットな領域である。山中先生率いる京都大学のiPS細胞研究所 (CiRA) 周辺はもちろんだが，東では非常に著名な岡野栄之教授 (慶應義塾大学医学部) のグループなど，再生医療をめざす多くの基礎系や臨床系の研究者集団も多い。基礎と臨床をつなぐトランスレーショナルリサーチや医学系と工学系をつなぐいわゆる医工連携など，新しい動きもある。最近のビッグニュースも多い分野だが，ここでは少し古い話も含めて，基礎的なところから説きおこしてゆこう。

❖ 再生への三つの泉

これから神経幹細胞の話をするにあたって，脳領域についていくつか専門用語が出てくるので，それをあらかじめ整理しておこう。

第1章でみたように脳にはさまざまな部位があるのだが，成体脳において神経再生が起こる場所はおもに3カ所に限られる。側脳室

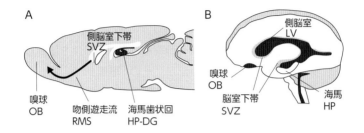

A

側脳室下帯
SVZ

嗅球
OB

吻側遊走流
RMS

海馬歯状回
HP-DG

B

側脳室
LV

嗅球
OB

脳室下帯
SVZ

海馬
HP

図9.1　成体脳における神経新生領域

　左がマウスの脳 (A)，右がヒトの脳 (B)。いずれにおいても嗅球
　(OB)，側脳室下帯 (LV-SVZ)，海馬歯状回 (HP-SGZ) が成体脳
　での神経幹細胞の存在する領域で，そこから神経新生が始まる。

の下方（これを側脳室下帯という）(LV-SVZ)，海馬の歯状回 (HP-SGZ)，そして嗅球 (OB-RMS) である（**図9.1**）。

　まずは，嗅球 (olfactory bulb：OB) の顆粒細胞層へ向けて脳の中央部の脳室周辺部から大きく川が流れるようにRMS (rostral migratory stream) とよばれる脳細胞の吻側方向への遊走性の流れ（吻側移動経路）がある。吻側とは一般にはあまり使われない言葉だが，解剖学上の顔面側あるいは単に前側と思えばいい。第二は，海馬の中で歯状回 (dentate gyrus：DG) の顆粒細胞層の内側 (subgranular zone：SGZ) に沿った領域。そして第三が，側脳室周辺の脳室下帯（上衣下層）(subventricular zone：SVZ) とよばれる領域である。これは側脳室周囲の上衣細胞層の内側にある細胞から脳室下帯にかけての細胞群である。

　神経幹細胞がある主要な部位はその3カ所だが，実験動物として汎用され，研究が進んでいるマウスやラットの脳では，その他の領域でもその存在が確認されている。たとえば，中隔野，線条体，黒質，皮質，脊髄，網膜，第三脳室などにも神経幹細胞があるといわ

れる。脳のいろいろな領域に神経幹細胞の，いわば「小さな泉」が隠れている可能性がある。ただし，それらの幹細胞がすべて同質かどうかはまだよくわかっていない。幹細胞は自己増殖性を維持して，しかも多分化能をもつ細胞なのだが，その「増殖」の程度と「多分化」の程度が必ずしも一定でない。霊長類やヒトでもこのような「小さな泉」がある可能性はあるが，今のところははっきりした証拠がない。現状では，先の「三つの泉」が重要，と考えておこう。その3カ所については，霊長類（カニクイザルやアカゲザルなど）の脳でも確認されているし，ヒトの脳でもその証拠はある。

つまり，マウスでもサルでも，そしておそらくはヒトでも，神経幹細胞（neural stem cell）が存在していて神経再生が起こる領域は，（1）吻側流から嗅球（OB-RMS），（2）海馬歯状回（HP-SGZ），（3）側脳室下帯（LV-SVZ）である。

❖ 発達脳における神経幹細胞

そもそもヒトを含め，動物の発生は1個の受精卵から始まる。それが生体のすべてをつくる。その事実からすれば，受精卵は万能の幹細胞である。だが，一般にはそうはいわない。

受精卵から卵割という細胞分裂が進んで，細胞の大きな塊となれば，内外の層で質的な違いが生じる。すると組織の分化，組織形成が起こる。「内胚葉」とよばれる内部はおもに内臓の起源となる。中間層は「中胚葉」といって骨や筋肉など，身体を支える組織となる。神経系は皮膚と同じ由来で，外側の「外胚葉」から生じる。その背中側の1層の細胞群が「神経板」となって，すべての神経系はそれに由来する。神経板はいずれ陥没して「神経管」と「神経冠」を分ける。その神経管は脳や脊髄となる。つまり中枢神経系だ。神経冠は脊髄の外側に神経節をつくる末梢神経系の起源となる。その一部は，第3章でみたNGF応答性の交感神経系のニューロンとなる。

発生初期の背側に現れる神経板を構成する神経上皮細胞（neuroepithelial cell：NEC）は，そのほとんどが神経幹細胞で，発達期の脳を形づくるすべての細胞，ニューロンとグリア細胞を生み出す能力をもつ。これらの初期の神経上皮の幹細胞は増殖にNGFではなくFGF-2という別の細胞増殖因子を必要とする。

　FGFの「F」はファイブロブラスト（fibroblast），線維芽細胞のことで，皮膚の細胞に近い。神経は外胚葉由来，つまり起源は皮膚と同じなのだ。幹細胞もそれをいわば「記憶」している，ということだろう。

　これらの細胞は通常，細胞骨格タンパク質であるネスチンと，ホメオボックスタンパク質といわれる細胞核内の遺伝子発現に関わる転写因子SOX1，SOX2やMusashi，Notch1，HES1などを発現しているので，これらの分子マーカーを手がかりにして比較的容易に分離することができる。細胞増殖も活発なのである程度の量が扱え，実験的に処理しやすい。

　神経幹細胞は側脳室下帯と海馬歯状回内層に多く存在する。脳室下帯の前方に位置する神経幹細胞は，そこから嗅球へ向かう吻側移動経路（RMS）に沿って，神経前駆細胞を生み出しながら，最終的には嗅球内の介在ニューロンへと分化していく。一方，海馬歯状回内層の神経幹細胞は顆粒細胞層のニューロンを生み出す。マウスでは，嗅球の介在ニューロンと海馬での顆粒細胞の産生はいずれも成熟期まで続く。

❖ 成体脳における神経幹細胞

　先の3カ所の大きな泉からの幹細胞は実験的に十分な幹細胞としての証拠があるのだが，それ以外の領域に想定されるマイナーな泉からの「幹細胞様の細胞（stem cell-like cell）」が本当に幹細胞なのかどうか，細かい議論は続いている。ヒトの成体脳の皮質で幹細

胞集団の所在については今もなお議論があるが，少なくともカニクイザルでは，大脳新皮質でも低レベルでの神経再生は起こっているといわれる。

ヒト成体脳において，神経幹細胞は側脳室全体の吻側から尾側にかけて広い範囲に存在するが，第三脳室や第四脳室にはみられない。側脳室下帯以外の脳領域からの細胞培養では神経の塊，「ニューロスフェア (neurosphere)」を形成できない。これは十分な増殖能を維持できていないことを意味する。おそらくヒトの大脳新皮質や線条体などの領域では多分化能の神経幹細胞がないのだろう。

ヒト成体脳の海馬には神経幹細胞が存在する。たとえば，癌の患者に細胞の増殖性を調べるために，増殖する細胞のDNAに組み込まれるBrdUを投与する。その患者の死後，脳組織をとって調べてみると，海馬の顆粒細胞層にBrdU陽性細胞が検出された。このBrdU陽性細胞は同時に神経細胞の核抗原 (NeuN) や神経特異的エノラーゼ (NSE) にも陽性であり，形態的には顆粒細胞ニューロンに似ているという。この事実は，ヒト脳海馬においてもマウスと同様，神経新生は大人になっても進行しつづけることを実証している。ただし，その数は幼若期に比べると著しく少ない。

ヒト脳室下帯の神経幹細胞が，マウスや他の霊長類のように，RMSからOB領域へ遊走するかどうかは現在もまだ不明である。しかし，海馬の顆粒細胞内層と側脳室下帯に神経幹細胞があることは間違いない。機能的にも，海馬からの顆粒細胞の新生と，脳室下帯からの大脳新皮質方向へのニューロンの新生が重要と考えられており，マウス，ラットなどの実験動物での研究も，その方向で行われているものが多い (図9.2)。

❖ 幹細胞も老化する？：胎児脳と成体脳の違い

胚から単離された幹細胞と成体の神経系から単離された幹細胞と

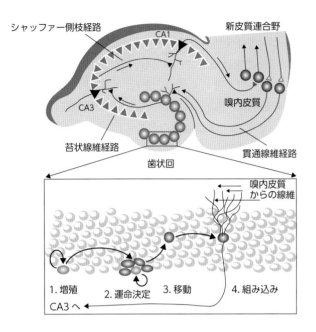

図9.2 海馬での神経新生

海馬は大まかに「二つのC型」の細胞層から構成される。上の大きなC型は錐体細胞層、下の小さな逆C型は顆粒細胞層。この層の内側底面に神経幹細胞が存在する。そこから増殖分化した「新生ニューロン」は、顆粒細胞層の中で移動しながら、神経回路に組み込まれて、海馬機能を補完すると考えられる。Lie DC et al. Neurogenesis in the adult brain: new strategies for central nervous system diseases. *Annu Rev Pharmacol Toxicol.* 2004;44:399-421より。

では大きく二つの違いがある。成体脳からの神経幹細胞は数が少なく、また分化の方向性が限局される。

　これまでのマウスなどでの実験から、胎仔期から成体の神経幹細胞へ分化するにつれて、分化能力の限定されたものが出現してくる。

胎仔の初期の幹細胞から成体の幹細胞へと転換していくにつれ，マーカーの一部は保持されつつも，一部は失われる。たとえば，胎仔性の神経幹細胞は概してFGFR4の発現が強いのだが，成体の幹細胞ではその発現が著しく低い。また，幼若期には脳内に広く分布していた幹細胞は，しだいに脳内の限られた領域にのみ存在するようになる。さらに，自己増殖のためにFGF-2という増殖因子が必要なことは幼若期でも成熟期でも同じだが，成体脳からの幹細胞ではFGF-2に加えてEGFというもう一つ別の増殖因子も必要となる。つまり，幹細胞の増殖性を維持するために必要な要素が増えている。これは，幼若期と成熟期とで幹細胞の量だけでなく，性質が変化することを示している。

　中枢神経系には多種多様な神経サブクラスを生み出せる神経幹細胞が存在する。幼若期の神経幹細胞はどのようなタイプの神経にもなりうる，いわゆる「多能性」を維持しているが，成熟脳からの幹細胞はその分化能力に多少制限がかかる。成体脳では，どのタイプの細胞を生み出せるかには領域ごとに違いがある。たとえば，ヒトの中脳由来の幹細胞は比較的ドーパミン神経を生じやすく，また視覚系に由来する幹細胞は視神経を産生しやすい傾向がある。また，ヒト脊髄由来の幹細胞はニューロンやアストロサイトを産生するが，オリゴデンドロサイトを産生することはできない。つまり，領域ごとに，すでに方向性の限られた細胞集団になっている。これはすなわち，「多能性」の欠如である。

　数の点では，胎仔の脳に存在する幹細胞の数は，生後脳や成体脳に比べてはるかに多い。胎生10日目のラット脊髄では神経板に存在する細胞のおよそ半分は幹細胞であり，脳では約9割が幹細胞といわれる。胎生12日目にはこの数は1割となり，出生直後には1％ほどにまで下がる。ところが，成体マウス脳では神経幹細胞はわずか1,200個程度と見積もられている。

胎仔の中でのこの幹細胞の激減はいったい何によるのか？　何か
を補充すればその減少を回避できるのか？　それを老化制御に応用
できないか？　そんな視点からの研究がこの20年ほどの間に急展
開している。ただし，多くの議論において「老化」と「加齢」を微妙
に使い分けている感が否めない。日本語ではそれを区別するのだが，
英語論文ではそれがともに「aging」となっている。中には
「senescence」としている論文もあるのだが，この幹細胞の議論の
ときはまだ分裂能力を保持した細胞の機能的減退の議論なので，第
2章で議論したようなヘイフリックの「細胞老化(cell
senescence)」とは全く異なる，ということでもある。そこが「幹
細胞老化」の議論の時の微妙なところで，ほとんど胎仔期の細胞や
iPS細胞によるシャーレの中での研究であっても，それがすぐに
「aging」と「老化」となって，個体老化がすぐにでも乗り越えられ
るかのような話になってしまう。そこのところは少し気をつけて考
えないといけない。再生医療の研究者と老化研究の研究者とでは，
時に意見の食い違いもある。しかし，研究がさらに進んで全体像が
明確になってくればその溝も自然に埋まるのだろう。

❖ 老化脳海馬での神経新生

　海馬の神経再生は年齢とともに減少する。これは多分化能を保持
した神経幹細胞や前駆細胞が加齢とともに枯渇し，またそれらの細
胞の性質が変化し，さらに細胞を取り巻く周囲の環境の分子的要因
も変化していくためと考えられる。

　たとえば，老齢ラットで副腎を摘出すると，コルチコステロイド
(副腎皮質ステロイド)が減るのだが，こうすると脳海馬での神経
新生が上昇する。一般に，種々のストレスはコルチコステロイドの
レベルを増加させる。すると，ストレスは海馬の神経再生を減少さ
せるだろう。ストレスは再生によくないのだ。炎症もまた海馬の神

経再生の割合を減少させる。実験的炎症を誘発させるために、人為的にリポ多糖（lipopolysaccharide：LPS）を腹腔内注射したラットでは、海馬歯状回で活性化ミクログリアが2倍以上増加するが、神経幹細胞から生み出されたと考えられるBrdU陽性かつダブルコルチン陽性の細胞、つまりニューロンらしい細胞は35％減少するという結果がある。

神経成長因子や神経栄養因子（たとえば、FGF-2、BDNF、EGF、IGF-1など）を外部から投与すると神経前駆細胞の増殖や神経芽細胞の遊走を増加させることができる。他にも、細胞接着因子PSA-NCAMや誘因性および反発性の因子であるインテグリン、エフリン、リーリンなどが再生促進に有効である。こういうことから、少なくともインテグリンシグナル伝達やエフリンシグナル伝達など神経の活性化に関する情報伝達系にからむものは、神経幹細胞や前駆細胞の増殖を促すと考えられる。

老化すると脳機能、とくに海馬による学習記憶能力、認知能力は低下する。その分子機序について近年、神経ネットワークのダイナミクスや神経可塑性の面から非常に多くの研究がなされてきた。このような記憶や認知の機能の維持にも、海馬での神経再生が関係している。たとえば、フランスのボルドー大学の研究グループは3カ月齢と20カ月齢のラットを用い、すべての個体をモリスの水迷路テスト（第7章参照）にかけて学習記憶能力の優れた群と劣った群とに区分し、それぞれの集団について海馬歯状回の神経再生を比較検討した。その結果、学習記憶能力の劣った群では新生ニューロンの数が有意に低く、老齢期での学習記憶能力、あるいは認知能力と海馬での神経再生能が相関すると結論した。

これまでの議論のように、「成体脳」でも神経再生が起こることは確かだが、「老化脳」でどの程度の再生能力が維持されているか、幹細胞の数がどの程度変動するものなのか、系統的な研究は少な

かった。しかし，オランダのアムステルダム大学のHeineらは，若齢（2週齢および6週齢），中齢（12カ月齢），老齢（24カ月齢）のラットで種々の分子マーカーを使って海馬歯状回の再生神経細胞の数を海馬全体にわたって比較した。その結果，6週齢から12カ月齢になる間に，再生神経の絶対数が激減することを明らかにした。しかし，若齢とした6週齢は脳のネットワークは比較的完成しているものの，まだ発達段階でもあり，その後の3〜6カ月齢の過程のどのステージでもっとも大きな変化を起こすのかを調べなければならないだろう。また，彼女らのデータは12カ月齢と24カ月齢では再生神経の数にも，死んでいく神経の数にも大差なかったとしている。このことからすると，老化脳でも，健康な成体脳とほぼ同等の神経幹細胞を維持しているものととらえることができる。ただし，その数は幼若期の脳と比べると格段に少ない。

　これまでの研究では，この胎仔期の幹細胞の幹細胞性（stemness）の維持に関する遺伝子候補として，*p16*，*Cdk4*，*cyclinD1*，*Ascl1*，*Id4*，*Notch*，*Rest*などが議論されてきた。神経幹細胞に関して，最近，慶應義塾大学の岡野研からはp38 MAPKが神経幹細胞の維持に重要な因子で，このp38 MAPKを海馬で強制発現すれば，脳萎縮も部分的だが防ぐことができたとしている。神経幹細胞の活動性の維持に関して，今後さらに，これ以外の重要な因子の存在が明らかになることが期待されている（章末のコラム9参照）。

❖ 神経幹細胞導入による回路再編と機能修復

　神経幹細胞は現在，神経変性疾患や脊髄損傷や脳卒中などへの有効な治療戦略のひとつとして期待されている。実際，脳卒中後の脳内の神経前駆細胞の分化を誘導しようとする試みとともに，アルツハイマー病やパーキンソン病の脳の機能改善を目指した神経幹細胞

の移植なども試みられている。

　成体ラットにおいて一過性の虚血を施すとSVZや海馬のSGZでの増殖性細胞が増える。これらの新生ニューロンはSVZから脳の実質へ浸透するように分布していく。新生細胞のほぼ半分がSVZから0.5 mm以内に位置し，その他の細胞は2 mm程度離れたところまで分散し，線条体のニューロンの特徴を保持するようになる。このように脳卒中後，神経の発作によって失われた細胞の少なくとも一部を神経前駆細胞によって補完可能のように思える。

　新生ニューロンの数は側脳室へ増殖因子と栄養因子を注入することにより増やすことができる。たとえば，脳室へEGFとFGF-2を注入すると海馬の神経再生を40％増加させ，その結果，海馬CA1領域の錐体細胞の再生を誘導できる。ヘパリン結合性EGFを脳室内へ注射すると，歯状回での神経再生が増加する。また，BDNFやNGFを補充することでも成体ラットの線条体での新生ニューロン数を増やすことができる。これらの新生ニューロンは成熟線条体ニューロンの性質を示しており，期待される分化が進行したものと考えられる。

❖ 神経幹細胞の移植は老年性脳疾患の治療へも応用できる

　たとえば，パーキンソン病患者への臨床試験では，胎児由来の線条体細胞とともに胎児由来のドーパミン作動性ニューロンを移植すると，ドーパミン神経は生存して宿主組織に組み込まれた。この胎性ドーパミン神経の移植を受けたパーキンソン病患者の死後の脳をみると，移植片は生存し，宿主組織（つまり本人の脳組織）とシナプス結合を形成していて，臨床的な症状の改善に対応していた。しかし，最近の研究結果では，症状の改善は，若年成人または高濃度の細胞を移植した成人に限られると報じられている。このOlanowらの研究では，移植後6カ月で有意な改善がみられるが，免疫抑制

剤（シクロスポリン）の併用を中断すると効果がなくなった。移植から2年後には，もはや移植による有意な効果はない。こういう状況からすると，幹細胞移植による改善効果は芳しいとはいいがたい。今後の注意深い検討が必要である。

パーキンソン病やアルツハイマー病に関して，今後はiPS細胞から誘導された神経幹細胞での臨床研究が期待されているところだが，それはまだだいぶ先のことと思われる。

❖ 神経新生を刺激する：運動，環境，栄養因子の効能

老化に限らず，運動や環境の善し悪し，食事制限，さまざまな障害やストレスなど，多くの要素が成体脳の，とくに海馬での神経新生に影響を与えることがよく知られている。

マウスを運動させると，海馬歯状回の神経幹細胞が増える。また，海馬歯状回の顆粒細胞層における神経栄養因子（BDNF）や神経成長因子（NGF）のmRNAレベルが上がる。

マウスでもラットでも3週齢からいろいろな刺激のある環境［これを「豊かな環境（enriched enviroment)」という］におくと，6週齢で海馬歯状回の増殖性細胞の核マーカー（PCNA）陽性細胞が30％程度増え，それに伴い顆粒細胞層の総容積が15％程度増加する。加えて，高刺激環境におかれたラットの脳では，神経栄養因子BDNFやGDNFをコードするmRNAが増加する。

このように，適度な「運動」と「豊かな環境」はいずれも成体脳海馬における神経再生を促進し，神経栄養因子のレベルも上昇させる。記憶学習になくてはならない脳領域，海馬の神経を活性化させ，保護する。

一方，脳卒中，てんかん発作，外傷性の脳傷害なども，傷害部位と同じ側の脳内での神経再生を増加させることが知られている。事故などによる脳の物理的な損傷，持続的なてんかん発作や脳卒中は，

いずれもある一定期間を経て歯状回での細胞増殖を促し，新たに生み出されたニューロンの多くは顆粒細胞へと分化する。また，成体ラットにおいて中大脳動脈を一時的に閉塞する，いわゆる「虚血モデル」でも，やはり海馬での細胞増殖が誘導される。そして，そこから傷害された線条体へと神経芽細胞の遊走を増加させる。この状況ではFGF-2とBDNFなどの神経成長因子，栄養因子の発現が持続的に誘発され，これも傷害部位での神経再生をサポートするものとなる。

　これら新しく生まれたニューロンの多くは，その領域に応じたマーカーを発現する。つまり，グルタミン酸作動性ニューロンなり，ドーパミン作動性ニューロンなり，その場の脳環境に適したニューロンに分化していく。このことは成体脳が神経幹細胞からの神経新生によって，さまざまな脳の傷害によるダメージを部分的にせよ代償する能力をもつことを示しているのである。

❖ 万能のiPS：老化研究への障壁

　内在性の神経幹細胞を活性化するにせよ，あるいは他から調整した神経幹細胞を「移植」するにせよ，老化脳の活性化へ向けて，夢のある戦略となることは間違いない。京都大学の山中教授らの開発したiPS細胞はアルツハイマー病の治療薬開発にも利用されている。通常の高齢者とアルツハイマー病の患者の皮膚の線維芽細胞から例の山中マジックの4遺伝子導入によって，正常型とアルツハイマー病型の神経細胞を得ることができる。テスト下にある種々の薬剤候補がアルツハイマー病型の神経細胞の性質を正常型の神経細胞の状態へ変化させうるかどうか？　このように，iPS細胞はアルツハイマー病の治療薬開発に応用されている。

　しかし，一方で，老化研究を主体とする研究者からすれば，iPS細胞は老化研究への利用価値が低い。これは，世間では「万能」と

されるiPS細胞の性質からすると，意外なことかもしれない。しかし，問題はここで起こる「幼若化」，あるいは「初期化」である。

iPS細胞の場合，高齢者の皮膚の線維芽細胞から処置しても，細胞が「若返り」を起こしてしまう。ドナーの年齢に関係なく，発生初期の細胞に戻ってしまうのである。すると，老化を反映した性質がいっさい保持されない。だから，老化研究そのものへは，残念ながら利用価値が低いのである。それでも，超高齢の老人，たとえば百寿者からiPSを樹立して，通常の老人のiPSとの違いを比較して長寿の背景を探ろう，とする研究もないわけではない。しかし，iPS化の段階で，年齢の記憶はすべて消去されてしまう。すると，結果の解釈は単純ではない。

❖ ダイレクトコンバージョン：新たな可能性を秘めた神経幹細胞 iN

こんな状況の中で，驚くべき細胞変換方法が，最近，2015年の暮れに米国ソーク研究所のラスティ・ゲージ（Fred "Rusty" H. Gage）のグループから出てきた。彼らの細胞は，シンプルに「iN」とよばれている。「誘導されたニューロン（induced neuron）」，それだけの意味である。これはドナー（供与者）の皮膚の線維芽細胞から「ダイレクトコンバージョン（直接変換）」で生み出されるニューロンで，「幼若化/初期化」を経ない。つまり，ドナーの年齢の性質が維持された状態のニューロンを得ることができる（図9.3）。

しかも，手法はいたってシンプル。発生初期に「神経化」を主導する遺伝子発現の制御因子，いわゆる転写因子のニューロジェニン2（Ngn2）を活性化する2種類の単純な薬剤，フォルスコリンとドーソモルフィンを皮膚の細胞に作用させるだけなのである。この手法そのものはソーク研究所のゲージらの発見ではなく，ドイツのボン

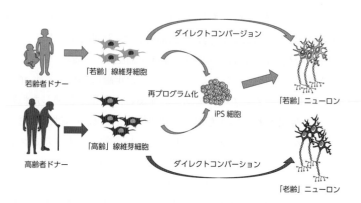

図9.3　iPS法とiN法
山中らのiPS法によれば，高齢者からの皮膚細胞の幼若化して「若いニューロン」になってしまう（中央の経路）。一方，ダイレクトコンバージョンによるiNでは，高齢者からの皮膚細胞はそれなりの「高齢」のニューロンに変換される（下の経路）。Koch P. Direct Conversion Provides Old Neurons from Aged Donor's Skin. *Cell Stem Cell*. 2015;17(6):637-638より。

の大学のラドビッヒ（Julia Ladewig）らと，米国のテキサス，ダラスの大学の中国人研究グループ（Chun-Li Zhang）の発見による。その手法が2012年から2013年にかけて発表されて，ごくわずか数年の間に，ソーク研究所のグループが一気に精細な研究を進めて，iN細胞の老化研究への有用性を実証した。

　このダイレクトコンバージョンによれば，若齢者の皮膚細胞は若齢者のニューロンになり，高齢者の皮膚からは高齢のニューロンを生み出すことができる。それを比較すれば，従来，長期の培養ができず，研究室で神経細胞の老化研究が非常に難しかった「壁」を乗り越えて，神経の老化研究ができる。このように，老化研究に直接利用することが可能なiNは，今後の利用が増えていくだろう。

❖ iNはiPSを超えるのか？

このようにiNは，老化研究者には新しい夢のツールとなるのだが，一方でiPSはアルツハイマー病でもパーキンソン病でも，加齢依存性の神経変性疾患の治療へ応用しようという点では十分な利用価値がある。いわゆる「再生医療」の観点からはiPS利用の発展性は測りしれない。だから，iNとiPSは老化研究に関して，「補完的な」意義がある。iNがiPSを超える，というものではない。

だが，アルツハイマー病の薬剤開発への応用の観点で準備されてきたiPSはいずれiNにとって代わられるであろう。病気になるまでの長い期間に蓄積された，その年齢なりの細胞に蓄積された性質が維持された細胞でのスクリーニングがより有効な薬剤選択へつながると期待される。

❖ 再生は良いことなのか？

さて，一般的な再生医療や先進医療として考えれば，iPS細胞や神経幹細胞の応用範囲は広いしチャレンジングであることは間違いない。しかし，脳の老化を考える上で神経幹細胞からの再生は本当に良いことなのだろうか？

成体脳は幼少期から確立された複雑な神経ネットワークを維持している。過去のさまざまな記憶，自分という確固とした意識，そういうものは，まだ完全にメカニズムがわかっていないにせよ，それまでの人生の長いあいだに確立された神経回路を基盤に成立しているものである。そこに新しいニューロンが外から入り込んできてそれを「乱す」ようなことは起こらないのだろうか？

脳の海馬を主体にして形成された短期記憶が大脳新皮質のほうへ移行しながら長期記憶に定着していく。その長期記憶の神経回路に紛れ込んでくる，あるいはそこを横切って移動していく，そのようなことが不用意に起こらないとも限らない。

海馬歯状回の内側や脳室下帯にある神経幹細胞は恒常的に，あるいは環境や運動などの外部刺激に応じて増殖，分化が促進され，移動し，すでにあるどこかの神経回路に入り込んで，落ちた機能を補償する。そういうアイデアがいろいろなところで模式的に示されたりしているのだが，果たして本当にうまい具合に補修工事を必要な部分にのみ行ってくれるものなのだろうか？

　そういう疑問もあるのだが，普段とは少し違った複雑な（豊かな）刺激的な環境におくとマウスは海馬での幹細胞からの神経新生が増える，運動をするとまた神経新生が増えるなど，脳や身体に良い方向の刺激はかならず神経幹細胞を増やす，だからいいのだ，という議論がある（第12章参照）。さらに，神経幹細胞に関して精力的な研究者たちは，脊髄損傷のマウスモデルやパーキンソン病モデルのマウスなどへ外部からの幹細胞，あるいはiPS細胞の補充療法で，症状の改善があったという報告まで行き着いている。そういう状況からすれば，確かに神経幹細胞は外来性であれ内在性であれ，成体脳や脊髄での機能不全を改善できることを示している。しかし，その効率や他の領域へ入り込んでいったニューロンが，今の実験系にあがってこない何らかの副作用をいっさい起こさないとはまだ言い切れない。単純にはまだ割り切れない思いもあるが，それは今後の研究の注意点としておくべきだろう。

定年後はすぐにコロナ禍になって，それからずっと老化や神経の学会などから縁遠くなってしまった。もう自分のラボは完全になくなったので自力での研究はゼロである。少し，いや，かなり寂しくも思う。それでも頭の中はまだ現役気分でいる。少なくとも考えることに関しては何ら劣ってはいなかろう。でも，これは単に老人性の思い込みなのかもしれない。長年，「老化脳研究」をしてきた脳が，本物の「老化脳」になった。それでも自分の専門領域の動きはだいたいわかっているような気がしていた。研究環境ががらりと変わって，小さなオフィスだけになっても，今はすべてがネットで通じている。世界中の情報がいつもリアルタイムで行き来し，どこでものぞき込むことができる。学生時代や留学していた時代を思うと雲泥の差だ。時々，ネット上で思いつくキーワードを打ち込んでネットサーフィンをする。「老化脳」と入れてみる。「80歳でも脳が老化しない人の特徴をわかりやすく解説」，「すぐにわかる脳の発達と加齢」「脳の老化を防ぐ！脳の健康維持に役立つ食事」「脳を老化と疾患から守る分子メカニズム」。老人，ではないにしてもそれに近い人間であれば，誰もが気になる情報が満載だ。そんな中に，ふと，「神経幹細胞の活性化と記憶力回復」とあった。出どころは理化学研究所とある。これなら信頼性に問題はない。見てみるとライブトークのYouTubeビデオが入っている（第1回ニューロスクエア 脳とこころのライブトーク "老化する脳を若返らせる──神経幹細胞の活性化と記憶力回復" 編 2023.6.9）。冒頭の画面を見て，私は度肝を抜かれた。京都大学にいたはずの影山龍一郎先生が理化学研究所の所属で「老化する脳を若返らせる」話をしている。影山先生は初期発生の研究者とばかり思っていたのにテーマは「老化脳」である。それも，その老化脳を「若返らせた」と堂々と語っておられる。ある意味では「老いを寿に変えた」，もうそれをやってのけたと言っているようなものだ。影山研のことだからデータは揺るぎな

い。本文にも書いたが，幼若脳に比べて成体の脳では神経幹細胞数が激減し，活性も落ちる。つまり細胞増殖能やニューロン産生能が下がる。その原因は何なのか？　それを探るために，幼若脳と成熟脳とで発現している遺伝子セットを網羅的に比較解析することから，その違いを生み出す遺伝子を探った。簡単な道ではなかったと思うのだが，とにかくある二つの鍵となる遺伝子に行きついた。ちょうど山中先生がいわゆる「山中マジック」の4遺伝子に行きついた，そんな感じだろう。今度は「影山マジック」の2遺伝子である。遺伝子発現制御の中核になる転写因子によくある形だが，亜鉛（Zn^{2+}）を含む指状の構造（ジンクフィンガー）を含む遺伝子，プラグ様遺伝子（*Plagl2*）を強制発現し，同時にダウン症関連酵素の*Dyrk1a*を抑制してやると神経幹細胞が幼若化する。そして，脳機能の回復をもたらす。*Plagl2*を導入して*Dyrk1a*を抑える，つまり*Plagl2*をイントロデュース（introduce）してアンチ（anti）*Dyrk1a*とする，という戦略で，その手法の略称を「iPaD」としている。どこかで聞いた言葉だが，「iPaD で神経幹細胞が活性化して脳の記憶力が回復」するのだ。バーンズ迷路での行動実験データも含めて機能回復を証明した。バーンズ迷路とは第6章でみた老化脳での海馬神経の可塑性低下を見事に可視化した実験（図6.2）をしたアリゾナ大学のキャロル・バーンズの実験系である。神経発生の研究者とばかり思っていた影山先生が老化脳研究に切り込んできた。慶應義塾大学の岡野栄之先生も同様だが，神経発生の優秀な先生方が老化制御研究に旋風を巻き起こしている。Plagl2はジンクフィンガータンパク質だが次章で述べる私たちのサイレンサー因子NRSF（図10.2参照）もジンクフィンガータンパク質だ。実は，それが神経幹細胞の幹細胞性（stemness）の維持に必須であるとする論文もある。しかも，Dyrk1aはNRSFを含むクロマチンリモデリング複合体（NRSF/REST-SWI/SNF）に直接結合できる。そうであるなら，「iPaD」はNRSF/RESTともつながるのではないか？　もう自力では何もできなくなったけれど，今後の動きを楽しみにしている。

影山先生は京都大学を定年で退かれて，いまは理化学研究所の脳神経科学研究センター（理研CBS）のセンター長をされている。大いなる刺激を受けたiPaD研究のみならず，理研CBS全体の発展を祈念してやまない。

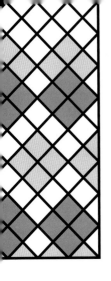

10

老化脳に休息を

マスター遺伝子の妙

❖ STAP論争の陰で

平成26年（2014年）の2月，3月，日本中が「STAP細胞」の真偽についての論争に揺れていた。科学上の発見の真偽性，あるいは論文の不正，捏造に関しては，日本国内でも残念ながら，これ以外にも時折「事件」があった。だが，そのほとんどは，大学や研究所，あるいは学会の専門家集団の中で処されるのが常だった。しかし，このときのSTAP騒動は科学界の枠を大きく超えて，一般のニュースになった。誰もがもう常識のように日々「STAP」を話題にする。一種の社会現象になっていった。

理由のひとつは，その（のちに撤回される）論文の筆頭著者だった小保方晴子氏が日本の「理系女子（リケジョ）」のビーナスのように，1月末のNature誌論文発表のプレスリリースに現れてきたからだろう。だが，そのあとすぐ2月にデータの転用や捏造の疑惑が出て，論文内容の信憑性についてさまざまな憶測と報道が続いた。3月にはSTAP細胞とSTAP幹細胞の作製のための詳細な実験手法，プロトコルが公表されはしたが，それでもなお疑念への報道は消え

ることはなかった。

研究母体となっていた理化学研究所は調査委員会を発足し，さらなる調査と検証実験を行っていった。小保方氏は記者会見の席上，「STAP細胞はありま～す」と声をしぼりだしたが，7月にはNatureのSTAP論文は，共著者全員の同意を得て撤回された。騒動の始まりからほぼ1年近くたったその年の12月，調査委員会は「STAP細胞はなかった」と結論した。

ちょうどその騒動の最中，世間の関心をつかむことなくNature Article（Nature誌の原著論文中で比較的大型の主要論文）として発表されたもうひとつの論文があった。3月の末，私はその論文に気づいて，目を疑った。「そんな馬鹿なことがあるものか？」「まさか，こんな論文が出るとは……」発表したのはハーバード大学のアルツハイマー病の研究者，ブルース・ヤンクナー（Bruce Yankner）の研究室の一派だった。

❖ 老化ニューロンには休息が必要だ

"Aging neurons need REST.（老化した神経細胞には休息が必要だ）"，ヤンクナー論文の重要性を紹介したコラムのタイトルにはそうあった。だが，その「休息」の語が小文字のrestではない。大文字のREST。これはアルツハイマー病研究や老化脳研究では従来，全く考えられもしなかった転写因子，つまり遺伝子発現制御に関わる分子だ。「老化脳はRESTという転写因子を必要としている」，コラムの意図はそういうところにあった。

この転写因子RESTの重要性は，すでに神経発生の分野では十分に知られていた。ニューロンの突起伸展分子や神経栄養因子，神経伝達物質の合成酵素や受容体，イオンチャネルやシナプス関連分子など，神経系で機能するもろもろの「神経特異的遺伝子」の発現を制御する転写因子だ。それもただの転写因子ではなく，神経特異的

な遺伝子のターゲットが幅広い。それを統括的に制御できる。いわば，発生期に身体の中に「神経交響曲」を響かせようとすれば，そこに現れる指揮者かコンサートマスターのようなはたらきをする分子だった。

このヤンクナー論文の骨子はこうだ。

若い脳ではRESTの発現量は低いが，老化脳では高い。しかし，アルツハイマー病脳やその前段階の軽度認知障害（mild cognitive impairment：MCI）脳ではその発現が低い。老化脳の中でRESTはニューロンのストレス応答やDNA修復など，細胞の危機応答に関わる遺伝子を統括的に制御している。RESTの発現が高いと神経の培養細胞は酸化ストレスを受けても死なない。RESTに相当する遺伝子は，実験室で汎用される小さなモデル生物の線虫（*C. elegans*）などの無脊椎動物にもある。*spr-4*という遺伝子だ。線虫ではすでにその変異体がみつかっている。ヒトのRESTに相当する遺伝子*spr-4*が機能しない線虫の寿命を調べてみると，それは短命になる。そこにヒトの*REST*遺伝子を過剰に発現するように操作誘導すると，線虫の寿命はほぼ元に戻った。つまり，RESTは寿命を制御する遺伝子でもあるのだ。それが進化を超えて共通するらしい。ヒトのニューロンを培養して調べてみると，RESTは核内で遺伝子発現の制御因子としてはたらくだけでなく，細胞質でオートファジーと関連した部分で発現されており，どうもニューロンの中で老廃物制御にも関係しているようだ（第5章参照）。さらに，アルツハイマー病の患者の脳内での発現レベルを，それぞれの患者の臨床症状の程度，つまり認知症の度合いとの関連を精査すると，生物学的に有為な逆相関が認められた。すなわち，REST発現が高いと症状は軽く，RESTレベルが低いと症状は重い。高齢者群の年齢で比較してみると，REST発現が低い人ほど認知症症状の発現が早く，REST発現が高い人は症状が出にくい傾向があった。

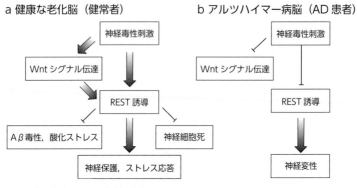

a 健康な老化脳（健常者）　　　b アルツハイマー病脳（AD患者）

図中 ➡ は促進を，── は抑制を意味する

図10.1　老化神経にはRESTが必要だ
通常の老化脳ではRESTが発現しており，神経保護にはたらき，認知能を高める。しかし，アルツハイマー病（AD）の脳ではRESTレベルが低く，その保護効果がない。そのため神経変性疾患に陥る，と考えられる。だから，老化したニューロンにはREST（休息）が必要だ。Tsai LH, Madabhushi R. Alzheimer's disease: A protective factor for the ageing brain. *Nature*. 2014; 507(7493):439-40より。

　以上，まとめると，「老化脳はRESTを必要としている」，RESTがあると老化しにくく，RESTが少ないと認知症が進む。RESTは脳の老化防止の非常にいいターゲットになりうる，というものだった（**図10.1**）。

　世間は何も動じなかったが，長く老化研究をしてきた私の脳は打ちのめされるようなショックを感じた。というのも，このRESTというのは，私が以前，神経成長因子や神経栄養因子の制御下にある神経特異的な遺伝子の発現をコントロールすることをみつけた神経選択的サイレンサー NRSEに結合する転写因子NRSFそのものだったからである（第3章参照）。

カリフォルニア工科大学のデービッド・アンダーソン（David Anderson）の下で私たちはそれをNRSFと名づけたが，ニューヨーク州立大学のゲイル・マンデル（Gail Mandel）のグループは，それをRESTと命名した。米国の西海岸と東海岸で，同じ分子を，遺伝子を，別の名前でよんでいたのである。

　両者が同一ということでショックを受けたわけではない。私は長年，老化研究を，それも老化脳研究を真剣にやってきたはずだった。自分の研究室の冷蔵庫や冷凍庫の中にNRSF/REST関連の実験試料はずっともっている。それなのに，それが脳の老化で，それもヒトの脳の中でかくも決定的なはたらきをする分子だったとは思ってもいなかった。私は，老化研究者としての自分の無能さに大きなショックを感じざるをえなかったのである。

❖ REST＝NRSF：神経発生と神経老化を結ぶカギ

　「REST＝NRSF」である。その同じものが，幼若期と老齢期とで全く別のはたらきをする。

　発生初期にはニューロンの中で，というよりむしろニューロンになる前段階でグリア細胞になることを主導する。あるいはまた，ニューロンの中でも，分化するサブセットが限定される段階で，たとえばグルタミン酸作動性ニューロンになるときにアセチルコリンやモノアミン関連の遺伝子群を抑制する。あるいはドーパミン作動性ニューロンになるときにグルタミン酸やGABA，あるいはセロトニンやノルアドレナリンなど，その限定されたニューロンサブセットに必要のない遺伝子をオフにする。

　脳発生の早い時期にはNRSF/RESTは細胞分化の方向性，細胞系譜（cell lineage）を決めるステージで巧妙にはたらく。グリア細胞や，分化する前の未分化細胞で発現が高く，サブセットであれ，ニューロンになると，発現は完全に無ではないが，非常に低くなる。

幼若ニューロンでは発現が低いのだが，老化ニューロンでは逆に発現が高まる。その理由はまだわからない。老化ニューロンでは，通常，酸化ストレスレベルが上がっているので，HIF-1という酸化ストレスで誘導される転写因子で誘導がかかるのかもしれない。あるいは，ストレスとは無縁に，老化とともに増加する別の何らかの転写因子でNRSF/RESTの発現が高くなるのかもしれない。いずれにせよ，その真偽は今後の研究で明らかにしていかなければならない。

❖ 神経抑制と神経保護：それを叶える不思議

　発生初期には神経細胞に必要とされる遺伝子をことごとく抑制する。しかし，老化のステージではDNA損傷とか酸化ストレス後の応答など，障害への修復に関係する遺伝子を包括的にオンにする。今度は遺伝子抑制ではなく神経保護への活性化因子となる。しかもターゲットは全くの別物だ。同じ遺伝子発現に関わる「転写」というDNAから必要な領域の遺伝子コピーをRNAに写しとる仕事をしながら，若いときは遺伝子オフ，年をとると遺伝子オン，しかも制御する遺伝子のグループは全く違う。どうしてそのようなことになるのだろう？

　このような場合，もっとも考えやすいのは「補因子」が変わることだろう。すでにわかっていることだが，NRSF/RESTが神経特異的遺伝子を抑制するときには，分子の一部にmSin3とCoREST（エムシン）（コレスト）という転写の補因子が結合して，核内のクロマチンという遺伝子を保護している複合体の構造を変えるHDAC（エイチダック）という分子を引き連れてくる。クロマチンの構造を変えることで，遺伝子のオンオフ調節をする（図3.8，第3章参照）。これが発生初期の神経分化時のシナリオだ。これに対し，老化ニューロンではおそらく初期細胞にはない，何かストレス応答性の，あるいは加齢依存性の別の補因子が

NRSF/RESTに作用してくるのだろう。これは今後の研究で確かめていかなくてはならない。

さらに，老年期，あるいはアルツハイマー病などの神経変性期における神経保護では，核内でのストレス応答遺伝子の誘導だけでなく，細胞質でオートファジー関連の分子群との相互作用もありうる。すると，オートファジーやあるいはユビキチン・プロテアソーム系の分子群と協調してはたらく可能性もある（第5章参照）。これもまた，ストレス誘導性の細胞質性因子，あるいは老化ニューロンで発現の高くなった未知のタンパク質と一緒になって，ストレスにさらされたニューロン内での老廃物処理に関わるのかもしれない。

❖ 二刀流のマスター遺伝子

このNRSF/REST，そのすごさは何も，幼若期と老齢期に2度はたらくというだけでなく，どちらのステージでも包括的に，そしてまた別人のように全く違う大仕事をすることだ。先にも述べたように（第3章参照），オーケストラの指揮者かコンサートマスターのようなはたらきをする点にある。それが，最初のステージとあとのステージで全く違う曲目のリードをするのである。

幼若期の神経分化ステージにおけるNRSF/RESTのメカニズムはこれまでの研究でだいぶ詳しくわかってきた。その概要をまとめておこう。

まずは，分子の構造をみる。NRSF/RESTはヒトでもマウスでもアミノ酸1,000個を超える非常に大きなタンパク質である。タンパク質の大きさは千差万別だが，平均的には数百個のアミノ酸からなるものが多い。タンパク質の構造をみるとき，アミノ酸の順番にしたがって方向性を考える。アミノ酸のつながりのアミノ基のあるほうをN末端といい，そのつながりのカルボキシ基のあるほうをC末端という。単純にいうと，頭がNで尻尾がCである。ネック（首，

neck) とコーダ (尾, coda) のようなものだ。

　もう20年ほども前になるが, 米国から帰国して間もないころ私たちはマウスのNRSFのcDNA (遺伝子のコピーのようなもの) をとった。米国ニューヨーク州立大学のゲイル・マンデルのグループはヒトのRESTのcDNA配列を公表していたので, それをもとにマウスとヒトのNRSF/RESTのアミノ酸配列を比べてみることができる。すると, 驚いたことに進化的に保存された領域 (つまり両者でよく似ている部分) とそうでない領域 (つまり両者でほとんど似ていない部分) とがはっきりと区別できた (図10.2)。

　N末端とC末端に保存的な領域があるが, 分子のほぼ中央辺りからC末端方向へかけてのかなり長い領域では類似性が低い。一般には保存性の高い領域が機能上重要と考えられるのだが, 進化的に保存されたN末端の比較的長い領域に「転写抑制」に必須の重要なドメイン (タンパク質の機能単位) がある。そのすぐあとにいわゆるZnフィンガーというDNA結合性の高い領域が連なる (Znは亜鉛のことで, イオン化した亜鉛をひとつ含むフィンガー様の立体構造をしている)。しかし, そのあとは進化的に保存されていない領域が長く続くが, このタンパク質の最後の部分, ほとんどC末端のところにも1個だけZnフィンガーがあって, その近傍もN末端とは全く独立した「転写抑制」にはたらく領域であることがわかっている (図10.2)。このように, NRSFにはN末端とC末端に二つの「転写抑制」ドメインがあった。C末端にも転写抑制に関係する領域があったのだが, 分子の中ほどからC末端へかけての分子の大半がまだ何をしているのかよくわかっていない。

　N末端の転写抑制ドメインを手がかりに, 私たちのグループはmSin3という分子がここに結合してHDACというクロマチンの構造を大きく変える因子 (リモデリングファクター) が機能することを明らかにしていた。一方で, ニューヨーク州立大学のマンデルの

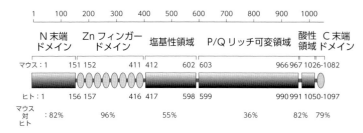

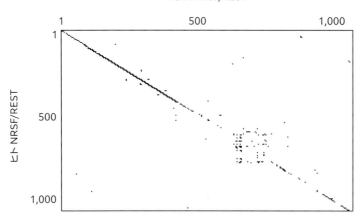

図10.2　NRSF/RESTの分子構造

（上図）ドメイン構造をみるとN末端側に8回並んだZnフィンガー
（亜鉛イオンを含む8本指のような構造）がある。ここでDNAに結
合する。そして1番右のC末端にもう一つのZnフィンガーがある。
（下図）ヒトとマウスのアミノ酸配列のドットプロット。両者で同
じアミノ酸の部分に点を打っていくと，N末端側半分はほとんど
同じ（対角線上に点が並んでいる）だが，C末端側半分はあまり似
ていないことがわかる。

グループはC末端の転写抑制ドメインにCoRESTという因子が結合
して，全く別のメカニズムで転写抑制をすることを見いだした。こ

の二つの転写抑制，すなわち遺伝子発現を抑えるメカニズムが発生のステージで使い分けられているのかどうかはまだわかっていない。また，ハーバード大学のヤンクナーのグループの論文からすると，どこかに転写活性を上げる，抑制ではなく「活性化」ドメインがあるはずなのだが，いまのところそれはまだどこにあるかわからない。

とにかく，このNRSFともRESTともよばれるタンパク質による遺伝子の制御のしかたは「二刀流」，いや「二頭龍」というべきかもしれないが，そのユニークな姿がみえてきた。一方で，「転写因子」と「ストレス応答」の二頭龍のしくみと，「幼若脳」での発現と「老化脳」での発現を区別する二刀流のしくみはこれからの研究にゆだねられている。複合的な両刀のマスター遺伝子であることは間違いない。

❖ NRSF/RESTのターゲット

NRSF/RESTは非常に強力なコンサートマスターである。それによって制御される遺伝子を「ターゲット遺伝子」というが，おおよそ1,000個にもなる神経特異的に発現される，つまり，ニューロンでは発現されるがグリア細胞など他の細胞では発現されない多数の遺伝子を統括的に制御する。それらの遺伝子のプロモーターという部分に結合して，その遺伝子をオフにする，つまり発現しないよう転写抑制する。そのしくみは上述のとおりだが，どの遺伝子をターゲットにするかはNRSF/RESTのもつ「DNA結合ドメイン」で決まる。それはN末端の抑制ドメインの次にくるZnフィンガー領域だ。そこには8本指のようなZnフィンガーがあるのだが，これがDNA上のおよそ22ヌクレオチド（22 nt）の配列を認識する（図3.8，第3章参照）。1本の指，すなわち1個のZnフィンガーがだいたい3個のヌクレオチドに結合することになる。

私たちはこの22 ntの「ターゲット配列」を当初，SCG10という神経の突起伸展に関わる遺伝子とナトリウムイオンチャネルの遺伝子で発見したが，その後すぐにシナプシンIというシナプス関連の遺伝子にも，また脳由来の神経栄養因子BDNFの遺伝子にもほぼ同じターゲット配列があってサイレンサーとして機能することを証明した。

　それからしばらくして，いわゆるヒトゲノムプロジェクトが終わると，ヒトの遺伝子のすべての配列がわかる時代になった。そうなると，今度はコンピュータでヒトゲノムの塩基配列のデータベースを解析することで，先の22 ntの「ターゲット配列」がゲノム上のどこにあるかを調べることができるようになった。私たちもその探索を試みていたのだが，英国のグループが先んじてその結果を公表した。リード大学にいたバッキャリー（Noel J. Buckley）のグループだった。彼らはヒトゲノムだけでなく，マウスのゲノムについても精査して調べた。そしてその両方から共通項を引き出した。すると面白いことに，ヒトでもマウスでも神経機能に直結するほぼ1,000個の遺伝子が捕まったのである（**図10.3**）。

　これは，ある意味ではコンピュータの中での仮想実験だったのだが，そこでみえてきた遺伝子の多くについて，のちにカリフォルニア工科大学のバーバラ・ウォールド（Barbara J. Wold）のグループが，クロマチンチップという技術を使って細胞の核の中でNRSF/RESTが実際に結合し制御しているDNA配列を割り出し，疑いなく本物といえるターゲット遺伝子の特定に成功した。

❖ 老化脳でのNRSF/REST

　「神経選択的サイレンサー」とよばれる神経特異的遺伝子の制御配列がみつかったのは1990年。それからほぼ25年，四半世紀のあいだ，ほとんどの研究は神経分化や初期発生に限られていた。神経

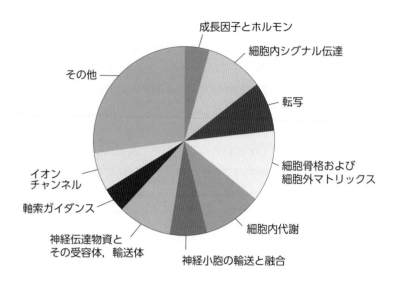

図10.3　NRSF/RESTのターゲット遺伝子群

NRSF/RESTで制御される神経特異的な遺伝子はマウスでもヒトでも染色体ゲノム上におよそ1,000個ある。それらを機能的に分類すると、神経の成長因子関連、細胞内シグナル伝達、核内の転写制御、細胞骨格および細胞外マトリックス、細胞内代謝系、神経小胞の輸送関連，神経伝達物質とその受容体，軸索ガイダンス関連，イオンチャネル，その他，10のグループに分割することができる。Bruce AW et al. Genome-wide analysis of repressor element 1 silencing transcription factor/neuron-restrictive silencing factor (REST/NRSF) target genes. *Proc Natl Acad Sci U S A.* 2004;101(28):10458-10463より。

系の研究者たちは、誰もが神経の初期の分化過程でのNRSF/RESTの重要性を理解していた。だが、誰も老化脳でのはたらきがあるなど予想しなかった。

　ところが、そんな中で、あのSTAP騒動、小保方騒動がマスコミをにぎわしていたときに、ヤンクナーたちはこの遺伝子産物の老化

脳での決定的な役割があるとする論文をNature誌に出した。老化脳の中でのNRSF/RESTの重要性を報じたこの論文の中で，ヤンクナーたちは膨大な量の実験をこなしていて，NRSF/RESTが実際に結合するストレス応答性やDNA修復系の新たなターゲットの遺伝子をすでに網羅的に解析していた。他の追随を許さない，完全に独走的な勝利だと，脱帽せざるをえない。その研究結果を詳しくみてみよう。

❖ 老化脳ではRESTが多く，アルツハイマー病脳では少ない

　RESTが神経活動に必要な遺伝子を統括的に制御する重要な分子であることがわかっていたので，ヤンクナーたちはまずRESTターゲット遺伝子群の発現の様相をたくさんのヒトの脳サンプルで比較してみた。すると，40歳未満と70歳以上とで，脳内でのRESTに依存する遺伝子発現のパターンが全く異なることに気づいた（図10.4A）。そこで，今度はRESTそのものの発現レベルを若齢と老齢とで比較すると，明らかに発現レベルの違いがみられた。若齢で少なく，老齢で高かった。ところが，老齢でもアルツハイマー病の患者の脳では，その発現は明らかに低くなっていた。脳の切片をつくって，顕微鏡下で細胞内でのRESTの発現レベルを調べてみても，やはり若齢でRESTは低く，老齢で高い，そしてアルツハイマー病の脳では低くなっていた（図10.4B）。

　このような比較はRESTのmRNAの発現量で比較しても同じ傾向だった。さらに，アルツハイマー病以外の老年性の神経変性疾患，たとえば，パーキンソン病に似たレビー小体型認知症や前頭側頭型認知症の患者の脳でも，やはりRESTの発現は低かった。神経変性疾患ではいずれもRESTレベルが低い。このような発現パターンからすると，RESTが老化脳の中で何らかの役割があるように思われるし，それがアルツハイマー病のような神経変性疾患においては何

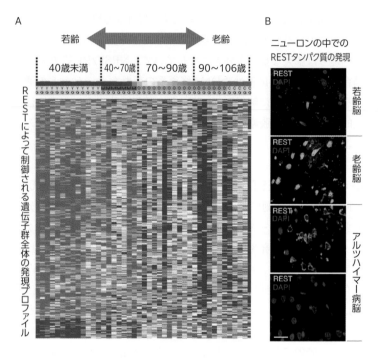

図10.4 老化脳でのREST発現

RESTは若い脳（40歳未満）ではほとんど発現していないが，高齢期（70歳以上）になると脳内で高い発現がみられる。しかし，アルツハイマー病（AD）の脳ではその発現が低い。老化脳で高く，軽度認知障害（MCI）でやや低く，ADでは幼若期と同じくらい低くなる。（A）RESTのターゲット遺伝子の発現プロファイルの網羅的解析の年齢ごとの比較。（B）脳組織での細胞染色。Lu T et al. REST and stress resistance in ageing and Alzheimer's disease. *Nature.* 2014;507(7493):448-454より。

らかの障害が生じていることが容易に推測される結果だった。

❖ RESTがないマウスのニューロンはストレスに弱い

遺伝子の機能性を調べようとするとき，その遺伝子がない，あるいは機能しなくなったマウスを作製して様子をみることが多い。いわゆる「遺伝子ノックアウトマウス」だ。ある一つの遺伝子をつぶしておいて，そのマウスの反応をみる。行動を調べたり，脳機能を調べたり，ストレス感受性を調べたりする。それを野生型のマウス，すべての遺伝子セットをもったマウスと比較する。こうすることで，目的とする遺伝子の役割，機能性がわかる。

RESTの遺伝子ノックアウトマウスは，以前，つくられたことがあった。これはカリフォルニア工科大学のデービッド・アンダーソンの研究室にいたアリス・パクゥエット（Alice Paquette）が*NRSF*遺伝子のノックアウトとしてつくった。しかし，それは「胎生致死」，生まれる前に胎仔のレベルで死んでしまった。いわゆる「流産」のようなものである。これは別に，実験が下手で失敗したから死んだのではなくて，NRSFの遺伝子が発生過程できちんとはたらかないと生きていけない，その遺伝子がなかったら発生の過程のどこかの段階で不具合が生じて，マウスは胎仔の段階で死んでしまった。一般には，そう解釈される。NRSF/RESTは神経発達に欠かすことのできない重要な遺伝子なのである。生まれてこなかったら何もできない。

ハーバード大学のヤンクナーたちは，この「ノックアウトマウス」をつくるにあたって，少し特殊な条件を追加した。発生過程ではごく普通に*REST*遺伝子がある状態にしておいて，マウスが生まれたあとの段階で*REST*遺伝子をなくすようにしたのである。ある種の薬剤で特殊な遺伝子組換えが起こるようにしておくと，こういうことが可能になる。少し面倒な実験にはなるが，いまでは世界中の多くの分子生物学の研究室で使われる方法になっている。これをコンディショナルノックアウト（conditional knockout：cKO）という。

ヤンクナーたちは，いったん成体（おとな）になってから脳だけで遺伝子組換えが起こるようにした，誘導性のノックアウトマウスを用いたのである。この場合は仔を産ませることができる。そうしてできたRESTノックアウトマウスから神経細胞を培養し，その培養したニューロンを使っていろいろな実験をした。たとえば，ニューロンに種々の酸化ストレスを与えて，通常のRESTをもつ普通のマウス（対照群/コントロールマウス）からのニューロンとその生存率や細胞内の酸化ストレスレベル，細胞死の様子などを比較した。

　すると，RESTがないニューロンは酸化ストレスに弱い。酸化ストレスだけでなく，アルツハイマー病の原因にもなるアミロイドβのペプチドをふりかけた場合にもRESTがないとニューロンは死にやすかった。これを「Aβ毒性」というが，タンパク質が異常な凝集体をつくることで細胞にストレスがかかる，その応答をみるものである。このストレスにも弱かった。逆にいうと，RESTは酸化ストレスやAβ毒性からニューロンを守る，ということになる（図10.5）。

　生後の脳でRESTがなくなるこのマウスは1カ月齢のような幼若期には脳内の海馬ニューロンはまだ元気だが，8カ月齢では，対照マウスでは何ら細胞死がない時期でも，RESTがないと海馬ニューロンでの細胞死が進んでいることもわかった。

　このような実験結果から，RESTは神経保護にはたらくと結論された。老化脳のニューロンを守るはたらきがあるのである。

❖ RESTがないと短命になる

　マウスで寿命を計るのは3年ほどもかかるのでたいへんだが，線虫のようなモデル生物では寿命がせいぜい2週間程度なので短期間で遺伝子の寿命効果をみることができる。

　そこで，この論文でもヒトのRESTに相当する線虫の*spr-4*の遺

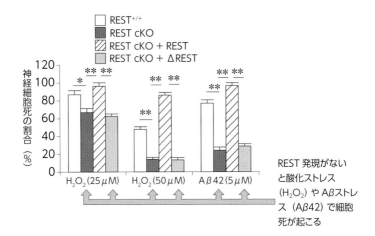

図10.5　RESTによる神経保護

RESTがないとニューロンは死にやすい。しかし，RESTがあると
ストレスに耐える。酸化ストレスでもアルツハイマー病で出てく
るアミロイドβペプチドによるタンパク質凝集ストレスでも，
RESTはニューロンをストレスから守る。Lu T et al. REST and
stress resistance in ageing and Alzheimer's disease. *Nature.*
2014;507(7493):448-454より改変。

伝子の変異株，spr-4の寿命を比較した（図10.6）。通常の野生株の
線虫に比べて，spr-4変異株は短命だった。そこに線虫の*spr-4*遺
伝子を導入すれば寿命は元に戻る。面白いことに，この線虫でヒト
の*REST*遺伝子を発現してみても線虫の寿命はほぼ元に戻った。さ
らに，普通の線虫に*spr-4*を余計に発現するようにすると，ごくわ
ずかだが寿命はさらに延びた。つまり，*spr-4*は寿命を制御する遺
伝子なのである。

　マウスやヒトでは寿命の研究が簡単にはできないので，哺乳動物
の*REST*遺伝子が寿命遺伝子といえるかどうかはわからないのだ

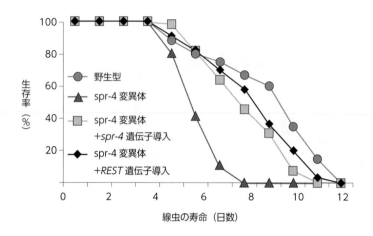

図10.6　*spr-4/REST*は寿命遺伝子

線虫で*REST*のはたらきをする*spr-4*遺伝子の変異体spr-4（機能阻害変異株）は短命である。そこに*spr-4*を遺伝子導入したり，ヒトの*REST*を遺伝子導入すると寿命は野生株にほぼ近い形に回復する。Lu T et al. REST and stress resistance in ageing and Alzheimer's disease. *Nature.* 2014;507(7493):448-454より。

が，この研究から，機能的に同じようなはたらきをする*spr-4*遺伝子が線虫の寿命を変えるのだから，マウスやヒトでRESTが寿命を制御できる可能性は高いだろう。

❖ RESTによる寿命制御：生物種間を超えてのハーモニー

　ここで重要なのは，ヒトと線虫で互換性があることだ。ヒトのRESTと線虫のSPR-4がほとんど同じはたらきをする。実際にはこれらはホモログとよばれるような強い共通配列は持ち合わせていない。Znフィンガードメインはある DNA結合性の転写制御因子だが，配列上の類似性はなく，機能上の類似性があるということだ。線虫

のSPR-4変異体の機能をヒトのRESTが補完する。脊椎動物と無脊椎動物，この進化上はるか昔，5億年も前に分かれた動物の脳内ではたらくRESTとSPR-4が寿命を延ばしたり縮めたり，その機能の共通性を今でも覚えているという，素敵なハーモニーが聞こえてくるようだ。

❖ ゴミ処理とREST

さて，若い人の脳ではRESTの発現が低いが，高齢になるとRESTの発現が高い。しかし，高齢者での認知障害の病気，アルツハイマー病脳でも，ややパーキンソン病にも似たレビー小体型認知症でも，前頭側頭型認知症でもいずれもニューロンの核内のRESTレベルは低くなっている。では，その減った分はどうなったのだろう。なくなったのだろうか？　他のどこかへ行ったのだろうか？

その答えは，他のある場所に行った，という結果だった。上記の認知症の脳のサンプルでRESTの分布を顕微鏡でみてみると，なんとRESTは細胞のゴミ処理に関わるオートファジーの装置（これについては，第5章参照）にあったのである。これはRESTが変性ニューロンで，ゴミ（凝集体）処理と格闘しているのか，あるいは自らがゴミ（凝集体）になってしまったのか，まだ判然としないが，ヤンクナーたちはどうも後者だと考えているようだ。RESTが，本来機能すべき核内から何らかの理由によって細胞質へはじき出される。機能しないおかしな分子と認識されて，他のタンパク質とともに不要な凝集物として処理される運命になったようにみえた。しかし，神経変性疾患の脳ではオートファジーの機能が低下しているためか，そのRESTを含む凝集体は消化されずに残っている。

❖ RESTレベルが高い人ほど認知能力が高い

老化脳の中でRESTのレベルは年齢とともに上昇傾向にある。若

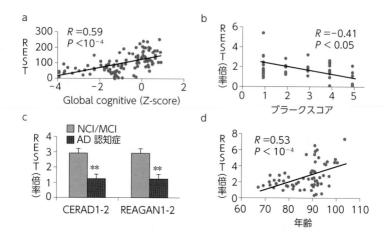

図10.7 RESTは認知症から脳を守る
（a）認知能力が高いほどRESTレベルが高い。（b）ブラークのNFT
スコアが高く認知症が進んでいるほどRESTレベルが低い。（c）前
頭葉のニューロンの核内RESTレベルは健常者（NCI）や軽度認知
障害（MCI）では高く，アルツハイマー病（AD）脳では低い。（d）
65歳以上の高齢者（健常者）では，年齢が高いほどRESTレベルは
上がる傾向がある。CERADは老人斑（プラーク）レベルを比較し
た病理診断による分類，REAGANは米国老化研究所（NIA）のレー
ガン診断による分類。Lu T et al. REST and stress resistance in
ageing and Alzheimer's disease. *Nature.* 2014;507(7493):448-
454より。

齢と高齢の差は明白だ。しかも，70〜80歳代と90〜100歳代を
比較しても，高齢ではより多くのRESTを発現している。

　年齢とは別に，RESTの発現量と認知能力を比べてみても非常に
面白い相関があった（**図10.7**）。学習記憶能力に関係する記憶，意
味記憶も陳述記憶も作業記憶もみな一様にRESTレベルが高い人ほ
ど記憶力がいい。相対的な認知能力の高さは脳内でのRESTの発現

レベルと明瞭な相関関係がみられた。アルツハイマー病の進行度の尺度としてよく使われブラークステージ（Braak stage）のスコアとは逆相関，すなわちRESTが高いとスコアは低い。つまりRESTが高いとアルツハイマー病の進行度が低い，RESTはアルツハイマー病から脳を守る，ということになる。アルツハイマー病の脳と軽度認知障害（MCI）の脳を比較してもRESTのレベル，とくにニューロンの核内のRESTレベルには明らかな違いがあった。すなわち，MCIではRESTレベルが健常者と同じように比較的高いが，ADと診断された脳ではRESTレベルは低かった。RESTレベルを高く保つことが認知症を防ぐ方向へつながる，ということになる。

❖ アルツハイマー病脳画像データからみえる神経保護要因

　ハーバード大学のヤンクナーの論文のあとしばらくして，今度はインディアナ大学の脳画像の研究グループからこれを支持する結果が出てきた。これはアンドリュー・セーキン（Andrew Saykin）を中心とした老化脳画像の研究グループだが，サンフランシスコやサンディエゴのカリフォルニア州立大学やハーバード大学，また英国ロンドンやフィンランドの大学病院の研究者を巻き込んだかなり大がかりなコホートスタディー（エリアごとの患者群と対照群の集団比較研究）の結果である。

　彼らは数年前の研究論文で，アルツハイマー病（AD）のリスク因子として従来からよく知られていたアポリポタンパク質E（APOE）のタイプ〔正常型がAPOE3（ε3），ADリスクの高いのがAPOE4（ε4）〕以外に，ADリスクに関わる他のゲノム領域があることを認めていた。今回，患者群と対照群の脳で発現している遺伝子セットの網羅的解析（エキソーム配列解析）によって，rs3796529というゲノムバリアントがADのリスクを抑えることを見いだした。この複雑な番号で規定される特殊な遺伝子変異がある

とADになるリスクが下がる，アルツハイマー病になりにくい，ということである。それが何とRESTの遺伝子のバリアントだったのである。バリアントとは，ひとつの遺伝子から何らかの変異によって生みだされるごくわずかの変異体（変異産物）のことをいう。

これはRESTの「ミスセンスバリアント」と記載されているが，実際には「機能的なミスセンスバリアント」である。すなわち，アミノ酸配列1,000個以上の大きなRESTタンパク質の途中に「ミスセンス」，つまり一部が違ったアミノ酸に置き換わっているのだが，そういう産物を発現する人はADのリスクが低い，という結果なのである。

全部で315人のアルツハイマー病関連の脳画像を解析したところ，このrs3796529のバリアント配列をもつ人は，脳のとくに右脳の側頭葉前方の脳回の萎縮が起こりにくい，という結果が得られた（**図10.8**）。側頭葉のこの部分は海馬や扁桃体に近い大脳新皮質領域で，認知能とも深く関係する部分である。

したがって，ヤンクナーらが指摘したRESTの高発現群は認知能力が高い，という結果は，ともすると，このインディアナ大学のセーキンらがみつけた短い*REST*バリアントを発現している人であって，高齢でもADになりにくい人たち，ということになるように思われる。

日本でもアルツハイマー病のコホートスタディが進行しているが，今後，*REST*遺伝子にも着目して，このバリアントの意義が確認される，あるいは別のバリアントが見いだされることを期待したい。

❖ NRSF/REST：老化脳の守護神

細胞の核内ではたらく転写因子RESTは「老化脳の守護神」である。酸化ストレスを防御し，寿命を延ばし，認知症を抑える。そし

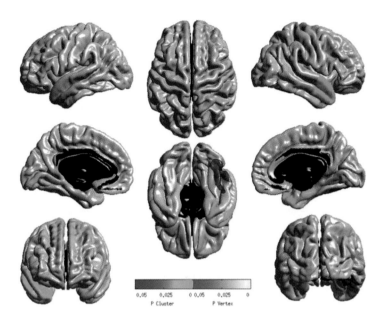

図10.8　*REST*バリアントが脳の萎縮を防ぐ
rs3796529という*REST*遺伝子の変異がある人は高齢でも右の側
頭葉が萎縮しにくい。水色，青色の部分がこの*REST*バリアントで
萎 縮 に 耐 性 と な る 脳 領 域。Nho K et al. Protective variant for
hippocampal atrophy identified by whole exome sequencing. *Ann
Neurol.* 2015;77(3):547-552より。

　て，アルツハイマー病での脳の萎縮を抑え，アルツハイマー病のリ
スクを下げる。老化脳のニューロンの中では，このRESTは細胞ス
トレスによるDNA修復や酸化ストレス応答に関係するかなりの数
の遺伝子の発現を促進する転写活性化因子である。だが，それは発
生初期に，神経分化を抑制する，神経特異的遺伝子の発現を抑え込
む転写抑制因子NRSFと同一のものだった。

NRSFイコールRESTであって，発生初期にも，老化脳でもともにNRSF/RESTが機能する。それも遺伝子ターゲットは違うにせよ，どちらのステージでもかなり広範な遺伝子セットを掌握する。第3章でもみたようにマスター遺伝子，マイスターなのである。神経発生でのマスター遺伝子は，また違った形で老化脳のマスター遺伝子として機能していたのである。

最近，また新たな視点からこのNRSF/RESTの老化現象への関与が指摘されている。マウスでの研究だが，東北大学の大隅典子教授らは，父親の年齢が次世代の脳神経発達へ及ぼす影響について行動生理学的に，また分子生物学的にアプローチすることを試みた。マウスでの研究だが，父親の年齢が高くなるほど生まれる子どもの脳神経系の遺伝子変調を助長し，発達障害のリスクが高まる。その背景には父親の精子ゲノムでの加齢依存的なメチル化変動があって，その低メチル化領域を精査すると，どうも*NRSF/REST*遺伝子による包括的な神経遺伝子発現変化が関与すると結論した。近年の晩婚化が次世代への健康リスクを高めることへの懸念があるが，精神発達遅延や自閉症スペクトラムなど，子どもの神経発達障害が親の遺伝子ゲノムの劣化 (あるいは変化) に影響される可能性があるのだ。世代を超えての健康リスク管理へ新たな視点から警鐘を鳴らしている。

NRSF/RESTは同一の遺伝子，一つの遺伝子だとはいっても，その産物は一つではない。アミノ酸が1,000個以上も並んだ大きな全長タンパク質の他に，ニューロンではもっと短いタンパク質（REST4またはNRnVなど）がつくられることがわかっている。N末端の半分ほどのタンパク質，NRSF/RESTの神経特異的バリアントなのだが，それ以外にも先のrs3796529バリアントから生み出される別のタイプのバリアントもある。インディアナ大学からの脳画像研究で浮かび上がってきた新しいバリアント，そんな少し変

わった遺伝子産物が老化脳の萎縮やアルツハイマー病を防ぐようにはたらいている。RESTの神経特異的バリアントとしてはREST4がよく知られている。これは以前，私たちがNRnVとよんでいたバリアントだが，最近はそれ以外にも多く知られるようになってきた。

　今後は，このニューロン特異的なNRnV/REST4やrs3796529など，老化脳で出ているバリアントの機能性を明らかにしていくことも重要だろう。それらが脳の老化をどう防ぐか，その中核へ迫るために必要なことと思われる。RESTに休む（rest）暇はないのだ。

コラム10　脳の中の70歳の壁

　最近は「70歳の壁」とか「80歳の壁」とかよくいわれる。そもそも，日本人の平均寿命が，男女差はあるにしてもともに80歳代〔男性81.05年，女性87.09年，令和5年（2023年）の統計〕なので，多くの人の寿命が80歳代であることはまちがいない。すると，80歳代を超えられない人が多いのはごく自然の成り行きであって，実のところはそこに「壁」というようなものがあるわけではない。死亡年齢の年齢分布はごく一般的なポアソン分布のようなものだから，「連続的」な変化が少しずつ進んでいるだけのことだ。食生活や運動習慣や生活習慣の良し悪しによって，多少は動くのだが，それよりも大きな要因としてゲノム背景を元にした家系的な違いもある。その背後には癌遺伝子や寿命遺伝子の微妙な違いで，「長命家系」と「短命家系」の違いもでてきたりする。要は，遺伝子，DNAのゲノムのセットの良し悪しなのだが，そこは「運命」と受けとるほかない。人は誰もが二人の親から生まれて，発育，成長し，思春期を経て，いずれ成熟してゆく。何歳で成熟するのかと問えば，それは臓器ごとに違うので一概には言えないが，いわゆるティーンエイジャーを過ぎたあたりで一応の「成人」となる。では，脳の成熟はいつかといえば，見方によって変わるだろうが，知識や情緒や社会的，あるいは家族を育みながらもまだまだ変化してゆくことを思えば，脳の成熟はとても20歳前後というわけにはいかない。最近の脳科学の重要な視点のひとつに「ソーシャルブレイン」「社会脳」という分野もあるのだが，これなどは30～40歳代でもまだまだ伸び盛りで，世間や社会の中での自らの行いを振り返りながら日々正していくようなもので，その年代でもいまだに成長し続ける高次脳機能のひとつである。社会的な脳には，まさに健やかな高齢の脳なればこその「円熟脳」といったものもあるだろう。このように年代を問わず，一生の間，成長し続ける脳なのだが，脳内での全般的な遺伝子発現の様相を追ってみると，興味深いことに70～

80歳前後で劇的な変化があることがわかってきた。それは「マスター遺伝子の妙」としてみてきた「老化脳の守護神」，つまりNRSF/REST という遺伝子発現の制御因子，転写因子の変化だった（第10章）。振り返ってみれば，これがまさに「脳の中の70歳代の壁」に相当するものといえそうだ。改めて図10.4を見直してみよう。世界的に注目されたハーバード大学のヤンクナー研究室からの論文のデータだが，そこには，40歳までの成人期，40〜70歳までの中高年，そして，70〜90歳の高齢期，さらに，90〜100歳の長寿者での脳内遺伝子発現の全体像を比較している。この図を一見してわかることは「70歳」を境にして左右の色合いが全く異なる，対照的だ，ということだ。つまり，ここに明らかに「脳の中の70歳の壁」が存在している。その壁の実体は「*REST*遺伝子」の発現変動，ということだ。それによってこのマスター遺伝子の制御下にある非常に多くの遺伝子の振る舞いが「70歳」前後で激変するのだ。平均的にみれば，このような「変化」なのだが，個々人として比較すれば，この「*REST*遺伝子」の存在状態がいい人もいれば，それなりの人もいる。老後もこの「*REST*遺伝子」の産物，つまり「RESTタンパク質」が脳内のニューロンの細胞核で発現が高ければ老化脳は保護的になり健やかになる。一方，このREST発現が低いと脳の機能維持があやしくなってしまう。まさにこれが「老化脳の守護神」なのだ。もう10年ほど前の2014年の春の論文だったが，その紹介記事の中に「老化脳には休息（rest）が必要だ」とあった。まさにこの「*REST*遺伝子」の存在状態がいいか悪いか，それが老化脳保護のありようを変える。RESTレベルが高ければアルツハイマー病などの認知症になりにくい。認知能力の高いすこやかな老化脳となる。まさに，「脳の中の70歳の壁」はこのNRSF/RESTが決めているのだ。

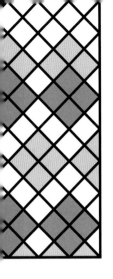

11

百寿者の脳をみる

百年の森の中へ

❖ 百寿者群像

　いま，日本人の平均寿命は，男性80歳，女性は87歳ほどにもなる。2014年の統計では，日本には6万人を超える百寿者がいる（図11.1）。女性は5万人あまり，男性は8,000人ほど。世界に冠たる長寿国家である。県別の分布をみると，絶対数では東京都がもっとも多く，5,000人を超えているが，人口に対する割合でみていくと，どうも「西高東低」の傾向がある。人口10万人あたりでみると，北海道，東北は40人程度なのに対し，中国，四国，九州はどの県も70人ほどになる。

　100歳を超えて生きる人々，そのほとんどは，残念ながら，あるいは当然ながら「要介護」の人たちである。しかし，中には100歳を過ぎてなお，ひとりでお元気に自立した生活をされている人もいる。身体的にはかなり不自由はあっても，頭脳明晰，素晴らしい創造的な活動をされているかたもたくさんおられる。まさにスーパー老人だ。

　たとえば，長寿科学振興財団が発行している季刊誌『エイジング

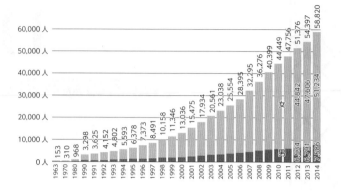

図11.1 日本の百寿者

（上図）百寿者は年々増えている。性別でみると女性が8割以上を占める。（次ページ図）人口あたりの割合を県別にみると中国，四国，九州地方など温暖な地域で多い。厚生労働省老健局高齢者支援課報道資料より。

アンドヘルス』に「いつも元気，いまも現役」という，百寿を超えた，あるいは百寿に近いお元気なスーパー老人へのインタビュー記事の連載がある。それをみると，いかに素晴らしい「長老」が日本に大勢いるかがよくわかる。

その『エイジングアンドヘルス』2013年の冬号の表紙に，黒のシルクハットに赤い蝶ネクタイ，明るい黄色のジャケットの老紳士が満面の笑顔で微笑む姿がある（**図11.2**）。昇地三郎先生，生まれは1906年。ちょうど，第4章でみたようにアウグステが世界で最初のアルツハイマー病の患者として亡くなっていった年，アルツハイマー先生がこの患者の最初の症例報告をした年でもある。日本とドイツ，遠くかけ離れた場所だが，昇地先生はそんな年に生まれあわせた。この写真の昇地先生は，アルツハイマー病とは無縁のすこぶるお元気な106歳だ。福岡在住の教育者だった。戦前，広島高等師

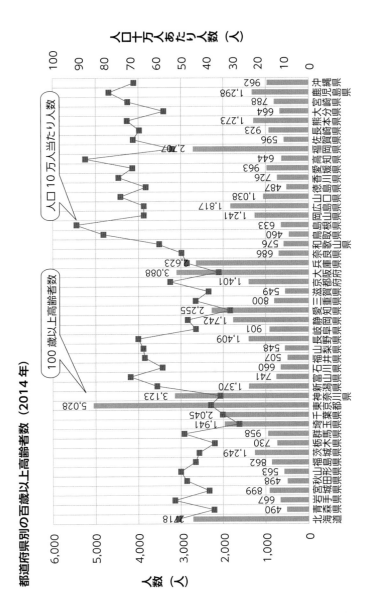

都道府県別の百歳以上高齢者数（2014年）

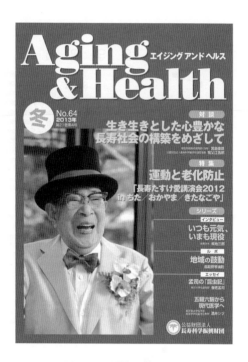

図11.2　昇地三郎106歳

『エイジングアンドヘルス』2013年冬号の表紙。公益財団法人長寿
科学振興財団Aging & Health 2013年; 第21巻第4号, 撮影：丹羽諭。

範学校を出て，広島文理科大学で心理学を学び，文学博士の学位が
ある。だが，のちに九州大学医学部で医学博士号を取得。医学博士
号をとるほど医学に手を染めたのには，たいへん重い理由があった。

❖ しいのみ学園

♪ぼくらはしいのみ　まあるいしいのみ
　おいけにおちて　およごうよ

おててにおちて　　にげようよ
　　おまどにおちて　　たたこうよ　　たたこうよ

　これは「しいのみの歌」。西葉子作詞，齋藤一郎作曲，とある。昭和29年，福岡市に初めてできた障害児学校の歌である。その私設の障害児教育学校のことを紹介した本『しいのみ学園』（山本三郎著，山本KATI出版，2009）の冒頭に以下の文章がある。

　「現在の医学ではどうにもなりません。ただ，親の愛情による訓練よりほかに方法はありません」，大学病院で，骨と皮になった長男に小児マヒを宣告されてから17年，おどろきと失望から，ようやく愛と訓練とに堪えて，ほのかなる希望の光を見出していたところに，ああ，次男もまた小児マヒ──。
　二人の小児マヒの子，しかも知的障害の子どもをかかえて，あちこちの病院，研究所，温泉療治所，学園などにつれて歩いた。
　大学で心理学を講義する身でありながら，家では，学校にもいけない小児マヒの兄弟のわが子が，ラジオのまえで相抱いて学校放送をきいている。
　親として，心理学研究者として，また教育者として，この哀れなわが子の教育をどうすればいいのであろうか。くる日もくる日も，悩み，苦しみつづけた。

　著者は山本三郎。山本は昇地三郎先生の旧姓，半世紀以上も前のご本人である。

　　小さな椎の実は，落ち葉に埋められ，人にふまれているけれども，水と温かい太陽の光をあたえれば，硬いからを破って芽

をふいてくる。

障害児へ，惜しみない愛情をもって教育する。いや，教育するというより，育み育てることに徹した，信念の教育者だった。お会いした日々をふりかえって，いま改めて，心うたれる。

❖ 出演交渉

昇地三郎先生を訪ねていったのは，小雨のそぼ降る寒い冬の日だった。福岡の天神から電車に乗って，鈍行しか停まらない小さな駅で降りた。駅から左手に静かな路地を少し歩くと，そのお宅はあった。きちんと手の入った庭の木々のあいだを斜めに抜けていくと玄関がある。右手に縁側が続いている。硝子窓の奥にそれとなく和風の趣きを感じさせた。呼び鈴を押すと，女性の高い声で返事があった。

応接間へ通されて，その脇の縁側のソファに小さく腰かけた。床の間の大きな掛け軸よりも，後ろにある古い木枠の本箱に並ぶ日焼けした薄茶色の蔵書群が気になった。背表紙の文字を追っていると，大学の教授だった，おそらくはそのころからのものであることは容易に理解できた。

しばらくのあいだ，昇地先生の秘書をしているというかたから先生のことをいろいろと伺った。世界一周の講演旅行のこと，数々の受賞のこと，このところの健康状態について，などなど。縁側の正面にはどこかでみかけた昇地先生と南国の若い女性との微笑ましい一瞬の大きな写真が掲げてあった。

いつになったら先生と会えるのだろうかと，そう思い始めたころになってようやく，大先生がお出ましになった。

ひとしきり自己紹介をし，その日の訪問の主旨を丁寧に説明させていただいた。スーパー百寿の老人の脳の中をみせていただきたい。

いや，解剖するのではなく，要は脳画像を撮らせていただきたい。そして6月の日本老年学会で市民講演会をするので，できれば是非，そこでご登壇願いたい。

　おそるおそるの思いでお話したが，すべて快諾いただいた。3月に沖縄の琉球大学の病院で脳画像を撮らせていただくこと，6月に大阪，中之島で開催される日本老年学会，日本基礎老化学会の最終日に予定した市民公開の講演会でご講演していただき，大阪の高齢のかたたちへ，強いメッセージをご披露いただくこと，みな即決となった。

❖ 琉球へ飛ぶ

　おとぎ話で竜宮へ行った浦島太郎はさぞやこのような心地だっただろう。3月半ばの明るい日差しの中，そう思いながら私は那覇へ飛んだ。昇地先生一行は別便である。その日の晩，現地のホテルで合流するよう約束していた。

　もう一人，かつて九州大学の大脳生理学の教授をされた大村裕先生を大阪からお呼びしていた。比較研究するには，必ず「コントロール」が必要である。106歳のスーパー脳，88歳の秀才の脳，そして60歳の凡才の脳を比較する。これでポジコンとネガコンがそろった。

　琉球大学医学部の脳外科に沖縄のスーパー百寿者の脳を研究している先生がいる。石内勝吾教授だ。もちろん専門は脳外科なので，頭蓋を開けて日々すさまじい手術をこなしているかたである。その一方で，時間の許すときに，南国沖縄のスーパー老人の脳を調べている。だから，昇地先生の脳についての興味，関心が完全に一致し，石内先生と共同で106歳のスーパー老人の脳を調べていくことにした。

❖ 画像検査

　検査の目的は，脳の構造をみることにあった。老化脳では通常，萎縮がみられる。脳溝の隙間が広がって脳回が細くなる現象だ。だが，昇地先生の脳のように「傑出した脳」では高齢とはいえ，その萎縮が少ないのだろうか？

　脳の構造をみるには，磁気共鳴画像法 (magnetic resonance imaging：MRI) というかなりうるさい振動音を発する大型の装置の中に頭を突っ込んで脳全体の断層画像をとる。脳だけの検査なので，ひざを曲げた状態でクッションをはさんで，あまり苦にならない姿勢で検査を受ける。静止した状態で5分我慢して，それを3回繰り返す。x, y, z軸という3方向の画像を連続的にとるために3回繰り返すのだ。20分ほどで終了する。

　昇地先生の場合は106歳の身体への負担を考慮して，それで終わりとしたが，88歳と60歳の脳については，追加で機能的な検査も加えた。機能的MRI (functional MRI：fMRI) というのだが，装置の中で寝たまま，目の前の画面に出てくる画像の異同を峻別して手にしたボタンで回答していく。急にクイズ番組に出てしまったような感覚で，妙に焦り，緊張もした。

　とにかく，無事に3人の検査が終わってほっとした。あとで聞くと，これで脳の活動性の他に，海馬などでの神経幹細胞の状態もわかるのだという。磁気共鳴スペクトロスコピー (magnetic resonance spectroscopy：MRS) という。

❖ 萎縮する脳の灰白質

　結果は，意外にもというか，当然というか，昇地先生の脳もしっかりと萎縮が進行していた。スーパー百寿者だからといって脳の萎縮をまぬがれているわけではなかった。よく検査にあがる70歳代，80歳代の人の脳に比べても，はるかに萎縮が進んでいたのである

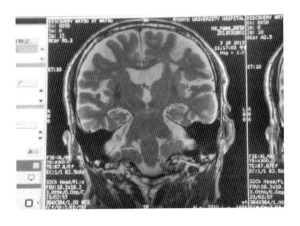

図11.3　MRIでみる百寿者脳
前額断でみる脳画像。大脳と中脳辺りをみている。中ほど左右に
海馬がある。灰色の部分が脳の実質である灰白質。中央に脳室が
白くみえる。脳の白質はその下方に黒っぽくみえている。

（**図11.3**）。脳の皺，脳回の総面積は小さく，逆に，脳室という脳
脊髄液のある領域はかなり広い。脳溝の広がりも大きい。アルツハ
イマー病脳でみられるほどではないにせよ，それに近い状態にある
ように思われた。

　すると，単に脳の形態だけから機能性を推理することはできない，
ということなのだろう。よくみると，脳の白質部分は70歳代，80
歳代の通例の高齢者とさして変わるようにはみえない。その意味で
は，脳の中でニューロンとニューロンをつなげているケーブル，情
報のケーブルはかなり維持されている，ということらしい。

　その白質だが，大脳よりも下位の脳幹部でみると，ずいぶんとしっ
かりしている。脳全体を支える，あるいは脳と身体をつなぐ脳幹の
錐体路は非常によく発達していた。頭脳明晰な昇地先生だが，確か
に日頃から身体の鍛錬もされていた。やはり強い身体あっての脳な

のだろう。

❖ ホモ・センテナリアン

　沖縄へ飛んで，琉球大学でこの画像検査をしたとき，実は韓国のテレビ局KBSが取材に入った。開局50周年の特別番組として長寿者特集の企画を進めているとのことだった。番組のタイトルは「ホモ・センテナリアン」，長寿化した人類といった内容である。センテナリアン，百寿者，日本にはその部類の人が当時でも6万人もいたが，韓国ではまだ3,300人ほどだった（2022年の時点で日本は9万人以上，韓国では2万人を超えている）。だが，今世紀半ばには4万人になると推定している。

　テレビ局の取材陣が狙うのは，当然，百寿のスーパー老人たちである。昇地三郎先生はその格好のターゲットとなった。大きなテレビカメラで，昇地先生の検査の様子を記録していった（図11.4）。教育心理学の現役の教授であった時は，文学博士かつ医学博士のダブル・ディグリー。そして，65歳で韓国語にチャレンジし，95歳で中国語，100歳からは年々，ロシア語，ポルトガル語，フランス語と世界を広げ，6カ国語をしゃべると豪語する。私が最後の検査を終えて戻ってみると，昇地先生は韓国の大男のカメラマンと何やら韓国語で言葉を交わしていた。いつも笑顔でウィットもあり，すさまじいブレインをもったかたである。

　誰もが「100歳まで生きたい」と思うわけではないだろうが，「百寿者の脳の秘密を知りたい」とは誰もが思うだろう。どうしてすこぶる健康なのか？　どうして頭脳明晰でいられるのか？　どうして認知症にならないのか？

　実は，私たちの脳画像検査の目的もそういうことだったのだが，MRIの画像解析だけではまだその「秘密」は判然としない。

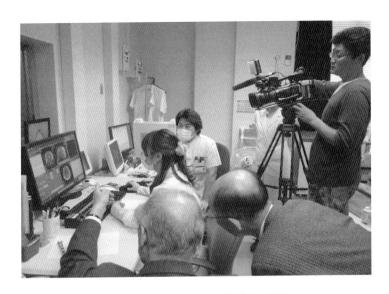

図11.4 MRIによる脳画像検査の様子
この左の窓越しにMRI装置のある検査室がある。コンピュータの
画面でリアルタイムでの解析が進む。琉球大学病院より。

❖ 老化脳研究とブレインバンク

　脳の老化研究に欠かせないものに「ブレインバンク」がある。脳
の銀行というより脳の倉庫，脳のストックである。私たちは，通常，
マウス，ラットという，いわゆる「ネズミ」の類いを実験動物とし
て使って老化の研究をしているのだが，時に，「ヒト」のサンプル
で，確認したい場合がある。あるいはネズミのこととは全く関係な
く，ヒトの老化で実際に起こることを知りたい。そう思って，直接
ヒトの試料を使う場合もある。老化研究者の所属する大学なり研究
施設のすべてが高齢者の脳の大がかりなストックを構築し，維持す
ることはとてもできないので，国内で数カ所の施設が，老化研究の

ためのブレインバンクを維持している。もともとはハーバード大学など，欧米の拠点大学でスタートした考えかただ。

東京都の老化研究施設である東京都健康長寿医療センター研究所（旧 東京都老人医療センター/老人総合研究所）には高齢者の脳を中心とした「高齢者ブレインバンク」がある。医学研究用の脳パラフィンブロックは7,000件ほど，凍結脳サンプルは2,000件ほど維持されている。この中にはアルツハイマー病の脳もあるが，そればかりでなく，健常な高齢者の脳や健康と疾患のあいだの段階と想定される脳も多数含まれている。これは，高齢であっても正常な脳から病的な脳までを連続的に研究することによって，初めて脳を正常に保ち，長寿を全うする「秘密」の解明につながると考えられるからだ。

そもそも，老化とは連続的な事象であって，「生理的な老化」からアルツハイマー病（Alzheimer disease：AD）のような「病的な老化」へ連続的に進む。ADの前にMCI（mild cognitive impairment），つまり軽度認知障害という段階がある。認知症の前にMCI，その前は単に老化による機能低下もある。とにかく，高齢者の脳を，正常なもの，病的なもの，中間段階のもの，すべて含めて大量にストックし，研究者の利用の便をはかることは中核医療施設として非常に重要な貢献となる。

このような老化脳に関するブレインバンクとしては，愛知県豊橋市の福祉村病院の長寿医学研究所にも600例ほど保存されているし，新潟大学の脳研究所にも病理的なサンプルを中心にかなり大がかりなストックがある。これらはすべて共同研究申請をして認められれば利用することができる。

現在では，日本の神経科学系の研究者の連携組織，包括型脳科学研究推進支援ネットワークが中心になって「日本神経科学ブレインバンクネットワーク」の構築が進められており，各地のブレインバ

ンクを統合的に利用可能とするシステムが動きつつある。それは単に脳のストックだけでなく、それに付随する血液サンプルやDNAなども含まれる。拠点は東京大学と順天堂大学にあるが、「高齢者ブレインバンク」については、現在でも東京都の研究施設が中心になって維持、運営にあたっている。

❖ 老化脳画像のデータベース

　高齢者の生の脳のストックだけでなく、脳画像のストックも老化研究には欠かせない。

　「高齢者脳画像」については東北大学の加齢医学研究所（加齢研）がもっとも大規模かつ精細な解析を進めている。もともとはこの加齢研の所長もされた福田寛先生が主導された「青葉脳画像プロジェクト」と「鶴ヶ谷プロジェクト」だ。1998年ごろから仙台市を中心に県内在住の「健康な」かたを対象として脳のMRIデータベースを作成していった。当時からその現場を取り仕切った瀧靖之先生が、今、その講座の教授になっている。今では7,000点を超える画像データが集積されているという。

　重要なのは、このデータベースから「生理的な脳の老化」が俯瞰できるという点だろう。20歳代から80歳代まで非常に幅広い年齢層の健康な男女の脳の画像データがずらりと並ぶ。とくに重要なのが、同じ人を数年後にまた撮像する。つまり、個人の経時的な変化もみている点である。

　その結果わかったことのひとつは、脳の神経細胞のある部分、つまり灰白質のボリュームは20歳代からほぼ直線的に減少するということだ（図11.5）。当時、一般には、老化は中年以降に進行するので、脳の萎縮はたぶん40～50歳代からだろうと考えられていたので、これはかなりショッキングな発見となった。

　一方、白質はというと、これは意外にもあまり変わらない。灰白

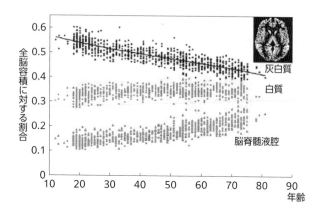

図11.5 加齢に伴う脳容積の変化
老化とともに脳の灰白質は減り，脳室などの脳脊髄液腔のボリュームが増えていく。白質は相対的にみるとほぼ一定であまり変わらない。東北大学加齢医学研究所の福田寛らによる青葉脳画像プロジェクト，鶴ヶ谷プロジェクトのデータ，許可を得て転載。http://www.bureau.tohoku.ac.jp/manabi/manabi45/mm45-3.htmlより。

質が減るなら，白質も一緒に減ってもおかしくはない。だが，大脳の灰白質は若いときからほぼ連続的に減少し，白質ボリュームはほぼ一定に保たれる。これはおそらく，ニューロンの細胞体は小さくなっても，軸索の束，情報を伝えるケーブルは老齢でもかなりしっかりと維持される，ということを意味している。

また，これに関連して，脳の中の非実質部分，脳脊髄液腔，つまり脳室系のボリュームをみると，灰白質の直線的な減少と対照的に，20歳代からほぼ連続して上昇することもわかった。つまり脳の内部の隙間がどんどん大きくなるというわけである。

この瀧，福田らの研究はさらにつっこんで，老化に伴う灰白質の萎縮と相関する要因について検討した。その結果，興味深いのは，

高血圧，肥満，過度の飲酒がいけない，という。血圧が高い人，太っている人，毎日お酒をたくさん飲みがちな人は気をつけないといけない。

　最近では，それらのリスク因子が脳のどの領域の萎縮として現れるかもわかっている。高血圧は脳の主要な動脈系の近傍の皮質層が障害される。アルコールでは1カ所，前頭葉の中程の脳回，中前頭回の一部，ブロードマンのエリアとしては46野あたりが障害されるという。ここはいわゆる「作業記憶/ワーキングメモリー」を処理するところで，物事の「判断」の処理に関わる重要な部分だ。うつ病で障害されるところでもある。端的にいえば，お酒で判断が狂う。それが長期，慢性となると，脳の形態にまで影響がおよぶという，かなり深刻な結果を反映している。また，肥満との関係については BMI（body mass index）との相関をみているが，結果は複雑で，肥満とともに脳の萎縮が進む部分と，逆に脳回が大きくなるわけではないが，平均的な人に比べて萎縮の度合いが少ない部分もあることがわかってきている。

❖ 脳萎縮の性差：萎縮は男性が早い

　この瀧らの脳画像データベースの解析でもうひとつ面白いのは，脳の萎縮に明瞭な性差があることである（**図11.6**）。端的にいって，男性の脳の萎縮は早い。20歳代から年齢とともにほぼ直線的にどんどん萎縮が進む。これに対して，女性の脳は20歳代から50歳代半ばまでの減少は比較的緩やかで，その中年期以降，男性と同じように萎縮が直線的に進行する。女性の若い時期，脳の萎縮がおだやかなのは，おそらくエストロゲンなどの女性ホルモンの効果だろうと考えられている。

　もしそうなら，男性もエストロゲンをとれば脳の萎縮を少しは抑えられるのか？というと，話はそう簡単ではない。ホルモンの効果

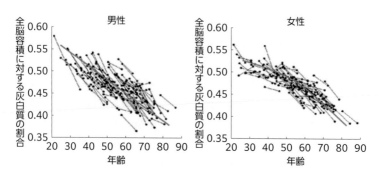

図11.6　老化脳の男女差
8年のあいだに脳の灰白質ボリュームがどの程度縮小するかを比較した結果，男女間で異なる傾向が観察された。東北大学加齢医学研究所の福田寛らによる青葉脳画像プロジェクト，鶴ヶ谷プロジェクトのデータ，許可を得て転載。http://www.bureau.tohoku.ac.jp/manabi/manabi45/mm45-3.htmlより。

が現れるには，その効果を受け止めるべき受容体というものが必要な場所できちんと発現していなくてはならないし，また別の話だが，男性脳が女性脳化してしまう可能性もなくはない。脳の萎縮はあっても，変な「改造」は考えずに，与えられた生を，また自分の脳を，大切にして生きることが重要かと思える。

　これに限らず，老化研究でわかってきたことをもとに，さまざまなアンチエイジングへ向けての策略が取りざたされる昨今だが，それについてはまたあとの第12章で考察することにしよう。

❖ 老化脳とスーパー百寿脳との比較

　先に，106歳でもお元気で，また知的好奇心も旺盛なスーパー百寿者の昇地三郎先生の脳画像検査をしたことを紹介した。昇地先生の脳も，意外なのか，当然なのか，「萎縮」はかなり進行していた。

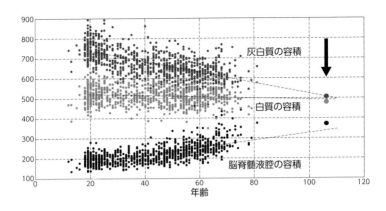

図11.7　百寿者脳の萎縮

知的活動面からみて傑出した106歳の脳（昇地三郎）でもMRI画像
データからみると脳の萎縮は避けられず（図11.3参照），高齢者集
団から類推される老化脳の連続的な萎縮変化の延長線上（矢印）に
あった。

では，その度合いは，この東北大学の加齢研にある多くの高齢者の
脳画像のデータと比較するとどうなるのか？　私はそこが気になっ
て，瀧先生に電話した。そしてまた新しい研究がスタートした。長
崎大学-琉球大学-東北大学の3カ所での共同研究だ。

　琉球大学で撮像した昇地先生の脳画像データを東北大学の瀧グ
ループの解析手法にしたがって，「灰白質」「白質」「脳脊髄液腔」の
容積を算出し，20歳代から80歳代の画像データと比較してみた（図
11.7）。すると，非常に面白いことに，106歳の脳のデータは80歳
までの数千ものデータの直線的な変化傾向から予想される位置に
すっぽりと収まった。つまり，昇地脳もけっして例外ではない。「年
相応」の萎縮だったと結論できる。

❖ 百寿者脳のコネクトーム？

なんだ、106歳のスーパー百寿といいながら、別に百寿者脳の「秘密」はないじゃないか、というかもしれない。だが、そうではなく、この程度の解析ではまだ大事なところがみえていない、そのように思う。

生物研究をしているとつくづく思うことだが、「機能的な変化」が「形態的な変化」としてとらえられるのはよほど大きな変化がないと、あるいはよほど感度のいい測定システムがないと、目の前の結果として現れてこない。スーパー百寿の脳の秘密がまだみえる形にならない。

こういう状況で、つぎに考えていることは「コネクトーム」だ（第1章 図1.16参照）。コネクトーム、脳内のニューロンとニューロンのつながりを可視化する。MRIという手技で取得したデータからDTI、拡散テンソルイメージングという手法で、ヒトの脳内の「白質」のファイバーケーブルの走行をみることが可能である。それを脳全体にわたってみて、ニューロンのネットワークを再構築しようとする試みをコネクトームという。昇地脳のコネクトーム、106歳のスーパー百寿者のニューロンとニューロンのつながりを脳全体にわたってみる。そうすることで、次の何かにつながる可能性がある。

❖ 百年の森の風景

本書の最初のほうでニューロンの話をした。脳の中のニューロン、神経細胞は、その一つひとつは1本の樹木のようである。大きく広がる樹枝は樹状突起（dendrite）という情報の受け皿だ。木の根っこは1本の軸索、軸索（axon）である。この方向に情報を流す。

脳の中には、このような樹が1,000億本も並んでいる。そのつながりは、今日、DTIの技術で可視化することができる。昇地脳のコネクトームを再現することができたら、その様相はあたかも百年の

古い森の樹々をみるような心地だろう。

　本書の中ですでにみてきたように，脳内のニューロンは非分裂であり，そのネットワークはほぼ維持される。「白質」のファイバーケーブルは老化が進んでもあまり変わることなく維持される。ただし，それはまだ「容積」としてボリュームをみているだけだ。1本1本のコネクションをみることで，どこのつながりが大事なのか，あるいは容量としては不変でも個々のファイバーをみていくと，これまでにみえていない変化がみえてくるだろう。脳の老化のプロセスの中で，樹々はほとんど枯れずに残る。ただし，ニューロンの中で老廃物代謝があり，時に凝集物が溜まる。リポフスチンも溜まってくる（第5章参照）。また，ニューロンの外側や内側からも酸化ストレスなど，環境の変化に対応し，また適応していかなければならない（第6章参照）。ニューロンはいつも内に秘めた「可塑性」という性質を武器に生き延びる。百寿の人の脳ではそのさまざまなことをかいくぐって生き延びた樹々がずっと整然と生きつづけているのだ。

　百年の森をみる。そんなつもりで，百寿者の脳，とくに昇地先生のようなスーパー百寿の脳の中をのぞいてみたいものだ。百年の森の樹々はきっと美しいにちがいない。

❖ 百寿者から学ぶライフスタシス

　3月に琉球で脳画像をとり，6月に大阪中之島の日本老年学会で市民講演会を行った。タイトルは「百寿者から学ぶライフスタシス」。ライフスタシスとは私の造語である（**図11.8**）。

　すでにみてきたとおり，脳の老化の中で，ニューロンの一生の中で，いろいろなことが起こる。アルツハイマー病は病的な老化脳の最たるものだが，そこではアミロイドβの凝集が溜まってプラークという特殊な病理像を描く（第4章参照）。また，τ（タウ）という微小管関

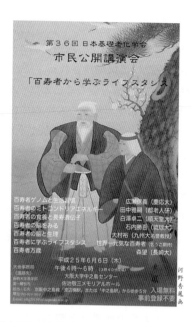

図11.8　第36回日本基礎老化学会市民講演会「百寿者から学ぶライフスタシス」のポスター（2013年6月）

連分子の異常なリン酸化からこれもまたPHF (paired helical filament) として凝集し，神経原線維変化（タングル）という凝集体をつくる。これらはみな，プロテオスタシスという細胞内，ニューロン内部でのタンパク質の「品質管理」がうまくいかずに現れてきた凝集物と考えられている（第5章参照）。

　細胞レベルでの老化過程でプロテオスタシスが重要であったように，個体，あるいは人間のレベルで考えれば，日々の生活，すなわち「ライフ」が安定に，健やかに，脳や心の安定性も含めて，おだやかにいられることが理想である。ライフはスタシスでありたい。だから，「ライフスタシス」というものを大切に考えてみよう。そ

ういう主旨で，この市民講演会を，担当した日本基礎老化学会の学術集会の最後に開催した。

　私が前座を務め，ついで日本の百寿者研究をリードしている慶応義塾大学の広瀬信義先生に百寿者ゲノムと生活習慣について話していただいた。そして，老化細胞の中で重要となるエネルギー産生の場としてのミトコンドリアの活性やミトコンドリアゲノムの変化について，東京都の健康長寿医療センター研究所の田中雅嗣先生から分子レベルのお話をいただいた。また，順天堂大学の白澤卓二先生からは，一般のかたにも興味深い百寿者の食事と長寿遺伝子について話していただいた。

　このように，前半は基礎老化研究の学会の関係者で，百寿者の身体の中の資質や外界との関連について老化研究をそれぞれの視点でリードしている先生に解説いただいた。そして，後半はこの章で綴ってきたことを市民のかたがたにわかりやすく還元することを試みた。

　琉球大学の石内勝吾先生，また一緒に琉球大学へ飛んでいただいた大脳生理学の大村裕先生，そして，真打ちは何といっても昇地三郎先生。昇地先生には「106歳を越えて私が今伝えたいこと」と題して一番長い時間熱演いただいた。人生のこと，日々の生活の話，世界一周の学会旅行，ギネス記録，ベストドレッサー賞など，話題はつきない。最後は黒田節の舞までおまけがついて，大阪圏の市民，その多くはご高齢のかただったと思うが，大盛況だった。

　大阪でのこの講演会のあと，昇地先生は8月に107歳の誕生日を祝われた。その夏は，例年になく暑い日が続いた。先生は体調を崩され，ほどなく11月27日に亡くなられた。大阪での講演会は，市民のかたが106歳の昇地先生から元気のお裾分けをいただいた最後の機会となった。

コラム11　還暦DNA：拝啓ワトソン先生

　昇地三郎先生との大阪での市民講演会は，1953年のいわゆるDNA「二重らせん」の年からちょうど60年目の2013年だった。ある晩，少し先輩格の先生と居酒屋のカウンターで研究の雑談をするうちに遺伝子談義に熱がこもって，いつのまにかジェームズ・ワトソン先生（James D. Watson, 1928 ～）を呼ぼう，という話にまで盛り上がった。そして，学長招聘の形でワトソン夫妻を4泊5日で長崎へ招待する，という話が現実になった。医学部生への講義や，全学での講演会の他に，大学の附属図書館ではちょうど私が館長でもあったので，大々的に「ワトソン・ウィーク」と称して展示と講演会と映写会も含めていろいろなイベントを走らせた。そんな中で，畏れ多くもワトソン先生に少しばかり御前講義をしたことがある。60年目の節目，「還暦DNA」。2013年，ちょうど「二重らせん」の年からの「還暦」祝いの年だった。ワトソン先生（愛称はジム）はいつも夫人のエリザベスさん（愛称はリズ）と一緒だった。とても若い，秘書のような感じの方だが，植物に関心が強く，大学の図書館でお見せした江戸時代のシーボルトの大型本『日本植物誌』の図譜にいたく感動しておられた。ワトソン先生は講演をし，テニスをし，そしてたくさんの握手とサインをして，限りないオーラを振りまいていかれた。夫人からはお礼にと，ワトソン先生が名誉所長をされているニューヨーク郊外の研究所の風景と樹木の本『Grounds for Knowledge』（CSHL Press, 2008）をいただいた。その扉のメッセージには，ワトソン先生の署名も，また「二重らせん」のイラストも添えてあった。その年のクリスマスカードは，冗談だろうが，二人のウェディングの姿だった。自分にはこれこそが「人生の二重らせん」のように思えてならなかった。その時のワトソン先生は85歳。今はもう「卒寿」をも卒業された。目指すは「百寿」である。今でも趣味のテニスを欠かさない。健康長寿の鏡のような方だが，その根本には，いうまでもなく，健やかなるDNAがある。

遺伝子こそ健やかなるべし。長崎でのお別れの時に，ワトソン先生へは明治時代の古写真の複製を差し上げた。小川一真の撮影とされる朝顔の写真。朝顔には蔓がある。ジャックと豆の木の蔓に比べればか細い蔓だが，これも「二重らせん」だ。そして傍には明治の時代の和装

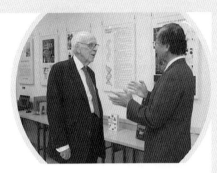

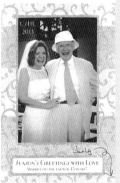

（左上）「還暦DNA」（長崎大学附属図書館）の展示パネルの扉。（右上）ワトソン先生への「還暦DNA」の御前講義（2013年11月26日）。（左下）ワトソン夫妻のサイン入りのCSH研究所の樹木の本。（右下）ワトソン夫妻からの2013年クリスマスカード。

の女性がさりげなくたたずむ。年老いたワトソン先生だが，そこが重要と思われたようだ。その目は，カルテック留学中にみたBBCのテレビドラマ "LIFE STORY: The Race for the Double Helix" (1987) の中でクリックと共に歩く若いワトソンを演じたジェフ・ゴールドブラム (Jeff Goldblum) の見せたいたずらっぽい目と同じだった。ワトソン先生の「二重らせん」発見の物語は，エルヴィン・シャルガフ (Erwin Chargaff, 1905 〜 2002) の自伝『ヘラクレイトスの火』(岩波書店，1980) の中で，「オリンポス山への速登り」と揶揄されている。まさにそれで科学界のオリンピック，ノーベル賞の金メダルをとったのだが，先生はそれも売り払われてしまった。メダルはあろうがなかろうが，真実は残る。それで十分なのだ。「二重らせん」の概念，その栄光はともすれば永遠に老いることなく，ワトソン先生の百寿への道をそっと照らし続けるのだろう。

このコラムは，以前書いたエッセイの一部を抜粋し大幅に加筆修正したものです。関連の元の文章は一般社団法人日本市民スポーツ連盟 (川内基裕会長) のコラム『シンボウ先生 (森望) の老いの科学・長寿への道』の「第3回：遺伝子の老化：二重らせんとジム・ワトソンの老い」にあります。遺伝子・細胞・身体の老化や寿命についての他のエッセイも同連盟のコラムサイトに公開されていますので参照ください。

シンボウ先生 (森望) の老いの科学・長寿への道
No.1『第1回　老化と寿命：まずは，夢のない話から始めよう』
No.2『第2回　松と亀：アメリカもおいしい』
No.3『第3回　遺伝子の老化：二重らせんとジム・ワトソンの老い』
No.4『第4回　身体の中の五輪』
No.5『第5回　細胞の老化：自食と自浄とライフスタシス』
No.6『第6回　共に生きる：家族・親族・友・ウイルス』
http://ivv-jva.com/shimbo.html

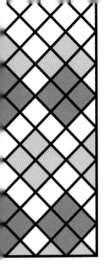

12

老化脳を守る

脳からのアンチエイジング

❖ 老化脳研究から見えてくるもの

　第1章から第11章まで，老化脳についてさまざまな視点から眺めてきた。最初の方は，老化脳研究を理解するための基礎，つまり脳の区分や領域ごとの大まかな働きや脳を構成する神経細胞，すなわちニューロンの特殊性について述べた（第1章，第2章）。ニューロンは分裂増殖せず，生まれてしばらくしてからの幼若期の脳に生まれたニューロンがほぼそのままの形で老年期まで存続する。それは驚くべきことでもあった。「人生100年時代」と言われる中にあって，ニューロンはずっとそのまま，そこに100年居続ける。だが，脳内の1,000億個のニューロンが他のニューロンと接する部分，シナプスという神経情報の連絡地点は日々の神経活動とともに変動し，1週間，ひと月，1年，10年，そして一生のあいだに，さまざまに変化していく。その間にニューロンのゲノム，すなわち遺伝子の集合体の中では，「エピゲノム」という，ある意味では時間軸（つまり加齢）の記憶にも対応するような化学修飾がおこる。あたかも，「遺伝子の化粧」のように年齢と共に変わってゆくことも見た（第9

章，第10章）。アルツハイマー病やパーキンソン病のような老年性の神経変性疾患では，脳内の特殊な部分でのシナプス変性が起こる。それが原因で，認知性の，あるいは運動性の機能障害へと至る。しかし，それが病理学的に顕著になる以前に，ニューロンの中でのタンパク質代謝やエピゲノムの変化が少しずつ進行している（第4章）。そんな中で，意外にも「寿命遺伝子」に類するものが，脳の老化の進行にも関わっていることが明らかになってきた（第7章，第10章）。

　脳の中でのニューロンの微細な変化を追おうとすると，細胞内にたまる「老廃物処理」のプロセス（第5章）や，神経細胞膜上での受容体やイオンチャネル周辺の応答性の変化に起因する神経可塑性の減退（第6章）がニューロンの機能的な劣化の本質として見えてきた。その機能性を調整するのは，膜直下からのシグナル伝達経路や，その下流に位置する重要な転写因子，つまり遺伝子発現に広範な影響を与えるような「マスター遺伝子」としての包括的遺伝子発現調節因子に注目することが重要ということもわかってきた。では，その「マスター」は何かというと，一般の細胞ではFOXO（フォクソ）が重要視されるが，神経系の細胞においてはNRSF/REST（レスト）の存在が大きかった（第10章）。

　南カリフォルニア大学の老年学研究所からスタートした私自身の老化脳研究も，脳内の神経細胞（ニューロン）をいかにもニューロンらしくする神経細胞の突起制御因子SCG10（エスシージー）の研究（第8章）から，それを誘導する細胞内シグナル伝達分子N-Shc（シック）を手にし，その機能性を調べてゆくと認知能に直結する記憶学習能力の微妙な調節，いわゆる神経可塑性の制御に関わることが明らかになった（第6章，第7章）。それと並行して，SCG10やN-Shcなど，神経細胞特異的に発現するしくみを調べてゆくと，神経発生の段階で細胞内の1,000種類にも及ぶ多数の神経特異的遺伝子を統括的に制御する

マスター転写因子NRSFの重要性に行き着いた（第3章）。そして，後になってみると，NRSFが老化脳の中では老化した神経細胞を保護する因子RESTと同一の分子として存在することが米国のハーバード大学のグループの研究から明らかになった（第10章）。神経発生を規定する重要なマスター分子が老化脳の保護因子としても機能する。言ってみれば，長い人生の始まりと終わりの段階で，NRSF/RESTは2度，とても重要な働きをしている。私たちだけの研究成果ではないけれど，世界的な動きを総合してみれば，突起伸展因子もシグナル分子も転写因子も，フランスやイタリア，米国の研究者たちと競い合う中で，新しい実験結果から物事の本質に迫る，すなわち，脳の中での神経細胞の老いの様相が明らかになっていった。

❖ ニューロナルドグマ：神経栄養因子から神経可塑性制御へ

　この研究の中心になった3つのもの，すなわちSCG10とN-ShcとNRSF，それぞれは細胞内での動きからすると

$$N\text{-}Shc \rightarrow NRSF \rightarrow SCG10$$

という流れとなる。実はそのN-Shcの前に神経細胞の成長因子，あるいは栄養因子が君臨している。つまり，

$$NGF/BDNF \rightarrow N\text{-}Shc \rightarrow NRSF \rightarrow SCG10$$

という流れなのだ。100歳を超えてイタリアの科学会に君臨したリタ・レヴィ・モンタルチーニ（第3章参照）。若い時の彼女が発見した神経細胞をしっかりと神経細胞らしくする神経成長因子NGF（nerve growth factor）。幼若期の脳の中ではNGFが主流だが，成

熟脳や老化脳の中ではその兄弟分の神経栄養因子（brain-derived neurotrophic factor：BDNF）が神経細胞の膜表面に作用する。その受容体が活性化されると、細胞膜の内側でN-Shcが動き出す。それが細胞内での刺激応答の活性化経路、つまりシグナル伝達を促す結果、遺伝子発現に影響を与えるのだが、そのシグナル伝達の下流でNRSFが機能する。神経細胞に特異的な遺伝子群を統括的に制御する「マスター遺伝子」だ。これが*SCG10*などの神経特異的遺伝子を操ることで、発生期の若いニューロンも、老化脳の中での老齢のニューロンも、形態的にも機能的にも、つまり「かたち」も「はたらき」も微妙に調節することでその時々をうまく生き延びてゆく。NGFの下流でN-ShcやNRSFを動かすことで、神経細胞（ニューロン）の様相を変える。カリフォルニア工科大学（カルテック）のデービッド・アンダーソンのラボでNGF応答性の遺伝子*SCG10*のプロモーター解析を進める中で発見した「神経選択的サイレンサー（NRS）」と「神経選択的サイレンサー因子（NRSF）」だったが、その後、ハーバード大学のブルース・ヤンクナーやニューヨーク州立大学のゲイル・マンデル（現在はオレゴン州ポートランドにあるオレゴン健康科学大学）らは、その同じ因子をRESTと呼んだ。一般的にはこちらの名前のほうが呼びやすいからか、今では多くの人に「REST」として認識されている。しかし、両者は全く同じもので、「NRSF」＝「REST」なのである（第3章、第10章）。いずれにせよ、NGFやBDNF刺激に続くその後の細胞内応答の流れは、はなはだ簡略化した説明だが、いわゆる神経可塑性の応答の流れを端的に表現している。

　ここでの「成長因子」→「シグナル分子」→「転写因子」→「神経特異的遺伝子」の流れが、神経細胞、つまりニューロンをいかにもニューロンらしくする、それが発生の初期段階だけでなく、老化脳においても老齢ニューロンを保護するようにN-ShcからNRSF/

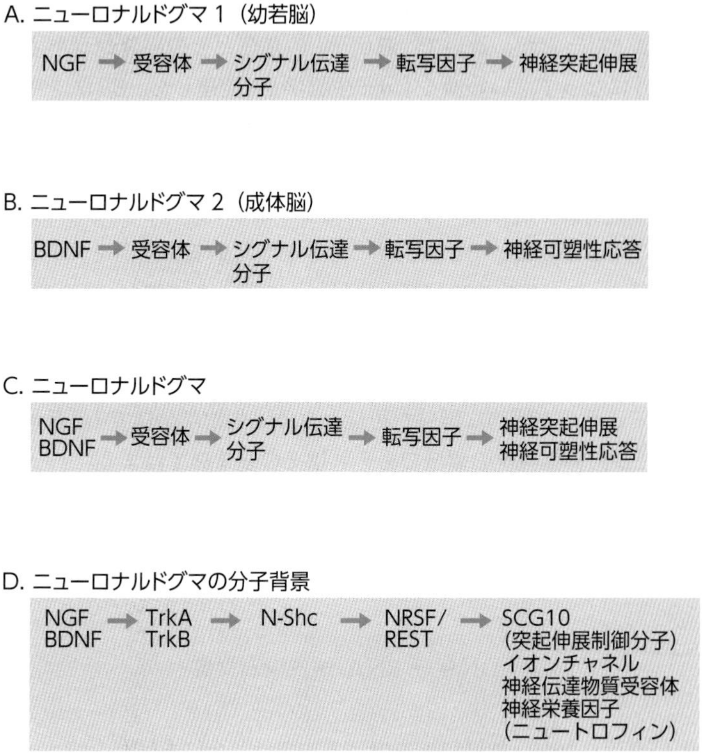

A. ニューロナルドグマ1（幼若脳）

NGF → 受容体 → シグナル伝達分子 → 転写因子 → 神経突起伸展

B. ニューロナルドグマ2（成体脳）

BDNF → 受容体 → シグナル伝達分子 → 転写因子 → 神経可塑性応答

C. ニューロナルドグマ

NGF BDNF → 受容体 → シグナル伝達分子 → 転写因子 → 神経突起伸展 神経可塑性応答

D. ニューロナルドグマの分子背景

NGF BDNF → TrkA TrkB → N-Shc → NRSF/ REST → SCG10（突起伸展制御分子）イオンチャネル 神経伝達物質受容体 神経栄養因子（ニュートロフィン）

図12.1　ニューロナルドグマとその分子背景

RESTへの流れが神経細胞の中で，受容体と遺伝子の狭間で，つまり，細胞膜と核膜のあいだ，細胞質というニューロンの内部でその時のベストを促すように微調整がなされる。神経細胞（ニューロン）の中でのこの流れこそが神経制御の核心ともいえるのだ。これを「ニューロナルドグマ」として捉えておこう（**図12.1**）。

　20世紀の後半に，細胞を分子の目で捉える細かな見方が進んで

「生化学」が芽生えた。その生化学の主体は細胞内代謝を司る「タンパク質」だったが、次いで「遺伝子」の存在とその実体が理解されるようになって、いわゆる「分子生物学」が発達した。DNAを中心としたこの分野の研究の発展によって、遺伝子発現の変動や微調整のしくみがとても深く理解できるようになった。ある意味では、複雑さはますます増しているという見方もあるが、その原理的なところの理解は不変だ。そこは、すっきりとしている。生命を分子レベルで語る、その生化学や分子生物学による細かな知識が、生命科学、ライフサイエンスという大きな捉え方の中で、生命のからくりを理解する上では欠かすことのできない世界だった。分子的な理解があってこそ、本質的な理解が可能となる。生物学全体での「基本原理」だが、神経科学の領域でもそれはそのままあてはまる。

　生命科学の根本原理としては、ワトソン-クリックの「二重らせん」DNAからの分子的な情報の流れであるセントラルドグマが中核になった（第3章）。これは、

$$DNA \rightarrow RNA \rightarrow タンパク質$$

という流れだが、神経科学を考える中では、上にあげた

　　成長因子 → シグナル分子 → 転写因子 → 神経特異的遺伝子

の流れを神経細胞の一生を支える基本的な原理として捉えることができる。それが、神経発生を支え、老化脳をも支えている。南カリフォルニアから始まった私たちの研究は、はからずもこの「ニューロナルドグマ」の各要素を追い続ける旅だったように思える。例えてみれば、それはNGF（第3章）に連なるその「兵隊たち」のようなものだ。ニューロトロフィンの刺激応答に対応する細胞内シグナル

伝達分子としてのN-Shc（第6章，第7章），その下流で神経細胞応答に重要な役割をはたす統括的転写因子NRSF/REST（第3章，第10章），そして，その転写因子によって誘導されてくる神経細胞特異的なSCG10（第8章）などの分子だ。その遺伝子やタンパク質の実体や機能性を明らかにすることで，老化脳におけるこれらの分子の連携的な流れの中で，老化脳を守る姿も理解できるようになった。

　自力で解明できたものには限りもあったが，欧米との競争の中で，時には先端を走った時期もあった。科学研究はそれぞれの研究者の独自性（オリジナリティー）が重視されるが，それは新たな発見をめぐる競争で，世界中に競合者，ライバルがいる。ある意味では「宿敵」なのだが，相手の科学的洞察力や実行力のすごさを認めるようになると，相互に敬意を払う「畏友」にもなる。時には出し抜かれたり，出し抜いたりしながら，互いに肩を並べた論文で切磋琢磨して歩んできた道だった。突起伸展因子やシグナル分子，転写因子について奮闘しながら，いつのまにか「ニューロナルドグマ」の流れが他の多くの分子をひきつれながらつながっていった（図12.2）。

　振り返ってみれば，その発端は私がカリフォルニア工科大学の研究室で奮闘していたクリスマスの頃，1984年のノーベル賞となったリタ・レヴィ・モンタルチーニの発見したNGFだった（第3章）。神経成長因子NGF，それは「ニューロナルドグマ」の先頭に君臨する分子だ。神経の初期発生における幼若期に重要だったNGFは，成熟期や老年期の神経系ではBDNF（脳由来神経栄養因子・ニューロトロフィン）にとって代わられる。それでも，NGFをニューロトロフィンに置き換えるだけで，その後の「ドグマ」の流れは変わることなく，N-Shc，NRSF/REST，「神経特異的遺伝子」の活性化へと続いていく。幼若脳でも老化脳でもこの流れは変わることなく，「ニューロナルドグマ」は神経細胞の活動性の維持に普遍的な原理として存続している。

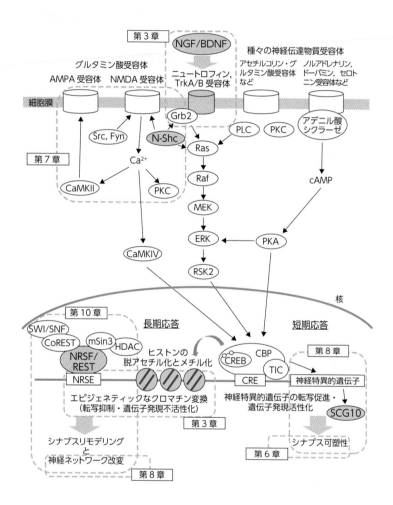

（前ページ）**図12.2　ニューロナルドグマ周辺の神経応答の分子基盤**

NGF/BDNFや各種神経伝達物質（ニューロトランスミッター）受容体からの細胞内シグナル伝達がN-Shc（神経特異的Shc）などを通じて転写因子を駆動し，さまざまな神経特異的遺伝子を誘導することで神経突起の構造変換やシナプス神経可塑性の変動を生じる。その根幹にNRSF/REST転写因子によるSCG10やナトリウムイオンチャネルなど神経特異的遺伝子の制御がある。これが，神経細胞の構造と機能性の可塑性の分子基盤となっている。

❖ 老化脳を守る寿命遺伝子

　老化脳の中で神経細胞の機能性維持の根幹となる，このニューロナルドグマの流れの中で，もっとも重要なのは，神経細胞の応答性に関わる遺伝子群を統括的に制御する転写因子NRSF/RESTの存在だろう。老化脳におけるストレス防御，損傷修復，寿命制御への中心的な関与が指摘されたREST因子だが，この10年ほどの間に，ハーバード大学のヤンクナー研究室はもとより，それ以外の研究室からも多くの研究成果が発表され続けている。その中で，このRESTが寿命制御遺伝子として機能していることは，驚くべきことでもあった。これまでにわかった寿命遺伝子の多くは，インスリン様増殖因子（insulin-like growth factor：IGF）の受容体からの細胞内シグナル伝達からFOXOという転写因子へと至る経路と，その周辺の細胞のストレス応答反応に関わる分子群である。このような細胞膜上の受容体からシグナル伝達を経て転写因子へと至るルートは，先のニューロナルドグマの流れと，とてもよく似ている。実際には，ニューロンの中では寿命遺伝子の流れと，ニューロナルドグマの流れとが，並行して存在している。

　REST因子（NRSF/REST）はFOXO因子とともに核内での遺伝子応答の中心に位置する。どちらもコンサートマスターのように，

非常に多くの遺伝子を統括的に制御するマスター遺伝子の一種だが，FOXOはほぼすべての細胞で機能する寿命遺伝子だ。それに対して，RESTは神経細胞（ニューロン）に限局して重要な役割を発揮する。そして，このRESTは老化した神経細胞の保護と維持にもっとも重要な転写因子と考えられるようになってきている。この因子の重要性についてはすでに第10章で見てきたが，ここではもう少しその後の研究の動きを見ておこう。

ポイントは2点。アルツハイマー病（AD）と寿命制御に関しての報告が目を引く。

まずは老年性の認知症の代表としてのアルツハイマー病だが，一般には85歳でほぼ半数の人がアルツハイマー病の素地があるといわれる。簡単にいうと高齢者人口の半分はAD傾向になり，半分はそうならない。その背景には何があるのか？　ハーバード大学のブルース・ヤンクナー（Bruce A. Yankner）たちはREST因子が細胞の核内にあるかないか，多いか少ないか，それがADへのなりやすさを区分すると結論している。京都大学の山中伸弥先生のノーベル賞受賞で知られたiPS細胞（人工多能性幹細胞）を応用して，ADの患者とそうではない高齢者と，さらにはアルツハイマー病の危険因子としてよく知られるAPOE4（ε4）のタイプの人からもiPS細胞を作って，それを神経へ分化させることができる。そうした細胞での遺伝子発現の全体像を比較してみると，どうもREST因子の影響が色濃く見えるというのだ。さらに，その細胞でREST因子を操作してみる。RESTのあるなしでiPSから分化した神経細胞がどのような性質のものになるかを比較してみた。すると，RESTがないとアルツハイマー病のような神経変性が顕著になってくる。アルツハイマー病でよく議論されるアミロイドβやτタンパク質の異常がみえるよりも早い段階からREST因子を中心としたゲノム変動が生じている。「RESTオン」の高齢者は認知症になりにくい，「RESTオ

フ」だとアルツハイマー病になりやすい。おおまかにはそう結論できる。ではどうしたら「RESTオン」にできるのか，次はそれを探ることが大事になってくる。

　もう一つのポイントは寿命制御だ。長寿かそうでないか，それを決めるのは何か？　そこにもRESTが関わってくる。RESTがあれば長寿，RESTがないと短命。おおまかにはそういうことなのだが，その背景が明確になってきた。RESTのあるなしで老化脳の中で何がどう変わるのか？　それは端的に言うと，「興奮性ニューロンと抑制性ニューロンのバランス」だ。神経細胞が興奮することは脳内の神経活動の維持に必須のことなのだが，あまりの過剰興奮は神経細胞死を招く。過興奮はいけない。いわば「てんかん」のような状態が長引くのは神経活動に悪影響を与えるが，高齢者の脳でも過興奮が起きないようにする，それが大事なのだ。どちらかというと「抑制」を強化するのがいい。すると長寿になる。たとえていえば「抑制の美徳」とでもいうことだろう。「RESTオン」の状態では脳内の興奮-抑制のバランスが「抑制」強化へ進む。グルタミン酸（Glu）系の神経細胞のシナプスは少し抑えて，GABA系のシナプスを強化する。そして脳内の興奮-抑制のバランスをどちらかといえば「抑制」傾向に保つ。それが老化脳の安定化から長寿へと導く。「RESTオン」で認知症を防ぎ，長寿化傾向になる。いってみれば，NRSF/RESTは「老化脳の守護神」のような存在，そんなシナリオが見えてきている。

❖ 脳からのアンチエイジング

　このように見てくると，高齢化社会における認知症を防ぎ，健康長寿へ向けてのアンチエイジング戦略は「RESTオン」，脳内のNRSF/RESTの遺伝子発現をいかに高く維持するかということがもっとも重要なポイントになる。その意味では「REST誘導剤」に

関心が向かうかもしれない。ニューロンの核内でのREST遺伝子の転写活性化領域，すなわちプロモーター活性化剤でもいいし，ニューロンの細胞質でのRESTタンパク質の分解抑制剤でもいいだろう。それを模索する研究は世界各地で進みつつある。

　しかし，このようなアプローチは話題としては面白いのだが，「抗老化サプリ」を狙う短絡的な考え方には注意も必要だ。たとえば，長寿化への最も有効な方法としてよく知られた「カロリー制限」の模倣薬として糖分（グルコース）の吸収を抑える2-DG（2-デオキシグルコース）がある。以前，米国のNIA（国立老化研究所）の研究部長で，その後ジェロサイエンス社に移籍したジョージ・ロス（George S. Roth）や，NIAからルイジアナ州立大学に移ったダン・イングラム（Donald K. Ingram）のほか，2-DGは方々で長寿化薬への期待とともに長年研究されてきた。しかし，心疾患などの副作用も懸念されて，未だに実用化には至っていない。その一方で，彼らは最近，アボカドやアルファルファに多いマンノヘプツロース（D-mannoheptulose：MH）が有効としている。カロリー制限模倣薬の研究は，2-DGからMHへと，そんな流れとなるのかもしれない。

　酵母の長寿遺伝子であるSir2から一連のサーチュイン遺伝子を発見したマサチューセッツ工科大学（MIT）のレニー・ガランテ（Leonard Guarente）ラボ出身のデービッド・シンクレア（David Sinclair）の見出した「サーチュイン活性化剤」，赤ワインに多いといわれるレスベラトロールは，この手の「長寿化サプリ」としては絶好のものとも思われた。だが，世界的な話題にはなったが，誰もがそれを口にするということにはなっていない。シンクレアやガランテなど，当の発見者たちは研究会の晩餐の席では赤ワインを口にしても，レスベラトロールの錠剤を口にするのは見たことがない。この話題の元になった論文での動物実験での投与量をヒトに換算し

てみると，長寿化が有効になるには毎日数千杯のグラスワインを飲まないといけない，そんな分量だという結果でもあった。はなはだ現実的ではない。一方で，高濃度のレスベラトロールのサプリメントの服用は，腹痛や下痢の副作用があるほか，腎障害や女性ホルモン様の作用なども懸念されている。それでも，ドラッグストアの陳列棚にはレスベラトロールが並ぶ。シンクレアたちは，別にレスベラトロールを売り出そうとしてあの発見をしたわけではなく，純粋な科学的興味でそれに辿り着いたにすぎない。現在，このシンクレアと先のヤンクナーは，ハーバード大学のポール・グレン老化研究センターという同じ建物で新たに加わった新進気鋭の若手リーダーたちとともに，米国ボストンで老化研究の最先端をリードしている。今後もその動きから目が離せない。

　レスベラトロール以外にも，いわゆる「長寿化サプリ」としては既存の医薬品の転用も多く議論されている。たとえば，コレステロール低下薬のスタチン，高血圧の薬のバルサルタン，糖尿病薬のメトホルミン，免疫抑制剤のラパマイシンなどである。メトホルミンはAMPK（アンプキナーゼ）という酵素を活性化することから一時は「運動模倣薬」として効いているようにも議論されたが，肝臓ではAMPKの上昇は認められたが，どうも骨格筋ではその効果が低いということになって，「運動模倣薬」としての期待は裏切られた。糖尿病でいわれるような「代謝的改善」という効果はあるのだろう。いずれの薬剤も低濃度であれば健康効果はある程度あるのだろうが，健常な高齢者の大きな集団での疫学的研究がなされたわけではないので，抗老化がらみの議論としては面白いが，すぐに万人にお勧めするというわけにはいかない。さらに，最近は「老化細胞除去」，いわゆる「セノリシス」もブームになってきているが，それだからといって，セノリシスを誘導するとされるグルタミナーゼ（GLS1）阻害薬を「長寿化サプリ」として服用するのには，まだ慎重である

べきだろう。抗老化研究はたしかに「夢」を与えてくれる研究で，期待は大きいけれど，やはり科学として慎重に議論し，今後も的確な判断をしていかなくてはならない。

　健康な脳をどう維持していくか？　脳の老化をどう防ぐか？　上述のように，薬剤での介入には慎重であるべきだが，老化研究の成果として長寿化を促す代謝経路がはっきりとしてきた。その結果みえてくる老化制御へ向けて鍛えるべき代謝ルートが明らかになったと考えれば，それもまた貴重な情報である。それも含めて，老化脳を守ために何に気をつけるべきか，その全体像を意識しつつ図にまとめておく（図12.3）。

　この図の上半分は一般的によくいわれる養生法をまとめている。初期の老化研究からわかった重要な成果のひとつが，いわゆる「カロリー制限」による寿命延長効果だった。これは多くの動物種でその効果が確認されている。その背景にあるのはインスリン様増殖因子（IGF-1）からのシグナル伝達経路だ。その下流にFOXOという重要な転写因子（遺伝子発現誘導因子）がある。この「カロリーを控えよ」という教訓は中年期に大事なことで，老齢期になると自然に食は細くなるものだ。したがって，老齢期にはむしろ，十分な栄養をバランスよくとることが推奨されている。野菜はもちろん，タンパク質を多くとること，良質の脂質（魚油，オリーブオイル，DHAやアラキドン酸などの多価不飽和脂肪酸）の摂取が欠かせない。適度な運動や良質の睡眠も大切。脳トレは脳を知的に刺激するが，それはパズルや塗り絵である必要はない。読書でも絵画，音楽の観賞でもいいが，一番いいのは自分で何かをやってみることだろう。動作と脳とが連動することで脳の連合野はより鍛えられる。受動的ではなく主体的であること，その意識をもつことも大事だ。その点で重要なのは「生きがい」をもつことだと思われる。それと孤立化せず，多少なりとも他者との関係性を維持すること。いい茶

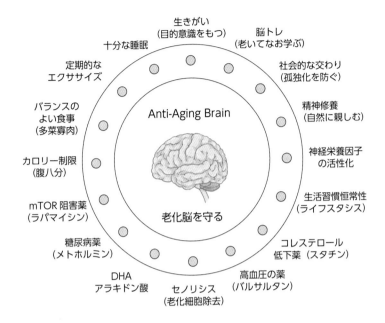

図12.3 老化脳を守るためのアンチエイジング戦略
近年の老化研究から指摘されてきたことを下方に，また一般によくいわれることで妥当なものを上方にまとめて表示している。本書で展開してきた神経成長因子（NGF）や神経栄養因子（BDNF）からの神経細胞応答の重要性を右端に示した。その下の生活習慣恒常性とは日々の生活リズムを一定に，安定に保つこと。当たり前のことだが，適切な生活習慣を維持することの大切さを強調している。恒常性は「ホメオスタシス」ともいわれるが，生理学上重要な概念。ここの「ライフスタシス」はそれになぞらえて「人生」の安定性を意図した著者の造語。

飲み友達がいることくらいが理想なのかもしれない。右のほうには「精神修養」と挙げたが，それは何も高尚な精神性の修行を意味しない。瞑想とか座禅などで静かに自省し，自制することももちろん

いいのだが，ごく自然体で周囲に溶け込む，近隣の自然に親しむ。そんな中で静かに自分を思う。それも軽い精神修養で，自らを落ち着かせることにつながる。

　一方，この図の下半分には近年の老化研究から導かれてきた身体や細胞内の代謝調節から長寿化を狙う手がかりを示している。上述のとおり，薬剤による長寿化の試みはうのみにせず，注意して見ていく必要があるが，高齢期の身体をいかに適切に調節するか，そのヒントはこれらの研究の成果に依存している。老化制御の本質はたしかに科学的な研究成果の中に潜む。したがって，その概要を理解しておくことは重要なことだろう。

　最後に，この図の右端に「神経栄養因子の活性化」と挙げた。これがまさに本書で展開してきたNGFやその兄弟分のBDNFからの神経保護への重要性に関わるものである。老化脳保護へのBDNFなどの神経栄養因子，ニューロトロフィンの機能性については，1980年代から今世紀初頭にかけてが，その研究の展開としてもっとも重要な時期だった。スイスのバーゼル大学からドイツのミュンヘンにあるマックスプランク研究所で神経栄養因子研究の初期をリードしたハンス・テーネン（Hans Thoenen），英国のイブ・アラン・バルド（Yves-Alain Barde），米国コロンビア大学から大手バイオベンチャーのリジェネロンを創始したジョージ・ヤンコプロス（George Yancopoulos），南カリフォルニア大学のアンドラス老年学研究所からジェネンティックやメルクなどで創薬研究をリードしたフランツ・ヘフティ（Franz Hefti），米国NIHの研究所から現在は中国北京の清華大学へ移籍したベイ・ルー（Bai Lu），香港のナンシー・イップ（Nancy Ip），長年米国の老年学研究所（NIA）にいるマーク・マトソン（Mark Mattson）をはじめ非常に多くの研究者がこの分野の発展にしのぎを削った。

　この分野に一人，とても異色な人物がいた。長年カリフォルニア

大学サンフランシスコ校（UCSF）の神経科学部門を率いて，今は名誉教授となっているルイス・ライヒャルト（Louis Reichardt）という人だ。神経シナプスで重要な働きをするシナプトタグミンの発見者でもあり，後年UCSFで自閉症の研究センターをリードしたのだが，彼は1990年にヒトの*BDNF*遺伝子のクローニングからニューロトロフィンファミリー研究の基礎を築いた。ハーバード大学に入学して受講したジェームズ・ワトソンの分子生物学の講義に魅了されて，バイオ研究の世界に入ったが，それと並行して著名な米国登山家としての顔もある。学生時代のマッキンリー（6,190 m，アラスカ，現在の正式山名はデナリ）を皮切りに，1973年にネパールのダウラギリ（8,167 m，ネパール，ヒマラヤ山脈），1978年にK2（8,611m，パキスタン，カラコルム山脈）に無酸素初登頂，さらに1983年にエベレスト（8,848m，ヒマラヤ山脈）に一般的なノースコル，サウスコルからではなく，難ルートとされたカンチュン壁からの登頂に成功している。まさに「二刀流」のサミット科学者だ。米国の神経科学会などで聞いた彼の話の中で印象的だったのは，「山頂へのルート探索は実験デザインとよく似ている。いくつもの難題を解決していかないといけない」ということ，そして時に「山もサミット，脳もサミット」といったことがある。どちらにせよ「頂点」を目指すことは，簡単ではないにせよ，すばらしいことだ。

❖ NGFの兵隊から学ぶ神経養生訓

　私たちの身体はさまざまな組織器官で構成されているが，システムとしての身体全体の老いを統括しているのは「脳」である。脳は中枢で自己を意識し，まわりの世界を見ている。脳はまた末梢神経を通じて，身体全体の状況を把握し，自己管理の制御塔でもある。まさに人体のサミットでもある。一方，老化は死へのプロセスで，死は脳死によって決まるのだから，個体の老化を考える上で「脳の

老化」を理解することは非常に重要である。私は本書で，まず脳全体の構造を俯瞰し（第1章），ついで脳機能の中心となる神経細胞，ニューロンの特殊性とその一生について解説した（第2章）。そのニューロンを守る守護神としてもっとも大切なのが神経成長因子，神経栄養因子だった（第3章）。NGFを発見し，ノーベル賞に輝いたイタリアの女史，リタ・レヴィ・モンタルチーニ，103歳という超高齢で亡くなった彼女の偉業に啓発されて，私はそのNGFのまわりではたらく兵隊のような分子，遺伝子を延々と研究してきた。リタは老化を研究する研究者ではなかったが，彼女の発見は老化脳を考える上で中核にあった。少なくとも私の理解ではそうだった。もし彼女が平凡な老化研究者だったら，20世紀後半に老化の「神経養生説」を喧伝していただろうと思う。

　私は，そのみえない「神経養生説」のまわりで，NGFによって誘導される神経特異的な遺伝子*SCG10*をとり，その神経特異的な遺伝子発現を決定づける神経選択的サイレンサー NRSEを発見した。そして，そこに結合して機能する転写因子NRSF (REST) の機能性を探り，いかにして転写抑制，つまり神経特異的遺伝子が発現しないようにするのか，その核心をつかんだ。すなわち，NRSF (REST)は非神経細胞でクロマチン変換の補因子 (HDAC) をよびこんで遺伝子をとりまとめているクロマチンの構造を大きく変えることを見出した。さらに，NGFの刺激が入ったあと，NGFの受容体が活性化したあとの細胞内シグナル伝達で重要な働きをする，これまた神経細胞特異的なN-Shc（神経特異的シック）を見出した。このようにNGFの下ではたらく「神経特異的」な分子を中心に，脳内での神経細胞の，つまりはニューロンの一生を見，その間におきる老廃物処理や神経骨格の変性や可塑性という機能性の変動などのメカニズムを追究してきた。一貫して「神経特異性」に関わる3分子の研究を進めながら，時に意外なところから，それらが「脳の老化」に決

定的な働きをすることを見てきた。そういう研究を延々と続けながら考えてきたことを第4章から第10章に展開した。

　神経特異性に関わる，といいながらもそれぞれのはたらきは全く異なる。神経変性に，神経可塑性に，そしてまた神経保護にと，どれもが「老化脳」を考える上で重要な位置を占めた。「NGFの兵隊たち」からみえてきた「ニューロナルドグマ」から派生した「神経養生説」だが，それは「老化脳への養生訓」でもある。その根底にあるのは，いわば「神経養生訓」だ。大事なことが見えてはきたが，すべて解明されたわけではない。まだ未解明のことがある。しかし，途中経過ではあっても，こういう研究からみえてきたことを改めて俯瞰してみると，意外なことがひとつある。「神経の発達期，幼若期に使われていた分子が老年期になってまた別の使われ方をしている」ということ。紙面の都合上，詳細を解説しきれていないこともあるが，「多くの役者の出番は一回きりではない」と理解していただきたい。自分が一生をずっと生きているのと同じように，生体内の分子もその一生を生き続けている。

　元気な脳を一生保つ。人間ならば，それが80年，100年になる。本書の最後のほうでは，百寿者の脳のひみつを探ろう（第11章），脳からアンチエイジングを考えてみよう，それこそがアンチエイジングの王道だ（第12章），というようなことも書いた。何がポイントだったのか？　と問えば，その答えは一言でいうなら，「可塑性」である。健やかな脳を保つ，その秘訣は「可塑性」を維持する，鼓舞する，そのためには使い続けることだ。

❖ 神経可塑性を鼓舞する

　では，神経の「可塑性」をどうやって鼓舞するのか？　それへ向けての具体的な科学的方策が見え始めている。面白いことに，脳そのものを鍛えるのではない。身体を鍛えることで脳の可塑性を鼓舞

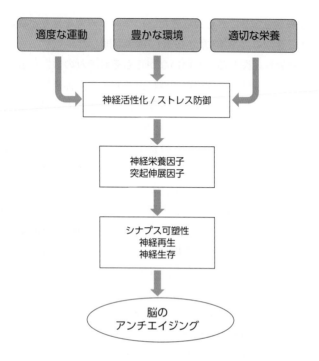

図12.4　脳のアンチエイジングへ向けて

適度な運動，豊かな環境，そして適切な栄養によって神経の活性化とストレス防御を促進することで神経細胞の突起伸展や栄養因子の補充を促し，シナプス可塑性を高く維持することにより脳のアンチエイジングを促進できる。そこに，本書で解説してきたBDNF，SCG10，NRSF/RESTなどの鍵となる分子が関与する。

する。適度な「運動」と豊かな「環境」，適切な「栄養」の3点セットだ（**図12.4**）。いずれも，脳への外からの入力をさまざまな形で刺激することになる。「運動」は筋肉からのモーター系を刺激し，「環境」は脳へ入るセンサー系を刺激し，「栄養」は脳への血流から脳の代謝系（メタボリズム）を活性化する。

運動が身体にいいのは自明のことだが，それは脳にとってもいい刺激になる。いわゆるエクササイズ，適度な運動はストレスを軽減し，脳の代謝も高める。運動には二手(ふたて)ある。いわゆる「有酸素運動」と「筋トレ」だ。手軽なのは，まずはとにかく「歩く」ことから。呼吸と血液循環を促すことで心肺機能を高める。足腰だけでなく上半身の動きを連動させるポールウォーキングやノルディックウォーキングがいいとされる。さらには，インターバル速歩。これは多少ストレスを高めて，それへの適応を促すねらいがある。身体運動の考え方は体幹と四肢がある。その基礎は，まずは体幹を鍛えておくことだろう。それには姿勢を意識することも大事だ。その先で，より強い運動の「筋トレ」がある。「マッチョ」をめざすのではなく，いわゆる「サルコペニア」（筋肉の劣化）を防ぐ。それが狙いだ。筋肉を鍛えれば，それは自然に骨格を強化することにもつながる。すべての筋骨は関節や腱を通じて，常に連動しているからだ。

　次に「環境」だが，生活環境を豊かにすることによって脳はアンチエイジングする。シカゴ大学のサングラム・シソーディア（Sangram Sisodia）の研究グループが「豊かな環境」でマウスを育てるとアルツハイマー病になりにくいことを報告した。といっても，本来，マウスにはアルツハイマー病はない。せいぜい3〜4年が寿命のマウスでは加齢性神経変性疾患は知られていない。そこで，ヒトのアルツハイマー病の原因となるアミロイド前駆体遺伝子とプレセニリン遺伝子の変異体を導入して，マウスの脳に強制的にヒトのアルツハイマー病脳で観察されるアミロイドβ沈着物が形成されるようにした。どこの研究室でも使われているアルミの箱に床敷を敷いたいわゆる「ケージ」といわれるもので飼育したマウスに比べ，トンネルや渡り棒，回転輪などの玩具を入れた「パーク」のようなところで飼育したマウスでは，アミロイドの沈着が極度に低下するという結果だった。これは大脳皮質でも海馬でも顕著だった。さま

ざまな玩具をいれておくと，視覚的にも体感的にも刺激は多いだろう。そして，自発的な運動も促進される。

　別の研究で，サンディエゴのフレッド・ゲージ（Fred Gage；余談だが，学会などでは皆，彼のことをなぜかラスティーと呼ぶ）の研究グループは，このような「豊かな環境」下にあるマウスの脳ではいわゆる神経幹細胞の活動が盛んで，新しい神経が生み出され，おそらくは新しい神経ネットワークができやすいと主張した。高齢期のマウスでもこうした飼育環境で，通常の5倍もの神経細胞が生まれてくるという。老化脳における神経再生の可能性を探ることは今後の脳のアンチエイジングを考える上でも重要な課題である。

　脳のアンチエイジングのもう一つの例は，お茶がアルツハイマー病の進行を抑えるというものだ。こちらは，南フロリダ大学のジュン・タン（Jun Tan）一派の研究結果である。先のシカゴ大学の研究と同様に，ヒトのアルツハイマー病脳に蓄積するアミロイドを蓄積しやすくしたモデルマウスに緑茶成分のカテキン系分子（最も有効だったのはエピガロカテキンガレート，EGCG）を長期的に投与すると，アミロイド前駆体からの病状特有の切り出しを阻害し，アミロイドの沈着を抑えた。いわば，適度な「栄養」が脳のアンチエイジングに有効というものだ。

　脳への「栄養」の面からアンチエイジングを考えると，カロリー制限が長寿を達成するのに有効という事実がある。カロリーを制限することは必ずしも低栄養を意味しない。しかし，いわゆる不老長寿はないにしてもカロリー制限による長寿化では，その低カロリーが脳に何かしらの良い影響を与えているはずである。それは一体どういうことなのだろう？　脳へ行く血流が断たれると脳卒中となる。短時間で神経細胞は栄養不足，酸素不足で死んでしまう。したがって，脳への血液循環を維持することはアンチエイジングを考える上でも大変重要だ。血管の障害はアルツハイマー病とは異なるが，

いわゆる血管性認知症を促すことになる。先の，お茶の成分がアルツハイマー病の進行をかなり阻害するらしいというのも，この血流にのった栄養面での効能なのだ。長寿へのカロリー制限の効果の背景にはインスリンあるいはインスリン様増殖因子（IGF）による代謝制御がある。このような全身的な代謝的制御も脳のアンチエイジングに寄与するだろう。カロリーの制限，適度な運動，適度な感覚的あるいは知覚的刺激，これらが脳と末梢組織との連携の中で，健康長寿へのバランスを高めてゆくものと期待される。

　食と運動と脳への刺激。それぞれが健康にいいのはもちろんだが，それらを連動させること，3つのすべてをうまく回すことが大切だ。要はバランス。何かに片寄るではなく，「適度なバランス」を心がける。過剰な負荷はいけない。楽しめるようでもありたい。その「適度」がどこにあるか，それは年齢や個人の力量で変わる。だから，「自分の適度」はここだとわかること，その「主体的な意識」を持つことが大切だろう。実はそこに，「脳」そのものを鍛えることが入っている。考える力と判断力だ。これは実は「認知」より高度な脳機能である。「学習」や「記憶」の先の「思考」と「判断」，それを鍛えておかなくてはいけない。認知や認識がしっかりしていて，言われるがままではなく，自分なりの判断ができるよう自分を仕向ける。その意識こそが大事だ。

　ところで，この「環境」と「運動」と「栄養」，これらが健康長寿へ向けての基本線なのだが，そのそれぞれが自分の身体の「脳」と「筋骨」と「内臓」を刺激している。それは，生命の大元をたどってみれば，それぞれが発生期の「外胚葉」「中胚葉」「内胚葉」に由来する。発生初期の受精卵から卵割を繰り返して胎児にもならない細胞のずんぐりとした塊の中で分化を繰り返しながら生命を育んでいく。その時の「外」と「中」と「内」。そこから，神経系と筋骨と内臓ができてくる。そのすべてをバランスよく刺激して鍛えることこ

そが，生命を維持することにつながる。だから，心すべきは全体の
バランス。それが大切だ。

　このすべての刺激が神経可塑性を高める方向へ進む。BDNFを中
心とした神経栄養因子，ニューロトロフィンを誘導し，その下流の
細胞内代謝を促す。つまり，ニューロナルドグマの経路が回る（図
12.1，図12.4）。Shcなどのシグナル分子の動きは大事だが，その
活性化によって，シナプス活性化とストレス防御反応が進む（第6
章，第7章）。適度な運動，豊かな環境，適切な栄養，これらの刺
激によって，脳内ニューロンの中で，先にみた細胞内代謝系が回る
（図12.2）。そこには寿命遺伝子とも密接につながったN-Shcや
RESTが働いている。そして，RESTは包括的な「老化脳の守護神」
として老いた神経細胞を保護する方向へのさまざまな遺伝子発現を
制御し，安定な脳活動を保障することになる。NGFの兵隊たちを
追った長旅はこのように収束した。リタ・レヴィ・モンタルチーニ
のノーベル賞に刺激されながらSCG10という新たな神経マーカー
を手にし，またN-Shcという新たな神経特異的なシグナル伝達分子
を見出し，NRSFという神経特異的な遺伝子発現を規定する重要な
サイレンサー因子を見出し，それぞれの機能性を明らかにできたの
は幸いだった。ただ唯一の心残りは，神経発生の過程で核心的な働
きをしたNRSFが「老化脳」の中でもまた全く別の姿で大役を果た
す，それを自分たちの手で明らかにできなかったことはとても残念
なことだった。洞察力が少し足りなかった。自分には見えていない
ものがあった。そのことを思いつつ，最後に，アルベルト・セント・
ジェルジ（Albert Szent-Györgyi，1893 ~ 1986）の言葉を胸に，
筆を置く。

Research is to see what everybody has seen,
　　　　　　and to think what nobody has thought.

　若い時から「老化研究者」だった。長年，老化の基礎研究の道を歩んで，いつのまにか還暦を過ぎ，定年を迎え，そして古希も近い。今は名実ともに立派な「老化研究者」になった。老化を研究する者でもあり，老化した研究者でもある。駆け出しは，まだ老化研究が見向きもされない時代だった。無論，テロメア短縮もサーチュイン遺伝子もまだみつかってなかった。大学院に進学してついた教授から最初に言われたことは「誰もがDNAを見ているから，君はRNAをやりなさい」。少し考えて思いついたのが「タンパク質合成の精度問題」，フランシス・クリック（1916 ～ 2004）の盟友だったレスリー・オーゲル（1927 ～ 2007）による「老化のエラーカタストロフ説」の検証だった。カギとなるのはメッセンジャー RNA。翻訳のエラー測定に使うmRNAについては，生化学会での村松正實先生（当時，がん研究会研究所部長）の講演にヒントを得た。総武線と中央線を乗り継いで一路西へ，奥多摩の水産試験場にニジマスの精巣をもらいに行った。それからプロタミンのmRNAを精製する。朝5時に品川の食肉加工施設（芝浦と場）に，ブタの肝臓をもらいに行ったこともあった。そこからタンパク質合成の素材を抽出して，ニジマスのmRNAを鋳型にして試験管内のタンパク質合成系を樹立した。そして老若マウスのリボソームの翻訳精度を比較する。二種類の放射性アミノ酸の入った小さなチューブの中で，「虹鱒と豚と鼠」が一緒になった。そこにエビ（*Artemia salina*）のエキスを入れて味を整える。そんなごった煮のようなスープの反応から，老若の微妙な違い，老いのからくりを探ろうとしていた。結果は，老若で精度は変わらない。エラーは増えない。それが学位論文になった。だが，これでは老化を説明できない。老化のエラーカタストロフ説に見切りをつけて，1984年に私は米国へ飛んだ。同じ年に英国へ飛んだ著名な書誌学者がいる。林望氏である。誰もがご存知であろう。リンボウ先生のことだ。彼を有名にしたのは

かの『イギリスはおいしい』（平凡社，1991）というエッセイ集である。ケンブリッジ大学に留学して，異国暮らしの日々の中で，英国の食文化を伏線に人とのふれあいの中から独特の視点で日英の文化比較を軽妙に紡いでゆく。その中にちりばめられた素描はとても繊細で，古風で上品なスプーンもいいが，英国の家々やら風景には一緒に旅させてもらったような，そんな豊かな余韻を与えてくれる本だった。私の行った先はロサンゼルスである。ここでは『アメリカもおいしい』という話をしよう。別にマックやバーガーキング，インエンドアウトの食レポをする意図はない。ハンバーガー以外にも，日常でも研究でも，旅でも読書でも，「おいしい」ものはどこにでも転がっている。英国と米国，ケンブリッジとロサンゼルス，文系と理系，これは似て非なるものだが，何か共通する「おいしさ」がある。こちらはリンボウ（林望）先生ならぬシンボウ（森望）である。ある人からは「辛抱して長寿ですか？」と言われた。至言である。人間，楽してすべてが事足りることはない。人生，そんなに甘くない。耐える力がないと「長寿への道」は完歩できない。それは，ご同輩，みな納得されるだろう。米国に渡って，遺伝子進化や神経発生の研究を経て，30歳代半ばで初めて自分の研究室をもった。南カリフォルニア大学のアンドラス老年学研究所で神経老化の研究を始めた。日本の科学雑誌からの依頼に「科学は実業」という一文を寄せた。コンビニ店長のような自転車操業だった。カリフォルニアの陽光の中で狙ったのは「老いを寿」に変える。そんな夢のような研究だった。神経細胞の突起の動きを制御して「老」を「寿」に。その思いは，今も変わらない。米国滞在十年を経て，帰国した先は関西学研都市（京阪奈）。ロサンゼルスのロングビーチの港から年末に送り出した段ボール100箱の研究資材を載せた船は，阪神淡路の震災で神戸港が使えず，横浜港に入った。じきにオウム真理教の事件が起こって，個人輸入しようとしていた化学薬品の段ボール6箱は差し押さえとなった。疑われる筋合いはなかったのだが，とにかく5月にようやく研究再開。科学技術庁の外郭団体，科学技術

振興機構（JST）のさきがけ研究21「遺伝と変化」領域で，神経遺伝子制御の最先端を走った。2年後には名古屋郊外に新設された国立長寿医療研究センター（NILS，現在のNCGG）に移籍。分子遺伝学研究部を立ち上げた。遺伝子改変マウスを手掛けながら，老化と寿命の制御について遺伝子の視点から攻めた。同時に先のJSTの「脳を守る」戦略研究の代表も兼務し，老化脳攻略へ国内連携を進めた。大府の研究所で7年奮闘して，その後，長崎大学で老化脳研究を続けた。西の地の利を生かして，日韓の老化研究連携を模索し，日本学術振興会のアジア研究教育拠点事業AACLの日本側代表を5年間務めた。長崎での15年を経て，今の福岡の医療系大学へ移籍した。米国，民間，国研（厚労省），国立大（文科省），私立大の各所を渡り歩きながら，老いの科学の中で歳をとった。すると，自分の古巣の学会からも，ある意味，引導を渡される。基礎老化の学会の名誉会員とされて，体よく葬り去られた。多くの職種に「定年」があるように，学会組織にもそれなりの思惑がある。老化の学会であれば老齢（研究）者を大事にしてほしいという思いはあったが，それでもいつかは後進に道を譲る。自分にもついにそんな時が来た。「研究者」から研究の場を奪えば，それはただの「者」，ただの「人」になる。だが，考えてみれば，人は誰しもひとり生まれて，ひとり死ぬ。結局は，皆がただの人ではないか。人として生きること，ただそれこそが大事なのだ。

公益財団法人 長寿科学振興財団 健康長寿ネット エッセイ「老いの科学・長寿への道」第1回 老いの遍歴より許可を得て転載，一部加筆。本書の主題へと続く続編も公開されています。以下を参照ください。

第2回：寿命遺伝子

第3回：東と西の養生訓

第4回：老いをみつめる脳科学

https://www.tyojyu.or.jp/net/essay/oi-kagaku-choju-michi/index.html

おわりに

　米国のロサンゼルスのダウンタウンのすぐ南に南カリフォルニア大学 (USC) がある。私が渡米した1984年のロサンゼルスオリンピックが開催されたメイン会場，エクスポジションパークから大通りを隔てた真向かいだ。校風は質実剛健，いや，米国流に実に華美剛健だった。キャンパスのシンボルは騎士像 (トロージャン)，大学のカラーはエンジ色。色も校風も日本でいえば早稲田大学に近いような感じがする。私立の名門大学である。そのキャンパスの南西の隅にアンドラス老年学研究所がある。老年社会学の部門と老年政策の部門，それといわゆるバイオ系として神経老年学の部門があった。ニューロジェロントロジー。タック・フィンチ (Caleb E. Finch) という大物教授がそれを率いていた。彼は現在85歳だが，今でもUSCの教授職にある。米国では実力さえあれば「定年」はない。1990年，私はそこで初めて自分の研究室をスタートした。小さいながらも一国一城の主。日本を離れて5年目の暑い夏，孤軍奮闘の日々だった。隣にはスイスから来て，当時BDNFの研究を精力的に進めたフランツ・ヘフティ (Franz Hefti) のラボがあった。彼

はその後，ジェネンテックからメルクの神経部門のトップになり，その後いくつものバイオベンチャーを立ち上げた。神経栄養因子の研究を元にいくつもの創薬シードの開発に寄与したバイオベンチャーの大物の一人である。そんな大物のフィンチやヘフティに挟まれて，私は日本から来てくれたポスドク3名と大学院生1名，中国人学生1名とテクニシャンとで小さなラボをスタートした。『科学朝日』からの依頼に「科学は実業」という一文を書いたが，まさにコンビニ店長のような感覚だった。中高生向けの本『サイエンティストになるには』(生田哲著，ぺりかん社, 1994) の第1章に「世界に飛び出し科学の最先端に生きる」などと紹介されたりもした。ロサンゼルスでラボをもっていると，日本の多くの先生が米国の学会の折などに立ち寄ってくれた。南カリフォルニア大学のアンドラス老年学研究所は，大学院として「老年学」の学位 (Ph.D) を全米で最初に出した大学である。老化研究をするには世界でも屈指の場所だった。

　米国には国立の老化研究機関，NIAがある。東海岸のワシントン郊外のベセスダにある大きな国立衛生研究所 (NIH) の組織の一部門だ。ただし，そのバイオ系の老化研究センター (GRC) はベセスダから少し離れた，ボルチモアにあった。有名なジョンズ・ホプキンス大学の病院の裏手である。二度ほど訪れたことがあったが，脳の老化だけでなく，他の臓器やモデル生物での老化研究や寿命研究が幅広く展開されている。私とほぼ同年だが，ニールス・ボーアの孫の一人 (Vilhelm Bohr) も，そこで老化研究を主導していた (現在は祖国デンマークのコペンハーゲン大学に移籍している)。

　日本にも老化研究所がある。まずは，東京都の老人総合研究所。通称，「老人研」といったが，今は東京都健康長寿医療センターと名前を変えた。この研究所は老人研の時代からもう半世紀以上の長い歴史がある。日本の国立の老化研究所は世紀の変わり目のころに

愛知県の大府市にできた。国立長寿医療研究センターである。愛知県が誘致した健康推進ゾーン，あいち健康の森，あいち健康プラザに近接している，知多半島の付け根のたおやかな丘陵地にある。国立長寿医療研究センターは最初8部門でスタートしたが，のちに13部門に拡充されて，国の重点研究施設，すなわちナショナルセンターになった。厚生労働省直轄の老化研究センターである。

　私はロサンゼルスから帰国したあと，少ししてからその大府の研究所の分子遺伝学研究部を立ち上げた。8つの部門のうちのひとつ，遺伝子レベルから老化研究を進める部署である。のちに，それは老化制御研究部に名称を変更したが，とにかく，分子レベルで老化制御や寿命研究を進めるという場所だった。この間，科学技術振興機構 (JST) の戦略研究「脳を守る」の代表も兼務した。その後，ロサンゼルスと同じ日本の「西海岸」の大学で，教育上は神経解剖/脳解剖を担当しながら，脳の老化研究を続けた。日本学術振興会のアジア研究教育拠点事業の日韓老化研究 (Asian Aging Core for Longevity：AACL) の日本側代表も兼務し，国内外との多くの連携を支援した。その成果はSpringer-Nature社から，"Aging Mechanisms: Longevity, Metabolism, and Brain Aging" (2015)，およびその続編，"Aging Mechanisms II: Longevity, Metabolism, and Brain Aging" (2022) としてとりまとめた。前者は日韓連携，後者はオールジャパンの老化研究の最新情報のとりまとめとなった。

　これまでの老化研究の合間に健康や老いのあり方について思うところを書き綴ったものを取りまとめて，今年の春，『老いと寿のはざまで：人生百年の健やかを考えるヒント』(日本橋出版，2023) として上梓した。これはもともと，ある神社の広報誌に書き綴ったエッセイを集約したものだが，全国の高齢者への応援歌のつもりで書いた。しばらく前に，私は，旧来の老化研究の進め方を一変させ

た寿命遺伝子の発見について，欧米の科学者たちの奮闘を中心にとりまとめた科学解説本を出した。『寿命遺伝子：なぜ老いるのか 何が長寿を導くのか』（講談社ブルーバックス，2021）だが，それはどちらかというと，現場の若手研究者，あるいは理系志向の中高生を意識して書いた。一般向けとしては少し難しいと思われたかもしれない。私の「老化シリーズ本」としては，本書『老いをみつめる脳科学』は3冊目だが，これは半ば私自身のささやかな研究史である。しかし，自分のことだけでなく，周辺のことも含めて，この半世紀ほどの老化研究が，特に脳神経系の老化研究がどのように考えられ，展開されたかも含めて記述した。それは多くのすぐれた科学者との競争と交流と連携の中で進められた。文中にも書いたが，国内外の多くのすぐれた研究者たちとの出会いに改めて感謝しておきたい。

　科学研究の現場（論文）では「結果」の記述に終始する。何がわかったのか，何を得たのか。常に，結果勝負。それがすべてである。しかし，それだけでは無味乾燥な冷たい科学にしかならない。この本では科学者の交流の中で，啓発や競争や，ときにすぐれた洞察に圧倒されたり，思いがけない偶然やセレンディピティーに揺れたりもした。科学論文には見えない，人との出会いや交流の温かさ，実験研究の現場の驚きや面白さをここから感じていただけたら幸いと思う。医療科学や生命科学に関心のある若い人が先への夢をもつ，その一助になればと願う。

　昨今，ちまたには老化や健康に関する本は多い。ネットも含めれば，情報は溢れんばかりである。みな，アンチエイジングに忙しい。別にアンチエイジングでなくとも，長寿大国の日本の政府でさえ「人生の質」，クオリティー・オブ・ライフ（QOL）を標榜する。そして，「健康長寿」。それは，国民の健康を守る，よい社会環境を整備する，そういう立場からすれば当然のことだろう。日本はつくづ

くありがたい国だと思う。しかし，よく議論されるように，現在の超少子高齢化社会の現実の中では，国の財政も，社会体制もますます厳しいものになる。そのような中では，意識変革も必要だろうと思う。形式的なQOLばかりを求めて多くの高齢者が医療漬けになる，薬漬けになる。それはけっして望ましいことではなかろう。QOLの「質」の価値観に新たな解釈も必要になるかと思う。生死を分けるような，どうしても必要なときには医師に頼る。それは，いい。しかし，ある程度の老いは許容しようではないか。

　「老い」を受け止める。アンチアンチといわず，「老い」に寄り添う。「老い」とともに生きる。別にそのようなことを言わなくても，日々老いている，というかもしれない。その「自らの老い」を「自然な老い」として受け止めるこころを育むことのほうが，今後より大切になるように感じている。願うべきは，ただ長さではない。ただアンチエイジングをすればいいというものでもない。自分の一生をみつめ，自分の生きた意味を見出すこともまた「老化脳」にできる大事なことだ。

　本書のはじめに掲げた南カリフォルニア大学の広報誌のカバーの絵，「老化脳で老化脳を考える」，それは何も研究者だけのものではない。一人ひとりが，自分の老いを考えてみる。それを深くみつめてゆくことが大切なのだ。冒頭で見た一枚の絵，15世紀末のフィレンツェに「老人と少年」がいたように，いまも世界中のここそこに静かに老いゆく人と未来を生きてゆく人がいる。つながる生命，それはごくあたりまえのことなのだが，そのあたりまえのことが続いていることに改めて感謝しつつ，また先を見てゆくとしよう。

　　　老いぬとて などか我が身を せめきけむ
　　　　老いずは今日に あはましものか
　　　　　　　　　　　　　　　（藤原敏行　古今和歌集 903）

　稿を終えるにあたり，ロサンゼルスの南カリフォルニア大学での最初のラボをスタートしてからこれまで，京阪奈，大府，長崎の各地で，日々，研究の苦楽をともにし，そして巣立っていった多くの研究員，大学院生，学生，スタッフの面々に心から感謝します。彼らの頑張りがなければこの「老いをみつめる脳科学」の物語も，全く別物になっていただろうと思います。

　編集をしていただいたメディカル・サイエンス・インターナショナル社の星山大介氏にお会いしたのは5年ほど前，第123回日本解剖学会が東京武蔵野の日本医科大学で開催された時（2018年3月）でした。新宿のホテルのロビーでしたが，そこは以前，第27回日本老年学会（2011年6月）の主会場となった場所でもありました。基礎老化部門は白澤卓二先生（当時，順天堂大学教授）が大会長でした。その2年後の第28回日本老年学会（大阪，中之島，2013.6）の折に，私が基礎老化部門の大会長を務め，昇地三郎先生との市民講演会やまだノーベル賞受賞前のオートファジー遺伝子の大隅良典先生やクロトー遺伝子の鍋島陽一先生の特別講演を目玉にして大阪大学中之島センターで開催しました。あれから十年になります。その間，研究上の進展もありますが，個人的には定年を経て自らの「老い」を実感し，またその頃から「老化」と合わせて「人生」を深く考えるようにもなりました。本書でも，特に「コラム」の中にその人生考もちりばめています。過剰気味になった原稿でしたが，本書の執筆を薦めていただき，丁寧な編集をしていただいた星山さんはじめMEDSi編集部の方々にお礼申し上げます。

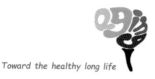

Toward the healthy long life

2023年10月25日

森　望

参考文献

原著論文●は必要最小限とし，一般に参照可能な書籍■と総説類▲を挙げておく。

第1章

■時実利彦（著）．脳の話．東京：岩波書店，1962.

■養老孟司（著）．唯脳論．東京：ちくま学芸文庫，1998.［初版は青土社，1989］

■藤田一郎（著）．脳の風景：「かたち」を読む脳科学．東京：筑摩書房，2011.

■萬年甫（著），岩田誠（編）．頭のなかをのぞく：神経解剖学入門．東京：中山書店，2013.

■エリック・カンデルほか（編），金澤一郎，宮下保司（日本語版監修）．カンデル神経科学．東京：メディカル・サイエンス・インターナショナル，2014.［特に第15章］

■Frank Ijpma, T van Gulik（著）．Amsterdamse anatomische lessen ontleed. Amsterdam: Boom uitgevers, 2013.

■フランク・イペマ，トーマス・ファン・ヒューリック（著），森望，セバスティアン・カンプ（訳）．オランダ絵画にみる解剖学：阿蘭陀外科医の源流をたどる．東京：東京大学出版会，2021.

■大隅典子（著）．小説みたいに楽しく読める脳科学講義．東京：羊土社，2023.

■Marco Catani, Stefano Sandrone（著）．Brain Renaissance: From Vesalius to Modern Neuroscience. Oxford: Oxford University Press, 2015.

▲Sowell ER et al. Mapping cortical change across the human life span. *Nat Neurosci.* 2003; 6(3):309-315.

▲Toga AW et al. Mapping brain maturation. *Trends Neurosci.* 2006; 29(3):148-159.

▲Mattson MP, Magnus T. Ageing and neuronal vulnerability. *Nat Rev Neurosci.* 2006; 7(4):278-294.

▲Amunts K, Zilles K. Architectonic Mapping of the Human Brain beyond Brodmann. *Neuron*. 2015; 88(6):1086-1107.

▲Llinás RR. The contribution of Santiago Ramón y Cajal to functional neuroscience. *Nat Rev Neurosci*. 2003; 4(1):77-80.

▲Zilles K. Brodmann: a pioneer of human brain mapping-his impact on concepts of cortical organization. *Brain*. 2018; 141(11):3262-3278.

▲河村満．ブロードマンの脳地図をめぐって．BRAIN and NERVE 2017; 69(4): 301-312.

▲森望．レンブラント絵画の中の「脳と神経」．BRAIN and NERVE 2022; 74(8):1040-1041.

第2章

■畠中寛，池上司郎，有松靖温（著）．脳の老化：ニューロンの生と死を考える．東京：共立出版，1988.

■大隅典子（著）．脳の発生・発達：神経発生学入門．東京：朝倉書店，2010.

■小林武彦（著）．なぜヒトだけが老いるのか．東京：講談社，2023.

■田沼靖一（著）．ヒトはどうして老いるのか：老化・寿命の科学．東京：筑摩書房，2002.

■白澤卓二（著）．長寿と遺伝子．東京：日経BP，2005.

■森望（著）．寿命遺伝子：なぜ老いるのか何が長寿を導くのか．東京：講談社，2021.［特に第1章］

■ロバート・アーキング（著），鍋島陽一，北徹，石川冬木（監訳）．老化のバイオロジー．東京：メディカル・サイエンス・インターナショナル，2000.［特に第11章］

■ロジャー・B・マクドナルド（著），近藤祥司（監訳）．老化生物学：老いと寿命のメカニズム．東京：メディカル・サイエンス・インターナショナル，2015.［特に第4章］

■エリック・カンデルほか（編），金澤一郎，宮下保司（日本語版監修）．カンデル神経科学．東京：メディカル・サイエンス・インターナショナル，2014.［特に第59章］

■森望（著）神経系の加齢変化．In：大内尉義，秋山弘子（編）．新老年学 第3版．東京：東京大学出版会，2010: 113-154.

▲三井洋司，森望，磯部健一．老化の細胞モデル，その挑戦と限界を探る．基礎老化研究 2015; 39(1):41-46.

■Mori N, Mook-Jung I (eds). Aging Mechanisms: Longevity, Metabolism, and Brain Aging. Tokyo: Springer, 2015.

■Mori N (ed). Aging Mechanisms II: Longevity, Metabolism, and Brain Aging. Tokyo: Springer, 2022.

●Magrassi L et al. Lifespan of neurons is uncoupled from organismal lifespan. *Proc Natl Acad Sci U S A*. 2013; 110(11):4374-4379.

第3章

▲Cowan WM. Viktor Hamburger and Rita Levi-Montalcini: the path to the discovery of nerve growth factor. *Annu Rev Neurosci*. 2001; 24:551-600.

■リタ・レーヴィ・モンタルチーニ（著），藤田恒夫ほか（訳）．美しき未完成：ノーベル賞女性科学者の回想．東京：平凡社，1990．

■リータ・レーヴィ・モンタルチーニ（著），齋藤ゆかり（訳）．老後も進化する脳．東京：朝日新聞出版，2009．

■Marco Catani, Stefano Sandrone（著）．Brain Renaissance: From Vesalius to Modern Neuroscience. Oxford: Oxford University Press，2015．

■Dale Purves, Jeff W. Lichtman（著）．Principles of Neural Development. Sunderland: Sinauer，1985．

■Nicole le Douarin（著）．The Neural Crest. Cambridge: Cambridge University Press，1982．

●Stein R et al. The NGF-inducible SCG10 mRNA encodes a novel membrane-bound protein present in growth cones and abundant in developing neurons. *Neuron*. 1988; 1(6):463-476.

●Vandenbergh DJ et al. Chromatin structure as a molecular marker of cell lineage and developmental potential in neural crest-derived chromaffin cells. *Neuron*. 1989; 3(4):507-518.

●Mori N et al. A cell type-preferred silencer element that controls the neural-specific expression of the SCG10 gene. *Neuron*. 1990; 4(4):583-594.

●Wuenschell CW et al. Analysis of SCG10 gene expression in transgenic mice reveals that neural specificity is achieved through selective derepression. *Neuron*. 1990; 4(4):595-602.

●Mori N et al. A common silencer element in the SCG10 and type II Na+ channel genes binds a factor present in nonneuronal cells but not in neuronal cells. *Neuron*. 1992; 9(1):45-54.

▲Mori N et al. Contributions of cell-extrinsic and cell-intrinsic factors to the differentiation of a neural-crest-derived neuroendocrine progenitor cell. *Cold Spring Harb Symp Quant Biol*. 1990; 55:255-64.

●Li L et al. Identification of a functional silencer element involved in neuron-specific expression of the synapsin I gene. *Proc Natl Acad Sci U S A*. 1993; 90(4):1460-1464.

▲森望．NGFはいかにして軸索伸長に関わる神経特異的な遺伝子群の発現を誘導するか．細胞工学 1989; 8(5).

▲森望．神経特異的な遺伝子発現にかかわる陰性制御．実験医学 1990; 8(17).

▲森望．神経選択的サイレンサーおよびその制御因子．実験医学 1997; 15(4).

第4章

■カルドマ木村哲子（著）．老いのスケッチ：アメリカ老人の光と影．東京：誠信書房，1986.

■カルドマ木村哲子（著）．アルツハイマーよ、こんにちは．東京：誠信書房，1991.

■黒田洋一郎（著）．アルツハイマー病．東京：岩波書店，1998.

■コンラート・マウラー，ウルリケ・マウラー（著），喜多内・オルブリッヒゆみ，羽田・クノーブラオホ眞澄（訳）．アルツハイマー：その生涯とアルツハイマー病発見の軌跡．東京：保健同人社，2004.

■Caleb E. Finch. The Biology of Human Longevity: Inflammation, nutrition, and aging in the evolution of lifespans. Amsterdam: Elsevier, 2007.

■岩田修永，西道隆臣（著）．アルツハイマー病の謎を解く．東京：中外医学社，2010.

■岩坪威（企画）．アルツハイマー病UPDATE．医学のあゆみ特集，2016; 257(5).

■山本啓一（著）．老化と脳科学．東京：集英社インターナショナル，2019.

■下山進（著）．アルツハイマー征服．東京：KADOKAWA，2021.

第5章

■田中啓二，大隅良典（編）．ユビキチン-プロテアソーム系とオートファジー：作用機構と病態生理．東京：共立出版，2007.

■永田和宏（著）．タンパク質の一生：生命活動の舞台裏．東京：岩波新書，2008.

■水島昇，吉森保（編）．Theオートファジー：研究者たちの集大成が見える最新ビジュアルテキスト．実験医学増刊 2017; 35(15).

■水島昇（著）．細胞が自分を食べるオートファジーの謎．東京：PHP研究所，2021.

■吉森保（著）．生命を守るしくみオートファジー：老化、寿命、病気を左右する精巧なメカニズム．東京：講談社，2022.

▲Mizushima N et al. Autophagy fights disease through cellular self-digestion. *Nature*. 2008; 451(7182):1069-1075.

▲Ohsumi Y. Historical landmarks of autophagy research. *Cell Res*. 2014; 24(1):9-23.

▲Kaushik S, Cuervo AM. The coming of age of chaperone-mediated autophagy. *Nat Rev Mol Cell Biol*. 2018; 19(6):365-381.

▲Aman Y et al. Autophagy in healthy aging and disease. *Nat Aging*. 2021; 1(8):634-650.

● Johmura Y et al. Senolysis by glutaminolysis inhibition ameliorates various age-associated disorders. Science. 2021; 371(6526):265-270.

第6章

▲ 森望. 老化脳. Clinical Neuroscience 2011; 29(7):811-815.

▲ 森望. 脳の老化：遺伝子発現の変動と神経可塑性の低下. 細胞工学 1998; 17(9):1375-1385.

▲ 森望. Shc シグナリングからみる寿命制御と老化脳保護. 生化学 2006; 78(3):189-200.

■ 内海英雄ほか. フリーラジカルと神経系. Clinical Neuroscience 2001; 19(5).

● Barnes CA et al. Multistability of cognitive maps in the hippocampus of old rats. *Nature*. 1997; 388(6639):272-275.

▲ Barnes CA. Long-term potentiation and the ageing brain. *Philos Trans R Soc Lond B Biol Sci*. 2003;358(1432):765-772.

▲ Burke SN, Barnes CA. Neural plasticity in the ageing brain. *Nat Rev Neurosci*. 2006; 7(1):30-40.

▲ Fiala JC et al. Dendritic spine pathology: cause or consequence of neurological disorders? *Brain Res Brain Res Rev*. 2002; 39(1):29-54.

▲ Tada T, Sheng M. Molecular mechanisms of dendritic spine morphogenesis. *Curr Opin Neurobiol*. 2006; 16(1):95-101.

● Honkura N et al. The subspine organization of actin fibers regulates the structure and plasticity of dendritic spines. *Neuron*. 2008; 57(5):719-29.

● Kakizawa S et al. Protein oxidation inhibits NO-mediated signaling pathway for synaptic plasticity. *Neurobiol Aging*. 2012; 33(3):535-45.

● Kakizawa S et al. Nitric oxide-induced calcium release via ryanodine receptors regulates neuronal function. *EMBO J*. 2012; 31(2):417-428.

▲ Kakizawa S, Mori N. Critical roles of oxidative signals in age-related decline of cerebellar synaptic plasticity. In：Mori N, Inhee Mook-Jung (eds). Aging Mechanisms: Longevity, Metabolism, and Brain Aging. Tokyo: Springer. 2015:275-289.

▲ Bliss TVP et al. Long-term potentiation in the hippocampus: discovery, mechanisms and function. *Neuroforum*. 2018; 24(3):A103-A120.

● Yu CE et al. Positional cloning of the Werner's syndrome gene. *Science*. 1996; 272(5259):258-62.

● Eriksson M et al. Recurrent de novo point mutations in lamin A cause Hutchinson-Gilford progeria syndrome. *Nature*. 2003; 423(6937):293-298.

第7章

■森望（著）. 寿命遺伝子：なぜ老いるのか何が長寿を導くのか. 東京：講談社, 2021. ［特に第8章］

▲森望. 脳の老化と寿命制御. 日本老年医学会雑誌 2004; 41(3):266-270.

▲森望. Shcシグナリングからみる寿命制御と老化脳保護. 生化学 2006; 78(3):189-200.

▲森望. 脳の中の寿命遺伝子. 理大科学フォーラム 2010; 312:7-13.

▲Johnson TE. 25 years after age-1: genes, interventions and the revolution in aging research. *Exp Gerontol*. 2013; 48(7):640-643.

●Migliaccio E et al. The p66shc adaptor protein controls oxidative stress response and life span in mammals. *Nature*. 1999; 402(6759):309-313.

●Giorgio M et al. Electron transfer between cytochrome c and p66Shc generates reactive oxygen species that trigger mitochondrial apoptosis. *Cell*. 2005; 122(2):221-233.

▲Berry A, Cirulli F. The p66(Shc) gene paves the way for healthspan: evolutionary and mechanistic perspectives. *Neurosci Biobehav Rev*. 2013; 37(5):790-802.

●Miyamoto Y et al. Hippocampal synaptic modulation by the phosphotyrosine adapter protein ShcC/N-Shc via interaction with the NMDA receptor. *J Neurosci*. 2005; 25(7):1826-1835.

▲Mori N, Mori M. Neuronal Shc: a gene of longevity in the brain? *Med Hypotheses*. 2011; 77(6):996-999.

●Scoville WB, Milner B. Loss of recent memory after bilateral hippocampal lesions. *J Neurol Neurosurg Psychiatry*. 1957; 20(1):11-21.

第8章

▲Hirokawa N et al. Molecular motors in neurons: transport mechanisms and roles in brain function, development, and disease. *Neuron*. 2010; 68(4):610-638.

▲Mori N, Morii H. SCG10-related neuronal growth-associated proteins in neural development, plasticity, degeneration, and aging. *J Neurosci Res*. 2002; 70(3):264-273.

▲Mori N. Toward understanding of the molecular basis of loss of neuronal plasticity in ageing. *Age Ageing*. 1993; 22(1):S5-18.

▲Grenningloh G et al. Role of the microtubule destabilizing proteins SCG10 and stathmin in neuronal growth. *J Neurobiol*. 2004; 58(1):60-69.

▲Chauvin S, Sobel A. Neuronal stathmins: a family of phosphoproteins cooperating for neuronal development, plasticity and regeneration. *Prog Neurobiol*. 2015; 126:1-18.

▲Cassimeris L. The oncoprotein 18/stathmin family of microtubule destabilizers. *Curr*

Opin Cell Biol. 2002; 14(1):18-24.

▲Walczak CE. Microtubule dynamics and tubulin interacting proteins. *Curr Opin Cell Biol.* 2000; 12(1):52-56.

●Belmont LD, Mitchison TJ. Identification of a protein that interacts with tubulin dimers and increases the catastrophe rate of microtubules. *Cell.* 1996; 84(4):623-631.

▲Shumyatsky GP, et al. Stathmin, a gene enriched in the amygdala, controls both learned and innate fear. Cell. 2005; 123(4):697-709.

●Ohkawa N et al. The microtubule destabilizer stathmin mediates the development of dendritic arbors in neuronal cells. *J Cell Sci.* 2007; 120(Pt 8):1447-1456.

第9章
■岡野栄之（著）．ほんとうにすごい！iPS細胞．東京：講談社，2009.

■山中伸弥，緑慎也（著）．山中伸弥先生に、人生とiPS細胞について聞いてみた．東京：講談社，2012.

■Newton別冊．最新iPS細胞：山中伸弥教授が語る．東京：ニュートンプレス，2018.

■黒木登志夫（著）．iPS細胞：不可能を可能にした細胞．東京：中央公論新社，2015.

■黒木登志夫（著）．研究不正：科学者の捏造、改竄、盗用．東京：中央公論新社，2016.

▲森望ら．老化脳における神経再生．基礎老化研究 2005; 29(2):41-51.

▲森望，大神和子．老化・神経変性における神経系の再生・分化のメカニズム．Cognition and Dementia 2007; 6(1):9-17.

●Takahashi K, Yamanaka S. Induction of pluripotent stem cells from mouse embryonic and adult fibroblast cultures by defined factors. *Cell.* 2006; 126(4):663-676.

●Takahashi K, et al. Induction of pluripotent stem cells from adult human fibroblasts by defined factors. *Cell.* 2007; 131(5):861-872.

●Kase Y et al. Involvement of p38 in Age-Related Decline in Adult Neurogenesis via Modulation of Wnt Signaling. *Stem Cell Reports.* 2019; 12(6):1313-1328.

▲Kase Y et al. Current understanding of adult neurogenesis in the mammalian brain: how does adult neurogenesis decrease with age? *Inflamm Regen.* 2020; 40:10.

●Mertens J et al. Directly Reprogrammed Human Neurons Retain Aging-Associated Transcriptomic Signatures and Reveal Age-Related Nucleocytoplasmic Defects. Cell Stem Cell. 2015; 17(6):705-718.

▲Mertens J et al. Aging in a Dish: iPSC-Derived and Directly Induced Neurons for Studying Brain Aging and Age-Related Neurodegenerative Diseases. *Annu Rev*

Genet. 2018; 52:271-293.

▲ Koch P. Direct Conversion Provides Old Neurons from Aged Donor's Skin. *Cell Stem Cell.* 2015; 17(6):637-638.

▲ Vadodaria KC et al. Modeling Brain Disorders Using Induced Pluripotent Stem Cells. *Cold Spring Harb Perspect Biol.* 2020; 12(6):a035659.

▲ Jessberger S, Gage FH. Stem-cell-associated structural and functional plasticity in the aging hippocampus. *Psychol Aging.* 2008; 23(4):684-691.

▲ Gage FH, Temple S. Neural stem cells: generating and regenerating the brain. *Neuron.* 2013; 80(3):588-601.

▲ Lepousez G et al. Adult neurogenesis and the future of the rejuvenating brain circuits. *Neuron.* 2015; 86(2):387-401.

▲ Gonçalves JT et al. Adult Neurogenesis in the Hippocampus: From Stem Cells to Behavior. *Cell.* 2016; 167(4):897-914.

● Choi SH et al. Combined adult neurogenesis and BDNF mimic exercise effects on cognition in an Alzheimer's mouse model. *Science.* 2018; 361(6406):eaan8821.

▲ Miller SM, Sahay A. Functions of adult-born neurons in hippocampal memory interference and indexing. *Nat Neurosci.* 2019; 22(10):1565-1575.

▲ Navarro Negredo P et al. Aging and Rejuvenation of Neural Stem Cells and Their Niches. *Cell Stem Cell.* 2020; 27(2):202-223.

● Kaise T et al. Functional rejuvenation of aged neural stem cells by Plagl2 and anti-Dyrk1a activity. *Genes Dev.* 2022; 36(1-2):23-37.

● Singh SK et al. REST maintains self-renewal and pluripotency of embryonic stem cells. *Nature.* 2008; 453(7192):223-227.

● Ballas N et al. REST and its corepressors mediate plasticity of neuronal gene chromatin throughout neurogenesis. *Cell.* 2005; 121(4):645-657.

● Lepagnol-Bestel AM et al. DYRK1A interacts with the REST/NRSF-SWI/SNF chromatin remodelling complex to deregulate gene clusters involved in the neuronal phenotypic traits of Down syndrome. *Hum Mol Genet.* 2009; 18(8):1405-1414.

第10章

■ 森望（著）. 寿命遺伝子：なぜ老いるのか何が長寿を導くのか. 東京：講談社, 2021. ［特に第6章］

▲ 森望. 脳と寿命遺伝子：認知症と精神疾患へのREST遺伝子の関与. 老年精神医学雑誌 2021; 32(11):1203-1213.

▲ 森望. 脳・神経の老化：遺伝子発現の制度と統括因子からみる老化脳制御. YAKUGAKU ZASSHI 2020; 140:395-404.

▲ 大隅典子. 父加齢による次世代発達障害リスク：精子エピ変異への着目. 日本生物学的精神医学会誌 2022; 33(2):44-47.

●Obokata H et al. Retraction: Stimulus-triggered fate conversion of somatic cells into pluripotency. *Nature*. 2014; 511(7507):112.

● Naruse Y et al. Neural restrictive silencer factor recruits mSin3 and histone deacetylase complex to repress neuron-specific target genes. *Proc Natl Acad Sci U S A*. 1999; 96(24):13691-13696.

●Tabuchi A et al. Silencer-mediated repression and non-mediated activation of BDNF and c-fos gene promoters in primary glial or neuronal cells. *Biochem Biophys Res Commun*. 1999; 261(2):233-237.

● Kojima T et al. Cell-type non-selective transcription of mouse and human genes encoding neural-restrictive silencer factor. *Brain Res Mol Brain Res*. 2001; 90(2):174-186.

● Mori N et al. Effect of age on the gene expression of neural-restrictive silencing factor NRSF/REST. *Neurobiol Aging*. 2002; 23(2):255-262.

●Murai K et al. Direct interaction of NRSF with TBP: chromatin reorganization and core promoter repression for neuron-specific gene transcription. *Nucleic Acids Res*. 2004; 32(10):3180-3189.

●Nomura M et al. The neural repressor NRSF/REST binds the PAH1 domain of the Sin3 corepressor by using its distinct short hydrophobic helix. *J Mol Biol*. 2005; 354(4):903-915.

●Watanabe H et al. SWI/SNF complex is essential for NRSF-mediated suppression of neuronal genes in human nonsmall cell lung carcinoma cell lines. *Oncogene*. 2006; 25(3):470-479.

●Lu T et al. REST and stress resistance in ageing and Alzheimer's disease. *Nature*. 2014; 507(7493):448-454.

▲Hattori N. REST as a new therapeutic target for neurodegenerative disorders. *Mov Disord*. 2014; 29(7):869.

▲Tsai LH, Madabhushi R. Alzheimer's disease: A protective factor for the ageing brain. *Nature*. 2014; 507(7493):439-440.

▲Whalley K. Neurodegeneration: Ageing neurons need REST. *Nat Rev Neurosci*. 2014; 15(5):279.

●Nho K, et al. Protective variant for hippocampal atrophy identified by whole exome sequencing. *Ann Neurol*. 2015; 77(3):547-552.

▲Yankner BA. REST and Alzheimer disease. *Ann Neurol*. 2015; 78(3):499.

▲Su XJ et al. Roles of the Neuron-Restrictive Silencer Factor in the Pathophysiological Process of the Central Nervous System. *Front Cell Dev Biol*. 2022; 10:834620.

●Kawamura M et al. Loss of nuclear REST/NRSF in aged-dopaminergic neurons in Parkinson's disease patients. *Neurosci Lett*. 2019; 699:59-63.

● Yoshizaki K et al. Paternal age affects offspring via an epigenetic mechanism involving REST/NRSF. *EMBO Rep.* 2021; 22(2):e51524.

● Chen GL, Miller GM. Extensive alternative splicing of the repressor element silencing transcription factor linked to cancer. *PLoS One.* 2013; 8(4):e62217.

▲ Chen GL, Miller GM. Alternative REST Splicing Underappreciated. *eNeuro.* 2018; 5(5):ENEURO.0034-18.2018.

第11章

■丹羽諭（写真）．いつも元気、いまも現役：老いてこそ輝く人生！．東京：厚生科学研究所，2012.

■山本三郎（著）．しいのみ学園 改訂復刻版．福岡：山本KATI出版，2009.

■昇地三郎（著）．106歳を越えて、私がいま伝えたいこと：今からでも遅くはない―禍を試練と受け止めて．東京：こう書房，2012.

■森望（著）．寿命遺伝子：なぜ老いるのか何が長寿を導くのか．東京：講談社，2021.［特に第13章］

▲福田寛．宮城県内の住民を対象とした脳の加齢に関する画像研究―青葉脳画像プロジェクト、鶴ヶ谷プロジェクト．東北大学季刊誌まなびの杜 2008; 45.

■瀧靖之（著）．生涯健康脳：こんなカンタンなことで脳は一生、健康でいられる！．東京：ソレイユ出版，2015.

▲ Filippi M et al. Age-related vulnerability of the human brain connectome. *Mol Psychiatry.* 2023 doi: 10.1038/s41380-023-02157-1. Epub ahead of print.

▲ Madole JW et al. Aging-Sensitive Networks Within the Human Structural Connectome Are Implicated in Late-Life Cognitive Declines. *Biol Psychiatry.* 2021; 89(8):795-806.

● Perry A et al. The organisation of the elderly connectome. *Neuroimage.* 2015; 114:414-426.

第12章

■リナ・ノエフ（編著），森望（訳）．「図説」老いと健康の文化史：西洋式養生訓のあゆみ．東京：原書房，2021.

■森望（著）．老いと寿のはざまで：人生百年の健やかを考えるヒント．東京：日本橋出版，2023.

■森望（著）．寿命遺伝子：なぜ老いるのか何が長寿を導くのか．東京：講談社，2021.

▲森望．老いの遍歴．基礎老化研究 2019; 3:11-14.

▲森望．長寿のサイエンス．New Diet Therapy 2022; 38(3): 37-42.

▲森望．神経の可塑性が脳を守る．アンチ・エイジング医学：日本抗加齢医学会雑誌 2007; 2(2):194-198.

■生田哲（著）．世界に飛び出し科学の最先端に生きる、森望さん．In：生田哲（著）．サイエンティストになるには．東京：ぺりかん社，1994:12-24.

■Mori N, Mook-Jung I (eds). Aging Mechanisms: Longevity, Metabolism, and Brain Aging. Tokyo: Springer, 2015.

■Mori N (ed). Aging Mechanisms II: Longevity, Metabolism, and Brain Aging. Tokyo: Springer, 2022.

索引

著者紹介

森　望（もり・のぞむ）

　1953年生まれ。東京大学薬学部卒。薬学博士。東京大学大学院から東邦大学薬学部助手ののち，渡米。シティーオブホープ研究所，カリフォルニア工科大学，南カリフォルニア大学アンドラス老年学研究所で分子生物学，神経科学，老年学分野での研究を行う。渡米10年後に帰国。科学技術振興機構（JST）のさきがけ研究者（「遺伝と変化」領域）から国立長寿医療研究センター分子遺伝学研究部長，2004年より長崎大学医学部第一解剖教授。附属図書館長，JST戦略研究「脳を守る」プロジェクトリーダー，日本学術振興会のアジア研究教育拠点事業AACL日本側代表，日本基礎老化学会理事，日本老年学会理事などを歴任。2019年より福岡国際医療福祉大学医療学部教授。専門は脳科学、神経老年学。

　著書：「寿命遺伝子」（講談社ブルーバックス，2021）；「老いと寿のはざまで」（日本橋出版，2023）；「老いと健康の文化史」（訳，原書房，2021）；「オランダ絵画にみる解剖学」（共訳，東京大学出版会，2021）；"Aging Mechanisms"（共編著，Springer，2015）；"Aging Mechanisms II"（編著，Springer，2022）など。

老いをみつめる脳科学　　　　定価：本体 2,700 円＋税

2023 年 12 月 6 日発行　第 1 版第 1 刷 ©

著者　森望

発行者　株式会社　メディカル・サイエンス・インターナショナル
　　　　代表取締役　金子浩平
　　　　東京都文京区本郷 1-28-36
　　　　郵便番号 113-0033　電話 (03) 5804-6050

印刷：広研印刷／表紙装丁：トライアンス

ISBN　978-4-8157-3091-8　C3047